간호유전학

유　민 장군자 전상은 조영준 공저

Nursing Genetics

JMK

머리말

2013년 미국 헐리우드의 대표적인 여배우 안젤리나 졸리에 전 세계가 주목하였다. 친어머니와 외할머니가 난소암에 걸려 사망한 안젤리나 졸리는 자신 또한 유전적으로 유방암을 일으키는 BRCA-1 유전자를 갖고 있다는 것을 알고 난 후 예방적인 차원에서 유방절제술을 받아 유방암 발생가능성을 87%에서 5%로 감소시켰다. 외모가 생명만큼 소중한 여배우의 이러한 선택에 대중은 유전자 검사, 암 유전자, 예방적 암 치료술 등에 관심을 집중하기 시작하였다.

이처럼 혈액형만 알던 과거 시대를 벗어나 이제는 자신의 고유한 유전자 지도를 가지는 시대, 자신의 유전자에 담긴 정보를 이해하고 맞춤형 건강 정보를 요구하는 시대가 도래하였다. 과거에는 공상과학 영화에서나 볼 수 있었던 이야기들이 벌써 우리 생활에 밀접하게 들어와 있고, 그 발전 속도가 점점 가속화되고 있는 실정이다. 심지어는 사람 스스로 유전자를 조작해서 질병을 치료하려는 "유전자 치료"가 이미 현실화 단계에 이르렀다.

이러한 시대적 흐름, 생물학 및 의학의 눈부신 발전에도 불구하고 생명과학자에게 요구하는 사회적 기대는 생명에 대한 경외심과 올바른 윤리의식을 통해 선의의 목적으로 생명의 신비를 밝히려고 노력하는 모습이다.

원인이 밝혀지지 않은 많은 질병의 원인이 유전자로 밝혀지고 있으나, 의학 및 간호학에서 유전학, 의학유전학, 간호유전학을 제대로 다루는 교재가 아직 미비한 실정이다. 이에 분자생물학 및 유전공학을 전공하는 저자와 간호유전학을 강의하는 저자들이 지금까지 강의한 내용들을 근간으로 본 저서를 출간하게 되었다.

본 저서는 유전학 기초, 유전질환, 종양유전학, 약리유전학, 생명의료윤리 및 유전상담간호사의 역할과 전망으로 구성되어 있다. 또한 학생들의 이해를 돕기 위하여 필요한 그림들을 삽입하였고, 각 장의 주제와 관련된 이슈화된 기사, 연습 문제를 추가하였다.

간호유전학과 관련된 국내외 저서들이 부족하다 보니 여러 도서나 저널을 참고로 집필하였지만 부족한 부분이 많으리라 생각되고, 이러한 부족한 부분은 앞으로 점차 보완해 나갈 것을 약속드린다.

원고가 탈고될 때까지 물심양면으로 도와주신 JNK의 김재민 사장님 및 편집 담당 선생님, 각 장마다 수고를 아끼지 않은 여러 저자분들께 감사를 드린다.

2016년 2월

저자 일동

차례

제 5 부 다양한 건강문제와 유전 • 147

제 6 부 발생 • 181

제 9 부 유전자 치료 • 283

제 1 부

기초유전학

제 01 장 유전과 간호, DNA

뉴클레오티드에서 DNA, RNA, 그리고 염색체에 이르기까지 기초 지식과 유전자 구조에 대하여 살펴본다. 또한 유전간호의 필요성을 인식하도록 한다.

유전과 간호

2003년에 인간게놈프로젝트가 종결되면서 유전자 차원에서의 진단 및 치료가 급속히 가시화되고 있다. 이에 따라 간호 종사자들에게도 유전자에 대한 이해와 관심이 점차 필수적으로 요구되는 것이 사실이다. 서구사회에서는 이미 유전간호의 필요성과 함께 적절한 가이드 라인이 제정되고 있을 정도이다. 앞으로 간호학에 종사하는 인력이라면 어떤 병원, 어떤 환경에서 근무하든지 상관없이 유전학에 대한 최소한의 기본 개념을 갖추어야 환자의 병력과 간호의 방향을 이해할 수 있을 전망이다. 그리고 대부분의 간호 종사자들에게는 기초 개념으로 충분할 수 있지만 부서별로 더 깊은 지식과 임상경험을 요구하게 될지도 모를 일이다. 기본 개념이 없는 사람이라면, 또 이전에 유전학을 공부하지 않은 사람이라면 이 책을 통해서 쉽고 빠르게 변화하는 간호유전학의 필수 개념을 갖출 수 있으리라 본다. 간호유전학의 출발은 유전자를 이루는 DNA를 이해하는 데에서 출발한다.

생명의 근본, DNA

DNA는 생명의 근본물질이다. DNA에는 다음 세대로 전해지는 유전 정보 뿐 아니라 지금 당장 살아가기 위해 필요한 모든 생명의 정보가 들어있기 때문이다. 소화효소를 만들거나 상처가 치유되는 것, 지능을 결정하고 암에 걸릴 확률까지도 결국 DNA에 의해 결정된다. 우리는 지금 인간게놈프로젝트(Human Genome Project, HGP)가 완성된 시대에 살고 있다. 연구 결과로 미루어보면 한 사람을 온전히 결정짓기 위해 필요한 유전자는 최소 30,000가지 이상일 거라고 추정된다. 이렇게 복잡한 유전정보가 어떻게 그 작은 세포 속에 들어있을 수 있으며 또 DNA는 무한정으로 복제될 수 있는 것일까? 그 구조에 대해 알아보기로 하자.

뉴클레오티드

DNA는 고분자인 동시에 중합체(polymer)이다. 중합체란 단위체(monomer)가 길게 사슬처럼 모인 것으로, 그 구조를 이해하려면 먼저 단위체를 살펴본 다음 이들이 서로 어떤 결합으로 연결되는지를 살피는 것이 가장 좋은 방법이다. DNA의 단위체는 뉴클레오티드(nucleotide)이다. 뉴클레오티드는 또다시 당(sugar)과 염기(base), 그리고 인(phosphate)이 서로 결합하여 형성된 구조이다.

먼저 당을 살펴보자. 당은 다섯 개의 탄소가 연결된 5탄당(pentose)인데 이름이 2′-디옥시리보오스(2′-deoxyribose)이다. 이름에서 알 수 있듯이 3′ 탄소에는 수산화기(OH)가 붙어 있지만 2′탄소에는 수소(H)만 하나 붙어 있다. 즉 산소(oxygen)가 하나 빠졌다는 의미에서 2′-디옥시리보오스(2′-deoxyribose)라 부르는 것이다. 각 탄소에는 1′, 2′, 3′ 등 시계 방향으로 번호를 붙이되 각각 1차(one-prime), 2차(two-prime), 3차(three-prime) 등으로 읽어 나간다.

염기는 질소염기(nitrogenous base)라고도 부른다. 질소가 여러 개 들어 있기 때문이다. DNA의 염기는 모두 4종류로써 아데닌(adenine), 구아닌(guanine), 시토신(cytosine), 그리고 티민

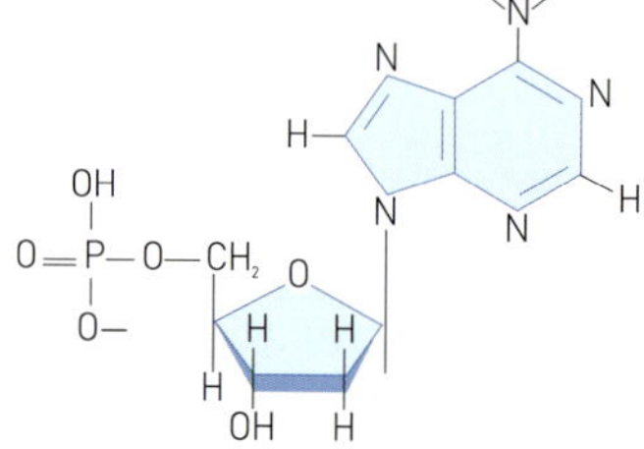

뉴클레오티드의 기본 구조

(thymine) 등이 있다. 아데닌과 구아닌은 퓨린(purine)계 염기로써 육각형과 오각형의 고리 두 개가 연결된 구조이다, 반면에 시토신과 티민은 육각형 고리 하나만으로 되어 있고 피리미딘(pyrimidine)계에 속하는 염기들이다. 염기에도 번호를 붙여야 하는데 당에서와 구별하기 위해 그냥 1번, 2번, 3번 등으로 붙이고 있다. 당과 염기가 결합하는 방식은 퓨린 염기의 9번 또는 피리미딘 염기의 1번 질소가 당의 1차 탄소와 결합하는 것이다.

이렇게 해서 만들어진 염기와 당의 결합체를 뉴클레오시드(nucleoside)라 부른다. 뉴클레오시드는 어떤 염기가 당에 결합해 있는가에 따라 2′-디옥시아데노신(2′-deoxyadenosine), 2′-디옥시구아노신(2′-deoxyguanosine), 2′-디옥시시티딘(2′-deoxycytidine), 2′-디옥시티미딘(2′

ribose(a)와 deoxyribose(b)

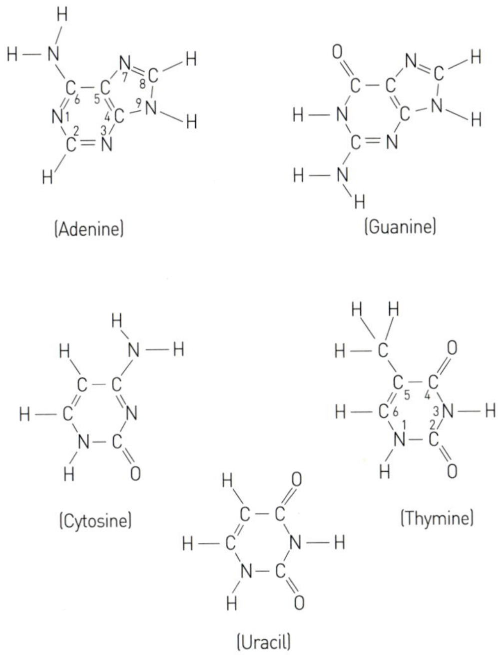

질소염기들

-deoxythymidine) 등으로 구별이 된다. 이름에서 2′-디옥시(2′-deoxy)"는 2′-디옥시리보오스(2′-deoxyribose)"를 줄인 것이다.

뉴클레오시드에 인(phosphate)이 결합함으로써 비로소 뉴클레오티드(nucleotide)가 완성된다. 이때 인이 결합하는 위치는 당의 5′ 탄소이다. 엄밀하게 말해서 인은 인산(PO4-)이다. 그렇기 때문에 수용액 속에서 뉴클레오티드는 (-) 전기를 띠게 된다. 인은 최고 3개까지 붙을 수 있으며 역시 위치에 따라 이름을 붙이는데 당에서 가까운 순서대로 α, β, γ라고 명명한다. 뉴클레오티드는 DNA와 RNA의 기본 단위이다. DNA와 RNA 모두 당연히 전기적으로 (-)이고 산성을 띠게 된다. 이들을 핵산이라 부르는 이유도 "핵속에서 발견되는 산성물질"이라는 뜻이다.

뉴클레오티드에 이름을 붙일 때는 뉴클레오시드의 이름을 먼저 부른 다음 여기에 인이 몇 개 붙어있는 지만 밝혀주면 된다. 즉 2′-디옥시아데노신에 인이 하나 더해지면 2′-디옥시아데노신 5′-모노포스페이트(2′-deoxyadenosine 5′-monophosphate), 두 개 붙으면 2′-디옥시아데노신 5′-디포스페이트(2′-deoxyadenosine 5′-diphosphate), 세 개 붙으면 2′-디옥시아데노신 5′-트리포스페이트(2′-deoxyadenosine 5′-triphosphate) 등으로 부르면 된다.

뉴클레오티드의 이름을 간략히 줄이는 방법이 있다. 예를 들어 2′-디옥시아데노신 5′-모노포스페이트는 dAMP로 줄여 쓸 수 있다. 인이 두 개라면 dADP, 세 개라면 dATP로 줄일 수 있다. 여기서 d는 디옥시리보오스를, A는 아데닌 염기를, MP, DP, TP 등은 인의 갯수를 각각 지칭하는 약어이다. 이처럼 DNA의 뉴클레오티드는 당, 염기, 그리고 인의 순서로 이름을 붙이면 된다. 이름을 줄이게 되면 그냥 A, C, G, T처럼 염기의 첫 번째 문자만으로 표시하기도 한

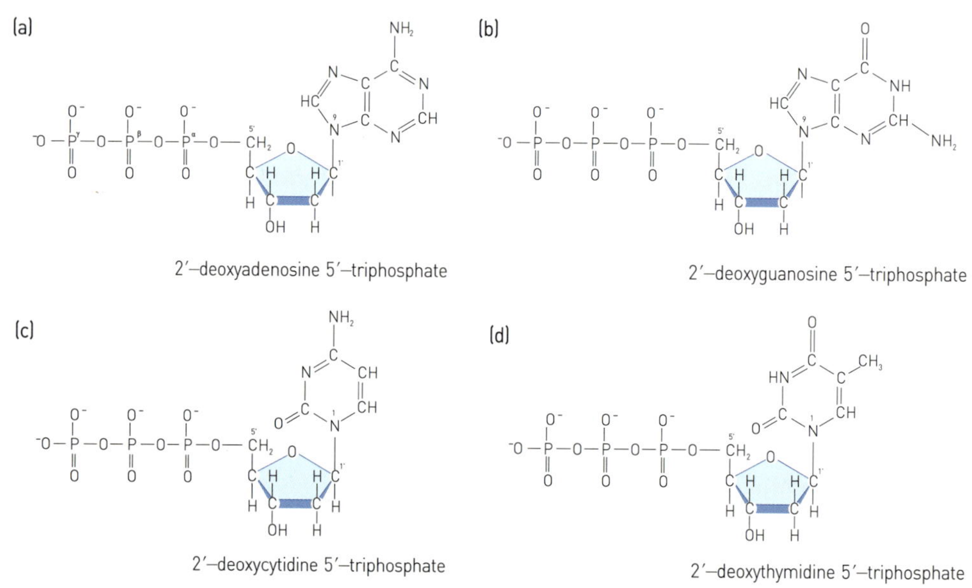

DNA의 뉴클레오티드

DNA의 염기, 뉴클레오시드, 뉴클레오티드의 이름 비교

BASE	NUCLEOSIDE [=base+sugar] (RIBOSE / DEOXYRIBOSE)	NUCLEOTIDE (=nucleoside+phosphate) MONO-PHOSPHATE	DI-PHOSPHATE	TRI-PHOSPHATE
PURINES				
Adenine	Adenosine	AMP	ADP	ATP
	Deoxyadenosine	dAMP	dADP	dATP
Guanine	Guanosine	GMP	GDP	GTP
	Deoxyguanosine	dGMP	dGDP	dGTP
PYRIMIDINES				
Cytosine	Cytidine	CMP	CDP	CTP
	Deoxycytidine	dCMP	dCDP	dCTP
Thymine	[Thymidine]	[TMP]	[TDP]	[TTP]
	Deoxythymidine	dTMP	dTDP	dTTP
Uracil	Uridine	UMP	UDP	UTP
	[Deoxyuridime]	[dUMP]	[dUDP]	[dUTP]

다. 단, 이럴 경우 이름만으로는 DNA와 RNA 중 어느 것을 지칭하는 것인지 구별되지 않으므로 별도의 표시가 필요하다.

RNA와 DNA

RNA는 DNA와 비슷한 구조의 또 다른 핵산이다. 일부 하등한 바이러스에서는 DNA 대신 RNA를 유전물질로 가지고 있기도 하다. RNA는 몇 가지 면에서 DNA와 구조적 차이가 발견된다. 첫째, 아데닌, 구아닌, 시토신은 DNA와 RNA 모두에서 발견되지만 RNA에서는 티민 대신 우라실(uracil)이 발견된다. 우라실은 티민과 매우 유사하지만 5번 탄소의 메틸기(CH_3)가 빠진 구조이다. 둘째, RNA의 당은 리보오스(ribose)이다. 즉 2′ 탄소에도 수소가 아닌 수산화기(OH)가 결합되어 있다.

셋째, RNA는 보통 외줄이지만 DNA는 두 줄이 서로 꼬여 감긴 이중나선(double helix) 구조를 하고 있다. 그리고 OH기가 하나 더 있어 그만큼 반응성도 높다. 반응성이 높다는 말은 주변 환경과 반응할 경향이 높아 변성되기 싶다는 뜻이다. 게다가 외줄이라서 물리적으로도 쉽게 부서지는 경향이 있다. 무엇보다도 외줄의 RNA에서는 유전암호인 염기들이 모두 바깥으로 노출되어 있어 대단히 불안정한 구조일 수밖에 없다. 그래서 유전정보의 장기적인 저장 및 다

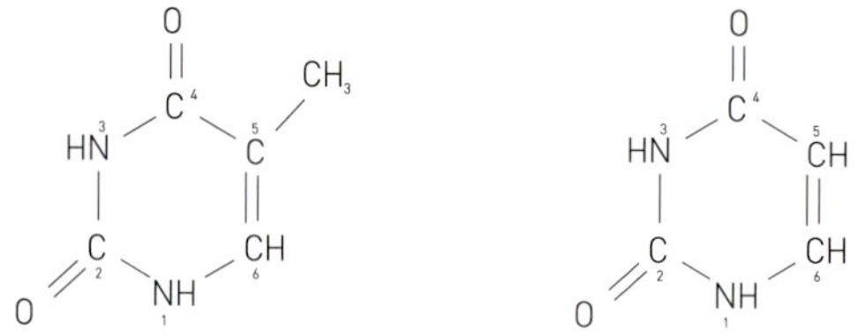

Thymine (T)   Uracil (U)

티민과 우라실

음 세대로의 전달이라는 임무는 DNA가 맡고, RNA는 유전자 발현시 유전정보를 복사하여 그에 따라 단백질을 합성하는 짧은 기간에만 사용이 된다.

폴리뉴클레오티드

뉴클레오티드들이 결합을 하면 긴 폴리뉴클레오티드(polynucleotide)가 만들어진다. 이 때 두 개의 뉴클레오티드를 연결하는 것은 에스테르 결합이다. 에스테르 결합이란 산과 알코올의 결합(C-O-P)이다. 결합은 첫 번째 뉴클레오티드의 3′ 수산화기(OH)와 두 번째 뉴클레오티드의 α 인(α-phosphate) 사이에서 일어난다. 여기서 인은 사실상 인산(PO_4)이고 3′ 탄소의 수산화기가 알코올에 해당하므로 이 둘 사이의 결합은 에스테르 결합이다. 한편 α인은 당의 5′ 탄소와도 결합하고 있다. 이 역시 에스테르 결합이다. 5′ 탄소(CH_2OH)의 OH기가 인과 결합하고 있기 때문이다. 결국 α인이 가운데 서서 3′와 5′ 두 개의 에스테르 결합을 통해 뉴클레오티드를 서로 연결시키고 있는 것이다. 요약하면 두 개의 뉴클레오티드는 3′-5′ 포스포디에스테르 결합(3′-5′ phosphodiester bond)으로 연결된 것이다. 그리고 이 결합과정에서 β인과 γ인은 떨어져 나간다.

두 개의 뉴클레오티드가 결합하면 디뉴클레오티드(dinucleotide), 세 개가 결합하면 트리뉴클레오티드(trinucleotide)라 부른다. 그 이상 길어지면 폴리뉴클레오티드(polynucleotide)라는 용어를 사용한다. 폴리뉴클레오티드의 길이에는 제한이 없다.

폴리뉴클레오티드는 화학적으로 양끝이 구별되기 때문에 극성이 있다. 5′와 3′ 말단이 서로 다르기 때문이다. 5′ 말단(5′-terminus)에는 인이, 3′ 말단(3′-terminus)에는 수산화기(OH)가 붙어있다. 또 이 극성 때문에 폴리뉴클레오티드에는 방향성이 있다. 그래서 새로운 뉴클레오티드는 3′ 쪽으로만 연결될 수 있다. 우리는 이 방향성을 DNA가 5′에서 3′로 달린다(run) 또는 내려간다(down)고 표현한다. 반대로 3′에서 5′로 거슬러 방향을 표시할 필요가 있을 때에는 올라간다(up)는 표현을 사용한다.

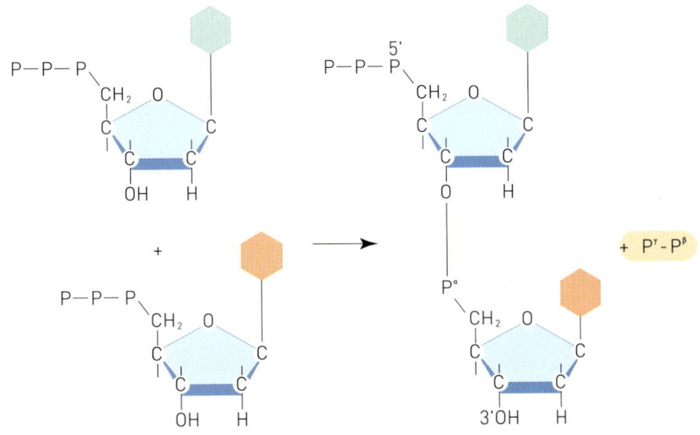

포스포디에스테르결합

폴리뉴클레오티드의 염기 변화

폴리뉴클레오티드에서 변할 수 있는 부분은 염기 서열이다. 당과 인은 모든 뉴클레오티드에서 공통이기 때문에 변화가 없는 대신 전체 구조를 지지해 주는 골격(backbone)과 같은 역할을 한다. 즉, 폴리뉴클레오티드는 당과 인으로 구성된 긴 골격 위에 염기라는 가변 구조가 주기적으로 되풀이되는 형태이다.

10개의 뉴클레오티드로 된 폴리뉴클레오티드의 경우를 생각해 보자. 첫 번째 뉴클레오티드의 염기는 분명 A, C, G, T 중 어느 하나일 것이다. 마찬가지로 두 번째 뉴클레오티드의 염기도 가능성이 4종류이고, 세 번째, 네 번째도 계속해서 항상 4종류의 가능성이 있게 마련이다. 결국 이 폴리뉴클레오티드가 만들어낼 수 있는 조합은 4^{10}, 즉 1,048,576이라는 엄청난 수에 달하게 된다. 다시 말해 이처럼 짧은 폴리뉴클레오티드만으로도 한 사람에게 필요한 30,000여 유전정보를 충분히 암호화할 수 있는 것이다. 이 다양성이 바로 왜 DNA가 우수한 유전물질인지를 설명해 주는 이유이다. 연구에 의하면 사람의 DNA는 약 6×10^9개나 되는 뉴클레오티드로 된 긴 사슬이다. 이것은 우리가 필요로 하는 유전정보의 양을 훨씬 웃도는 것이다. 실제로는 이 중 10% 미만만 기능이 있다고 보고되어 있다.

DNA 이중나선구조

DNA는 세포 내에서 두 줄로 되어 있다. DNA가 만일 외줄이라면 대단히 불안정할 것이다. 왜냐하면 중요한 염기들이 모두 바깥쪽으로 노출될 수밖에 없기 때문이다. 그러나 폴리뉴클레

A C G T C G T A C G

$4 \times 4 \times 4 \times 4 \times 4 \times 4 \times 4 \times 4 \times 4 \times 4 = 4^{10} = 1{,}048{,}576$

폴리뉴클레오티드의 염기 조합 가능성

오티드가 두 줄이고, 게다가 나선구조로 결합함으로써 안쪽의 염기들이 쌍(base pair)을 이루게 되었고, 당과 인으로 된 바깥쪽의 골격에 의해 보호받을 수 있는 것이다. DNA의 나선구조는 모든 방향으로부터 염기, 즉 유전정보를 철저하게 보호할 수 있는 완벽한 구조이다. 비록 Watson과 Crick 두 사람의 공로로 DNA 이중나선 구조가 1953년 세상에 공표되었지만 그 이전에 이미 여러 과학자들이 그 기초를 마련하고 있었다. 대표적인 사람들이 미국의 Erwin Chargaff와 영국의 Rosalind Franklin이다.

Chargaff는 다양한 생물체의 DNA에서 A : T와 G : C의 비율을 비교하였고, 거의 모든 DNA에서 이 비율이 1 : 1이라는 사실을 확인하였다. 즉 A와 T, 그리고 G와 C의 양이 항상 같기 위해서는 이들이 서로 결합하고 있어야만 하고 그러기 위해서는 DNA가 당연히 두 줄이라는 것이다. 공식으로 표현하면 A=T, G=C 또는 A+G = T+C라 할 수 있다. 이 말은 DNA에 들어있는 퓨린 염기의 양은 피리미딘 염기의 양과 동일하다는 해석이다. 한 가지 주의할 점은 A=T, G=C일지라도 A+T ≠ G+C라는 것이다.

한편 DNA가 나선구조(helix)임을 증명한 사람은 영국 런던의 Rosalind Franklin이다. Franklin은 X-선 결정학(X-ray crystallography)이라는 실험방법을 이용하였다. 이 실험은 분석하고자 하는 물질을 먼저 결정으로 만든 다음 여기에 X-ray를 쪼이고 여러 각도로 산란되어 퍼져나가는 빛이 뒤에 놓인 필름에 비추어내는 평면적인 영상으로부터 입체적 모형을 추정하는 기술이다.

이 방법의 장점은 전자현미경으로도 관찰할 수 없는 아주 미세한 분자의 형태까지도 추정해 알 수 있다는 것이다. 1952년 여름 Franklin은 DNA가 3.4Å의 주기를 가진 규칙적인 나선구조

Chargaff 실험

Organism	염기의 양 비율	
	Adenine : Thymine	Guanine : Cytosine
Cow	1.04	1.00
Man	1.00	1.00
Salmon	1.02	1.02
E. coli	1.09	0.99

라는 것을 사진으로 확인하였지만 아쉽게도 이듬해에 이중나선(double helix) 모델을 확정 발표한 사람들은 Watson과 Crick이었다. Watson과 Crick은 Franklin과 달리 DNA 분자 구조를 직접 조립해 나가는 방법을 취하였다. 즉, 탄소, 수소 등 원자에 해당하는 구슬을 만들어 이들을 하나씩 조립해 가면서 어떤 모델이 DNA 구조로 가장 적합할까를 검토하였다. 여기서 얻은 결론이 DNA는 두 줄의 나선구조일 수밖에 없다는 것이다. 이렇게 Watson과 Crick이 만들어낸 DNA 모델을 공간채움모델(space-filling model)이라고 부른다.

DNA의 이중나선 구조는 대단히 중요한 의미를 지니고 있다. 이 구조야말로 DNA가 그 많고 복잡한 유전정보를 어떻게 암호화할 수 있느냐는 질문에 근본적인 해답을 제시하기 때문이다.

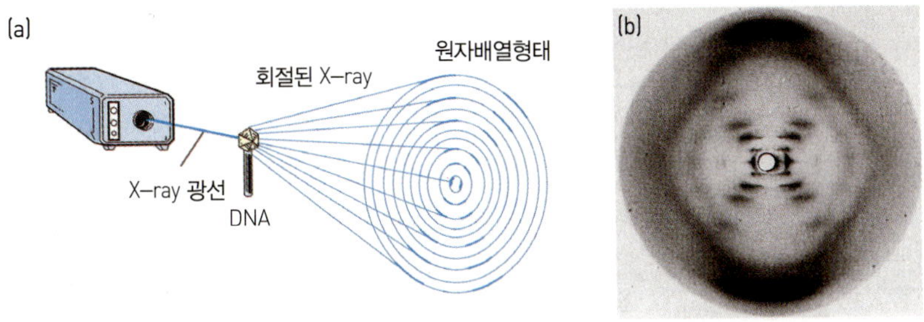

X-ray crystallography

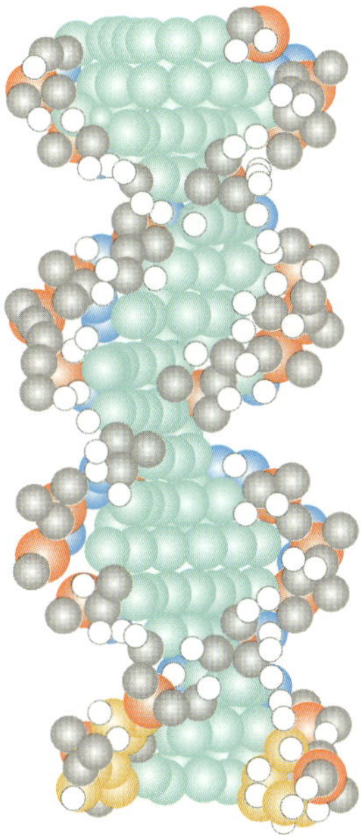

DNA space-filling model

한편 DNA가 어떻게 복제되어 다음 세대로 전달되는지 유전의 법칙도 설명될 수 있다. DNA의 특징은 다음과 같이 일곱 가지 정도로 나누어 요약할 수 있다.

첫째, DNA는 두 줄의 폴리뉴클레오티드(polynucleotide)로 구성되어 있다. 각 염기쌍 사이의 거리는 0.34 nm이며 나선축의 주위를 따라 36° 간격으로 회전하고 있다. Watson과 Crick의 DNA 모델을 따르면 1회전 주기마다 10개의 염기쌍이 있으며(360°/10=36°), 회전 높이는 3.4 nm가 된다. 이중나선의 지름은 2.0 nm이다.

둘째, DNA의 바깥쪽에는 당과 인이 골격(backbone)처럼 연결되어 있고 염기들은 쌍을 이루어 그 안쪽에 위치함으로써 보호를 받고 있다. 당과 인의 골격은 친수성(hydrophilic)이라서 바깥쪽을 향하지만 염기는 소수성(hydrophobic)이라서 자연스럽게 안쪽으로 배열이 된다. 이러한 구조 때문에 DNA는 마치 사다리에 발판이 차곡차곡 놓인 것 같은 모습을 하고 있다. 염기쌍(base pair)을 약어로 bp라 표시한다. bp는 곧 DNA의 길이를 표시하는 단위이다. 사람의 DNA는 3 × 10^9 bp(반수체의 경우), 세균의 DNA는 약 3 × 10^6 bp라고 알려져 있다. 1,000 bp는 1 kb에 해당하는데 이때 kbp가 아닌 kb로 표시함에 주의해야 한다.

셋째, 염기 사이의 결합은 서로 상보적(complementary)이다. 즉, Chargaff의 법칙으로 설명한 것처럼 아데닌은 항상 티민과, 또 시토신은 항상 구아닌과 결합한다는 뜻이다.

그러므로 DNA에서는 한 쪽의 염기서열을 알고 있으면 어렵지 않게 반대편 폴리뉴클레오티드의 염기서열을 유추해낼 수가 있다. 상보적 결합은 곧 DNA의 자기 복제를 암시하는 것이

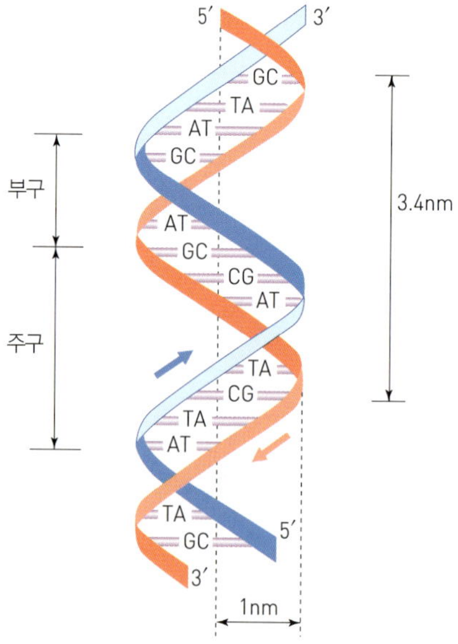

DNA double helix

다. 또 DNA는 가열하면 두 줄이 일단 풀렸다가도(우리는 이것을 녹는다고 표현한다), 서서히 냉각하면 다시 상보성 가닥과 만나 이중나선 구조를 재형성할 수 있다. DNA와 RNA 사이에서도 상보적 결합이 가능한데 실제로는 DNA-DNA보다 DNA-RNA의 결합이 더욱 강하고 안정하다. DNA의 아데닌은 RNA의 우라실과 결합한다. 염기간 결합은 수소결합이다. A와 T 사이에는 두 개, C와 G 사이에는 세 개의 수소결합이 있다.

원래 수소결합은 개별적으로 볼 때 약한 결합이다. 그렇지만 DNA가 워낙 길기 때문에 모여서 전체적으로 강한 결합력을 나타내는 것이다. 이 때문에 DNA는 충분히 안정될 만큼 강하면서도 필요할 때는 일부분만 쉽게 벌어져 유전자 발현될 수 있는 것이다. DNA의 일부분이 풀려 그 부분의 유전자가 발현되고 나면 양쪽에서 지퍼처럼 밀어올리는 관성 때문에 DNA는 곧바로 다시 이중나선을 회복하게 된다.

넷째, 두 줄의 폴리뉴클레오티드는 서로 역방향(antiparallel)으로 달린다는 것이다. 만일 한쪽이 5→3로 달린다면 반대쪽은 3→5로 달리게 된다. 관례상 별도의 표시가 없으면 이중나선의 좌측 상단이 5이다.

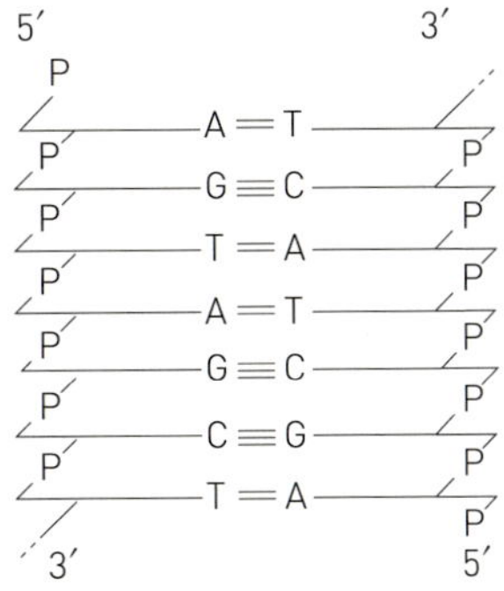

상보적 결합

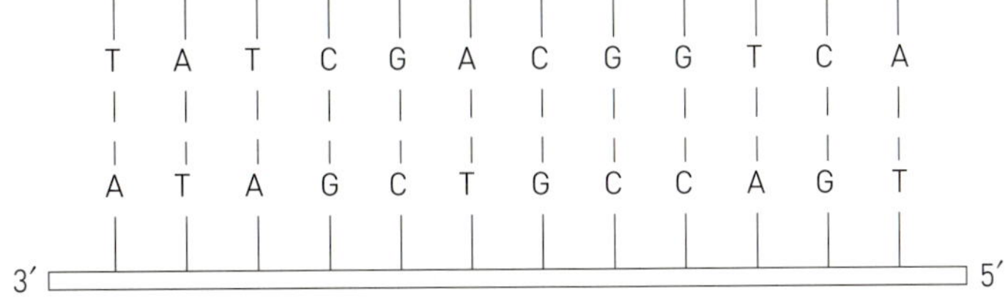

DNA의 방향성

다양한 형태의 DNA

DNA 형태	나선방향	bp/회전	bp간 거리(Å)	직경(Å)
A	오른쪽	11	2.6	23
B	오른쪽	10	3.4	19
C	오른쪽	9.3	3.3	19
Z	왼쪽	12	3.7	18

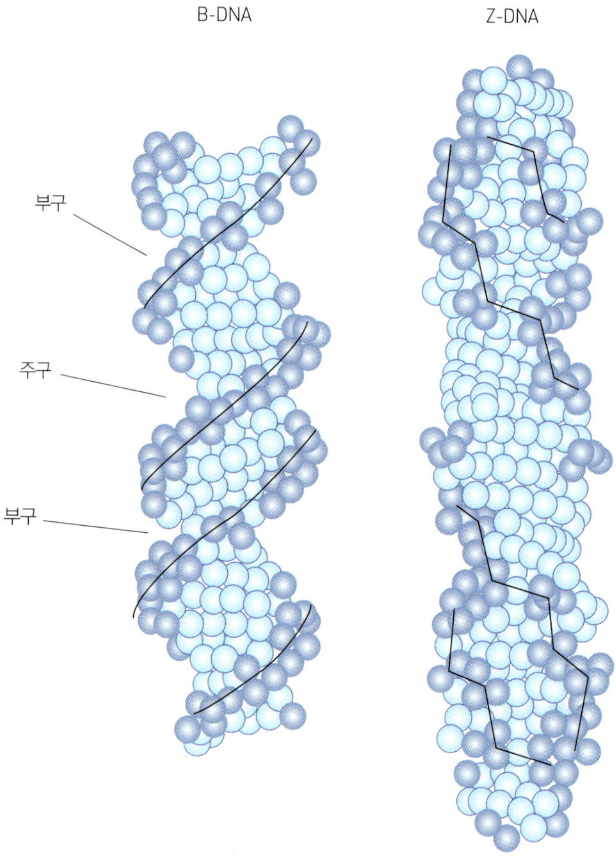

Z-DNA와 B-DNA의 비교

다섯째, 표준 DNA는 오른쪽 감김(right-handed)이다. 오른쪽 감김이란 높은 건물의 나선형 계단을 오른다고 가정할 때 오른손으로 난간을 붙잡고 올라가는 모습이다. 또는 위에서 아래로 내려가면서 시계방향으로 감기며 나선이 멀어지는 구조이기도하다.

여섯째, 지금까지의 설명은 Watson과 Crick이 제시한 B형 DNA를 기준으로 한 것이다. B형 DNA는 실제로 세포에서 발견되는 형태이다. DNA에는 B형 외에도 A, C, Z 등 다양한 형태가 존재한다. A, C 등은 DNA 주변의 수분 함량을 변경할 때 만들어진다. B형 DNA가 수분이 가장 많을 때, 즉 세포 내 환경에 가장 적합한 형태이다. Z형 DNA는 왼쪽으로 감겨있다. Z형 DNA는 퓨린과 피리미딘이 반복되는 특정한 염기서열(예를 들면 GCGCGCGCGC)이 계속될 때 만들어진다.

일곱째, 이중나선 축을 따라 두 개의 커다란 움푹 들어간 부분이 있다. 이들은 그 정도에 따라 주구(major groove)와 부구(minor groove)로 나눈다. 아직 이들이 어떤 역할을 하는 지 정확하게 밝혀져 있지는 않지만 특정한 신호전달 단백질과 결합함으로써 유전자의 발현을 조절한다고 믿어진다. 즉, 어떤 신호가 세포막까지 오면 세포 내 단백질이 이를 받아 DNA로 전달하는데 이 단백질의 구조가 목표 유전자의 주구 내지는 부구들의 모습과 일치한다는 것이다.

원핵세포의 DNA

일반적으로 진핵세포가 원핵세포와 비교할 때 크고 복잡한 것처럼 유전자 체계 역시 진핵세포가 훨씬 복잡하게 구성되어 있다. 원핵세포와 진핵세포의 가장 큰 차이점은 핵막의 유무이다. 진핵세포에서는 유전물질인 DNA가 핵막에 둘러싸여 보호받는 반면, 원핵세포에서는 핵이 없어 세포질에 그냥 노출되어 있을 수밖에 없다. 그러나 전자현미경으로 자세히 관찰하면 원핵세포에도 뉴클레오이드(nucleoid)라 부르는 특수구조가 있고 여기에 DNA가 초나선구조(supercoil)로 위치해 있다. 대장균의 경우 99% 이상의 DNA가 뉴클레오이드에서 하나로 뭉쳐 발견된다. 즉 대장균은 한 개의 염색체만을 가지고 있다.

원핵세포에서는 플라스미드(plasmid)라 불리는 염색체외 DNA(extrachromosomal DNA)가 종종 발견된다. 크기가 작아서 전체 DNA의 1% 미만 밖에 들어 있지 않지만 유전공학에 이용되므로 중요한 구조라 할 수 있다. 플라스미드는 보통 환상(circular) 구조로 표시하지만 실제 세

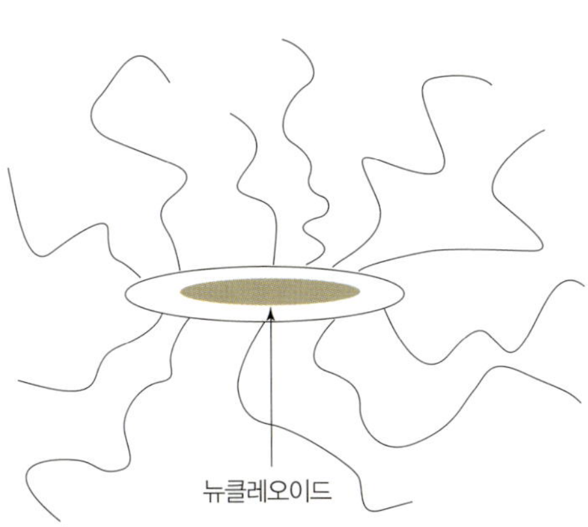

뉴클레오이드와 대장균의 DNA

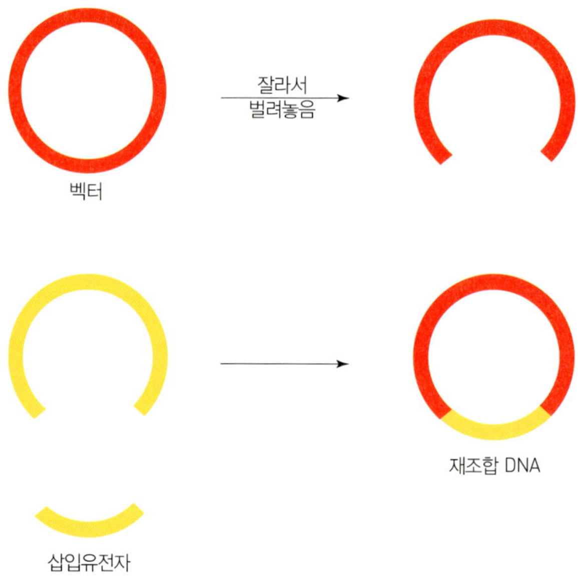

유전자 재조합

포 안에서는 초나선 형태를 취하고 있다.

보통 환경에서는 플라스미드가 없어도 세균이 살아가는 데 아무런 문제가 없다. 그러나 항생제가 있는 환경에서는 플라스미드가 있는 세균만 살아남을 수 있다. 플라스미드에 항생제 내성(antibiotic-resistance) 유전자가 있기 때문이다. 게다가 플라스미드는 세포에서 쉽게 빼내고 또 다시 집어넣을 수 있다. 플라스미드를 꺼내어 절단한 뒤 이 자리에 우리가 원하는 유전자(예를 들어 당뇨병 치료제인 인슐린의 유전자)를 재조합하여 대장균에 다시 넣어 주면, 대장균은 분열을 거듭할수록 인슐린을 대량 생산하기 시작한다. 대장균은 20여분마다 한 번씩 분열할 정도로 번식 속도가 빠르기 때문이다. 플라스미드는 대장균 한 마리 안에서 수천 개 이상으로 늘어날 수 있기 때문에 유전공학에 중요한 도구이다.

진핵세포의 DNA

사람 세포 한 개에서 DNA를 분리하면 전체 길이가 거의 2 m나 된다. 원핵세포인 대장균과 비교해 거의 1,000배가 넘는 거대한 DNA 분자가 세포핵 속으로 어떻게 차곡차곡 들어갈 수 있는지 불가사의한 일이 아닐 수 없다. 그에 대한 해답은 바로 진핵세포의 염색체 구조에 있다. 19세기말까지는 진핵세포의 염색체를 크로마틴(chromatin)이라고도 불렀는데 이는 특수 시

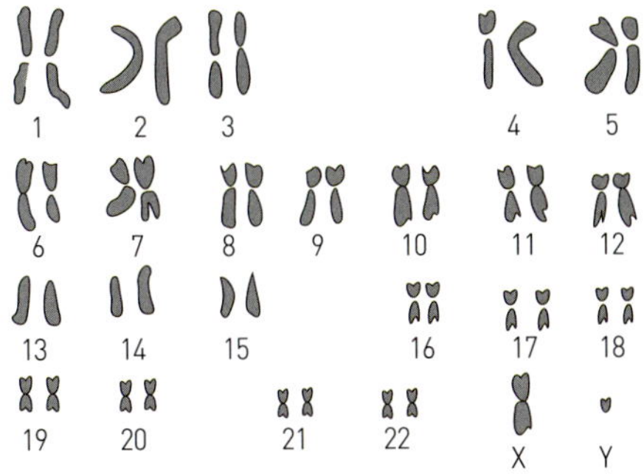

사람의 46개 염색체

약에 강하게 염색되는 성질을 보였기 때문이다. 염색체는 화학적으로 DNA와 단백질이 각각 50% 정도 섞여있다. 즉, 유전정보인 DNA가 마치 연줄을 얼레에 감듯이 단백질 지지대에 질서 정연하게 감겨있음을 알 수 있다.

진핵세포의 DNA는 원핵세포와 비교할 때 몇 가지 차이가 있다. 첫째, DNA가 여러 토막으로 나누어져 있다는 것이다. 사람의 경우에도 전체 DNA가 46개의 염색체에 나누어 감기어져 있다.

둘째, 이들 DNA 토막은 원핵세포의 것과 달리 선상구조(linear structure)라는 것이다. 각 DNA의 양쪽 끝은 텔로미어(telomere)라 불리는 특수 구조가 감싸고 있다. 텔로미어가 없으면 염색체는 서로 달라붙고 만다.

셋째, 진핵세포의 염색체는 두 개가 한 쌍을 이루고 있다. 동일한 종류의 유전자가 들어있기 때문이다. 이들을 상동염색체(homologous chromosome)라 부른다. 체세포에는 상동염색체가 모두 들어있기 때문에 이배체(diploid)라 부른다. 반면 정자와 난자 같은 생식세포에는 각 쌍 중 한 쪽만 들어있기에 반수체(haploid)라 부른다. 상동염색체 중 하나는 아버지로부터, 다른 하나는 어머니로부터 물려받는다.

넷째, 진핵세포에서도 염색체외 DNA(extrachromosomal DNA)가 발견된다. 이들 DNA는 미토콘드리아(mitochondria)와 엽록체(chloroplast)에 들어있다. 원래 이들은 진핵세포와 별개로 진화한 박테리아지만 공생설(symbiosis)에 의해 한 세포 안에 공존하게 된 것이다. 그러므로 유전암호의 체계가 핵 DNA(nuclear DNA)와는 상당한 차이가 있다.

다섯째, 진핵세포의 DNA를 살펴보면 필요 이상으로 그 양이 많은 것을 알 수 있다. 상대적으로 작은 유전체(genome)를 가진 효모(*Sacccharomyces cerevisiae*)를 보더라도 무려 20,000 kb에 달한다. 사람의 DNA는 이보다 훨씬 커서 반수체 세포만 해도 3×10^9 kb이고 심지어 개구

리나 어떤 식물의 경우에는 사람의 수 백 배나 되는 유전체(genome)를 가진 경우가 있다. 유전체란 한 세포 안에 들어있는 전체 유전물질을 뜻하는 용어이다. 통계에서 볼 수 있듯이 유전체 크기와 염색체 수는 진화 정도와는 무관한 것으로 파악된다.

염색체 구조

전자현미경으로 DNA를 들여다보면 마치 동그란 구슬들이 실에 꿰여 있는 것 같은 구조(beads on a string)가 관찰된다. 이 구슬같은 구조를 뉴클레오좀(nucleosome)이라 부른다. 1975년 Robert Konberg는 뉴클레오좀을 "여러 종류의 히스톤(histone) 단백질이 동량으로 모여 만들어진 복합체"라고 발표하였다. 히스톤은 종류별로 H1, H2A, H2B, H3, H4 등이 있다. 뉴클

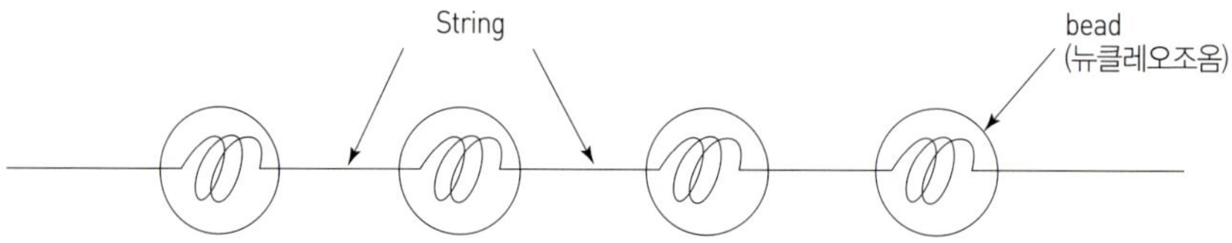

beads on a string 구조

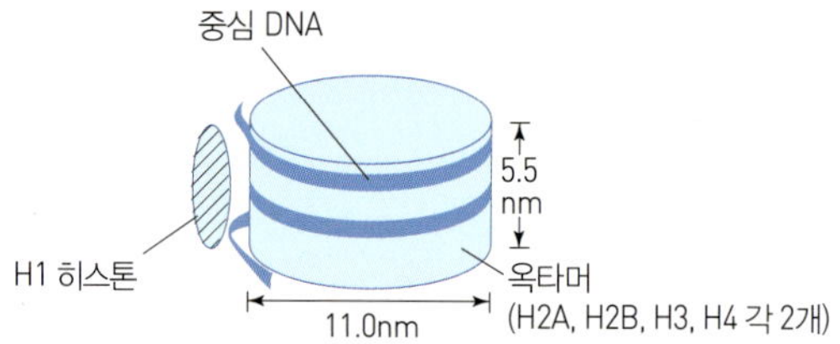

octamer의 구조

히스톤의 종류

Histone 종류	분자량(dalton)	염기성 아미노산 함량 * (전체 아미노산 중 %)
H1	23,000	30
H2A	13,960	20
H2B	13,774	22
H3	15,332	23
H4	11,282	25

* 염기성 아미노산이란 His, Lys, Arg을 뜻한다.

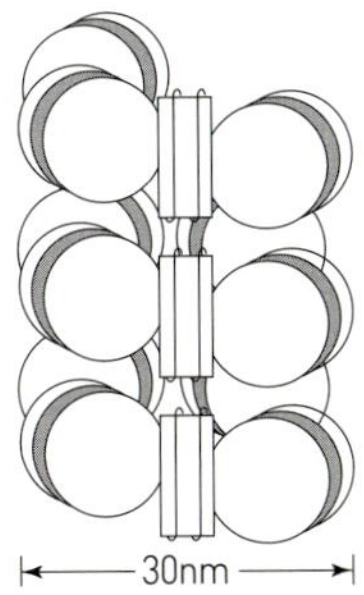

솔레노이드 구조

레오좀에는 H1을 제외한 H2A, H2B, H3, H4가 각각 두 개씩 들어 있다. 뉴클레오좀을 옥타머(octamer)라 말하는 이유는 이렇게 8 개의 단백질이 모여 만들어진 복합체이기 때문이다. 옥타머에는 정확하게 146 bp가 감겨있다. 이 DNA를 중심 DNA(core DNA)라 부른다.

한편 히스톤 H1은 두 개의 뉴클레오좀을 연결하는 DNA와 결합하고 있다. 이 부분을 연결 DNA(linker DNA)라 부르는데 약 50~70 bp에 해당한다. 이렇게 뉴클레오좀에 감김으로써 DNA의 길이는 약 1/6 정도로 응축된다. 1980년경 Aaron Klug에 의하면 뉴클레오좀들이 다시 촘촘하게 배열되어 마치 잘 쌓아올린 벽돌담처럼 되는데 이런 구조를 솔레노이드(solenoid)라 부른다.

세포가 분열하지 않을 때는 솔레노이드가 최고로 응축된 형태라고 믿어진다. 그러나 이렇게 응축된 솔레노이드 구조도 육안으로 관찰하기에는 아직 어렵다. 세포 분열의 중기(metaphase) 때 염색체들이 적도판으로 모이는데 솔레노이드에서 한 단계 더 나아간 초나선구조(supercoil)로 응축되기 때문에 광학현미경으로도 관찰이 가능하다.

염색체의 형태

세포분열은 전기(prophase), 중기(metaphase), 후기(anaphase), 말기(telophase)의 순서로 진행된다. 물론 염색체를 가장 선명하게 관찰할 수 있는 시기는 중기이다. 중기의 염색체는 이미 복제된 상태이기 때문에 동원체(centromere)에 의해 두 개의 염색체가 붙어있는 것처럼 보인다. 염색체의 각 팔들을 염색분체(chromatid)라 부른다. 어떤 생물에서 전체 염색체를 개별적으로 구별하는 과정을 핵형분석(karyotype analysis)이라고 한다.

염색체를 구별하는 기준은 크게 3가지이다. 먼저 길이에 의한 구분이다. 예를 들어 사람의 염색체는 46개인데(여성 44+XX, 남성 44+XY), 가장 긴 것부터 1번으로 번호를 붙여 나간다. X와 Y는 성염색체이다. 단, 거의 구분이 안 될 정도로 비슷한 크기인 21번과 22번 사이에서는

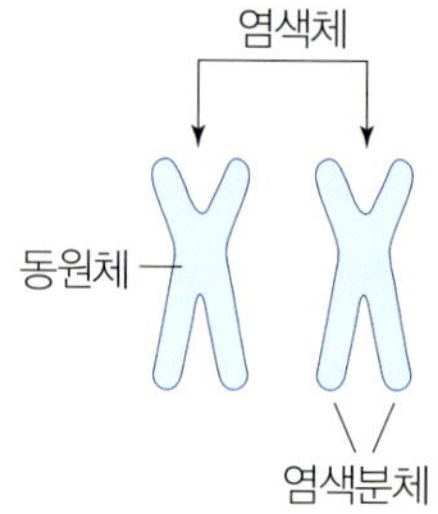

염색체와 염색분체

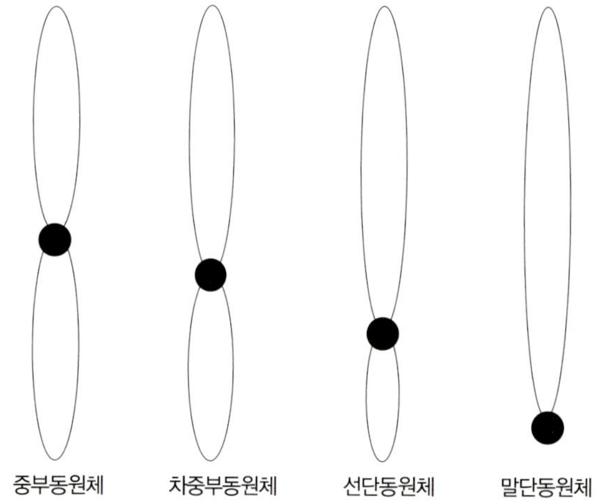

동원체의 위치

21번이 실제로 더 작다고 판명되었다. 각 번호에 해당하는 염색체는 두 개씩인데 이들의 관계를 상동염색체(homologous chromosome)라 부른다. 즉, 상동염색체란 같은 형질에 관여하는 유전자들로 구성된 한 쌍의 염색체이다. 상동염색체의 유전자는 비록 종류가 같을지라도 한 쪽이 우성, 또 다른 쪽이 열성일 수 있다.

두 번째 기준은 동원체의 위치이다. 동원체가 정가운데 위치하면 중부동원체(metacentric), 약간 중앙에서 벗어나면 차중부동원체(submetacentric), 거의 끝부분에 위치하면 선단동원체(acrocentric), 완전히 말단에 위치하면 말단동원체(telocentric)라 이름 붙인다. 동원체는 염색체가 분열할 때 방추사가 붙어 양극으로 이끌어 가는 역할을 하는 부분인 만큼 대단히 중요한 구조이다.

마지막 기준은 특수시약(chromosome-specific stain)에 염색되는 패턴이다. 널리 쓰이는 방법은 G-banding 기술이다. 이에 따르면 아데닌과 티민이 상대적으로 많은 부분에서 염색이 더 밝게 나타난다. 때문에 염색체마다 특이한 염색 띠 형태를 보이게 된다.

Telomere

염색체의 양쪽 끝은 텔로미어(telomere)라고 하는 특수 구조가 감싸고 있다. 이 부분은 동일한 염기서열이 반복적으로 되풀이되는 것이 특징이다. 사람에서도 5′-AGGGTT-3′의 염기가 수천번 이상 되풀이되어 있다. 텔로미어는 비록 유전자가 들어있지 않지만 몇 가지 면에서 대단히 중요한 구조이다. 첫째, 텔로미어가 양 끝에 있어 그 안쪽에 위치한 중요 유전자들을 핵산가수분해효소(nuclease)로부터 보호해 준다. 둘째, 텔로미어가 없으면 염색체의 양끝은 굉장히 반응성이 높아 서로 붙어버리고 말 것이다. 이런 상태를 우리는 점성이 높다(sticky)라고 표현하는데 결국 텔로미어 때문에 개개의 염색체가 유지될 수 있는 것이다.

생각해봅시다

think

1. 유전자 차원에서의 치료 전망에 대해 개인적 견해를 말해 보시오.
2. 뉴클레오시드와 뉴클레오티드의 구조를 비교하여 설명하시오.
3. dATP와 dCDP의 구조를 그려보시오.
4. DNA와 RNA의 구조적 차이를 설명하시오.
5. DNA의 특징들을 요약해보시오.
6. Chargaff의 실험과 그 의미를 설명하시오.
7. Rosalind Franklin의 업적을 재평가한다면?

제 02 장 세포분열과 세포주기

체세포분열과 감수분열, 그리고 세포주기에 대해 공부한다. 중심설을 소개하고 역전사와 레트로 바이러스에 대한 내용을 살펴본다.

세포분열

진핵세포의 세포분열(cell division)은 새로운 유전자의 합성(synthesis)과 복제(replication)를 수반하는 주기적인 사건이다. 사람의 세포 수는 거의 100조 개를 육박하는데 이는 수정란으로부터 40여 세대(2^{40})를 분열한 결과이다. 대부분의 세포는 조직특이적인 기능(tissue-specific function)을 수행하기 위해 잘 분화되어 있다. 이렇게 기능적으로 분화되면 될수록 세포의 분열 능력은 오히려 떨어지게 된다. 뇌세포는 극도로 분화된 세포로서 분열 능력을 완전히 상실한 케이스이다. 하지만 대부분의 조직은 상처가 난다든지 위기 상황에 닥치면 다시 재생될 수 있게 마련이다. 사람의 세포를 실험실에서 배양해 보면 한 번 분열하는 데에 약 24시간이 소요된다. 실제 체내에서는 이보다 오래 걸릴 것이지만 전체적인 분열 순서는 실험실에서 관찰되는 것과 당연히 동일하다.

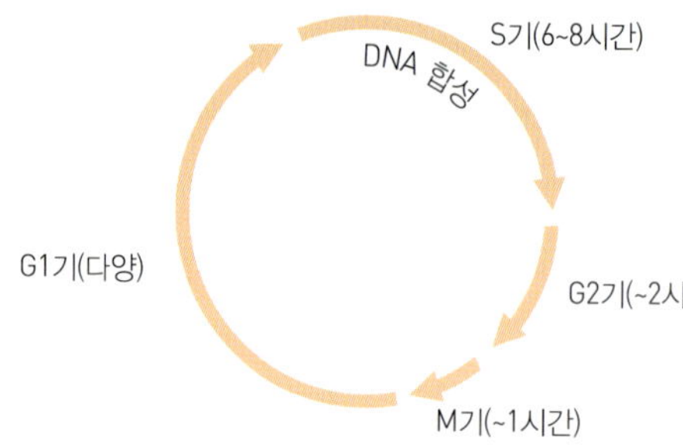

세포주기

세포주기

사람이 살아가면서 노화의 주기를 겪듯이 세포의 일생 역시 일정한 주기를 겪게 된다. 세포분열도 이러한 주기의 한 부분이다. 흔히 세포 분열을 언급할 때 핵과 염색체의 분열만을 강조하고 있으나, 세포분열은 엄연히 핵의 분열과 세포질의 분열이 조화를 이루어야 하는 공정이다. 세포주기(cell cycle)는 편의상 간기(interphase)와 핵분열기(mitosis와 meiosis) 그리고 세포질분열(cytokinesis) 시기의 3단계로 나누어 설명하는 것이 보통이다. 여기서 간기는 또다시 G1, S, G2의 시기별로 세분화된다.

간기는 세포분열이 끝난 직후부터 다음 번 세포분열까지의 중간 단계를 말한다. 핵에서는 염색체가 분열을 막 마쳤기 때문에 길고 가늘어져 관찰이 어려운 시기이다. 간기 중 첫 단계는 G1기이다. G1기는 "첫 번째(1) 공백기(Gap)"이다. 지금 막 분열한 어린 세포가 리보조옴 등 세포소기관 및 필요한 효소들을 충분히 합성하고, 정상 크기로 회복되는 시기이다. 공백이라는 용어 때문에 세포가 전혀 일을 하지 않는 시기로 착각할 수 있지만 사실은 세포 나름대로의 주어진 기능을 발휘하고 성장과 물질대사를 수행하는 시기이다. G1기는 수 주에서 수년까지도 될 수 있는 세포주기의 가장 긴 시기이다.

두 번째인 S기는 DNA가(염색체의 형태로) 분열을 앞두고 복제, 합성되는 시기이다. 이때 염색체는 복제가 되어 동원체(centromere)라는 구조에 서로 묶여있게 된다. DNA의 복제 속도는 분당 2~4 kb 정도로서 6~8시간 정도 지속된다.

G2기는 용어의 의미상 "두 번째(2) 공백기(Gap)"이다. 유전물질인 DNA가 정확하게 복제되었는지를 점검하는 시기이다. 만약 합성된 DNA에 잘못된 부분이 있으면 G2기에 수리를 완료한다. 이미 염색체가 복제되었기 때문에 G2기 세포에는 DNA 분자가 두 개 들어있게 된다. G2기가 3~4시간 정도 지속된 후에 염색체가 응축되면서 세포분열(mitosis)을 준비하게 된다.

핵분열기는 이렇게 합성된 DNA가 2개의 핵으로 나뉘어지는 과정이다. 핵분열에는 체세포

분열(mitosis)과 감수분열(meiosis)의 두 가지 양상이 있다. 핵분열은 빠르게 진행되기 때문에 전체적으로 한 시간이 채 걸리지 않는다. 핵분열의 마지막 단계에서 세포질도 함께 분열하기 시작한다.

흔히 "mitosis"를 유사분열이라 번역하는데 이는 엄밀한 의미에서 옳지 않은 해석이다. 유사분열이라는 뜻은 세포 분열할 때 방추사(spindle)가 나타난다는 뜻이지만 감수분열에서도 방추사는 관찰되기 때문이다. 체세포분열의 결과는 유전적으로나 형태적으로 완전히 동일한 두 개의 세포이다. 이러한 분열 방법은 상처난 피부가 재생되거나 암세포가 분열할 때 볼 수 있다. 감수분열은 정자와 난자 같은 생식세포를 만들기 위한 분열이다. 감수분열을 거치고 나면 염색체의 수가 절반으로 감소된다. 감수분열은 정자와 난자의 결합, 즉 수정을 해야 하는 생물들이 염색체 수를 일정하게 유지하기 위한 수단이다. 감수분열이 없다면 염색체는 세대를 거듭하면서 무한정 늘어날 것이기 때문이다. 우리 몸을 구성하고 있는 체세포는 대부분 특수한 경우 외에는 분열하지 않는다. 하지만 분열할 경우 평균 소요 시간은 약 24시간 정도이다.

체세포분열

체세포분열(mitosis)은 다시 전기(prophase), 중기(metaphase), 후기(anaphase), 말기(telophase)의 4단계로 나누어진다. 전기에는 염색체가 응축되고 핵막이 소실되며, 방추사가 형성된다. 중기에는 복제된 염색체들이 적도판에 배열되며, 후기에는 복제된 염색분체(chromatid)들이 각각 방추사에 이끌려 양극으로 이동한다. 말기에는 핵막이 다시 재생되고, 방추사가 소실되게 된다.

감수분열

감수분열(meiosis)은 1기와 2기로 나뉘어진, 두 번에 걸친 세포분열이다. 따라서 감수분열의 결과 모두 4개의 딸세포(daughter cell)가 만들어진다. 남자의 경우에는 이 4개가 모두 정자가 되는 반면, 여자의 경우에는 이중 1개만이 정상적인 난자로 발생한다. 나머지 3개는 모두 극체(polar body)로서 퇴화해 버린다.

감수분열의 1기는 체세포분열과 매우 유사하다. 차이점은 전기에서 상동염색체간에 유전자 교환이 일어난다는 점이다. 즉 염색체 교차(crossing over)에 의해서 상동염색체에 있는 우성, 또는 열성 유전자 조합이 달라지게 되는 것이다. 이렇게 유전자의 재배열이 일어나기 때문에 다음 세대로 다양한 형질이 전해질 수 있게 된다. 또 다른 특징은 중기에 염색체들이 상동염색체별로 쌍을 이루어 적도판에 배열된다는 것이다. 이 때문에 염색체 수가 반감된 것이다. 체세포분열에서는 쌍을 이루지 않고 염색체들이 그냥 일렬로 배열된다. 2기 분열은 염색체의 복제

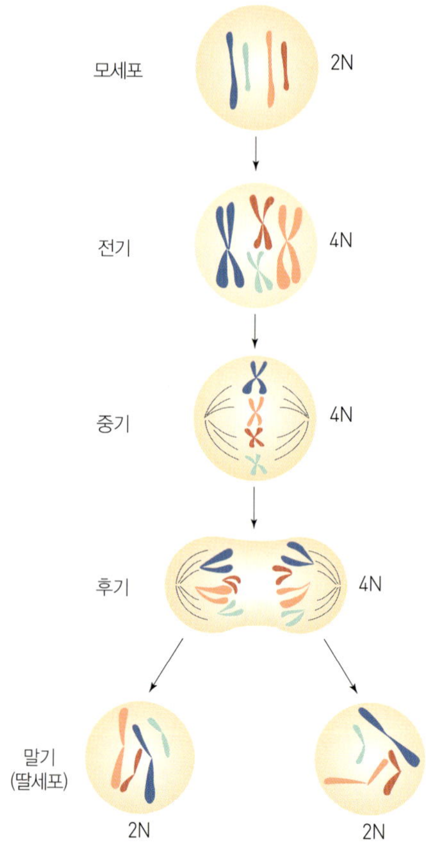

체세포분열

가 없는 체세포분열과 같다. 이미 염색체들은 복제되어 있는 상태이므로 그대로 양극으로 각각의 염색분체가 끌려감으로 분열되게 된다.

감수분열이 정상적으로 일어나지 못할 경우 사람에서는 염색체가 22개 또는 24개인 비정상적인 정자와 난자가 만들어지는데, 이런 것들이 정상적인(염색체 23개) 난자나 정자와 수정하게 되면 염색체 45개의 터너증후군(Turner's syndrome), 또는 47개의 다운 증후군(Down syndrome)이 발생한다.

중심설

만약 여러분이 집을 짓는다면 설계도가 필요할 것이다. 그러나 설계도 원본을 건축 현장에 들고 다니는 일은 없을 것이다. 훼손될 우려가 있기 때문이다. 그렇기 때문에 설계도 원본은 금고에 깊숙이 보관해 두고 대신 복사한 청사진들을 가지고 다닐 것이다. 원본을 간직하고 있

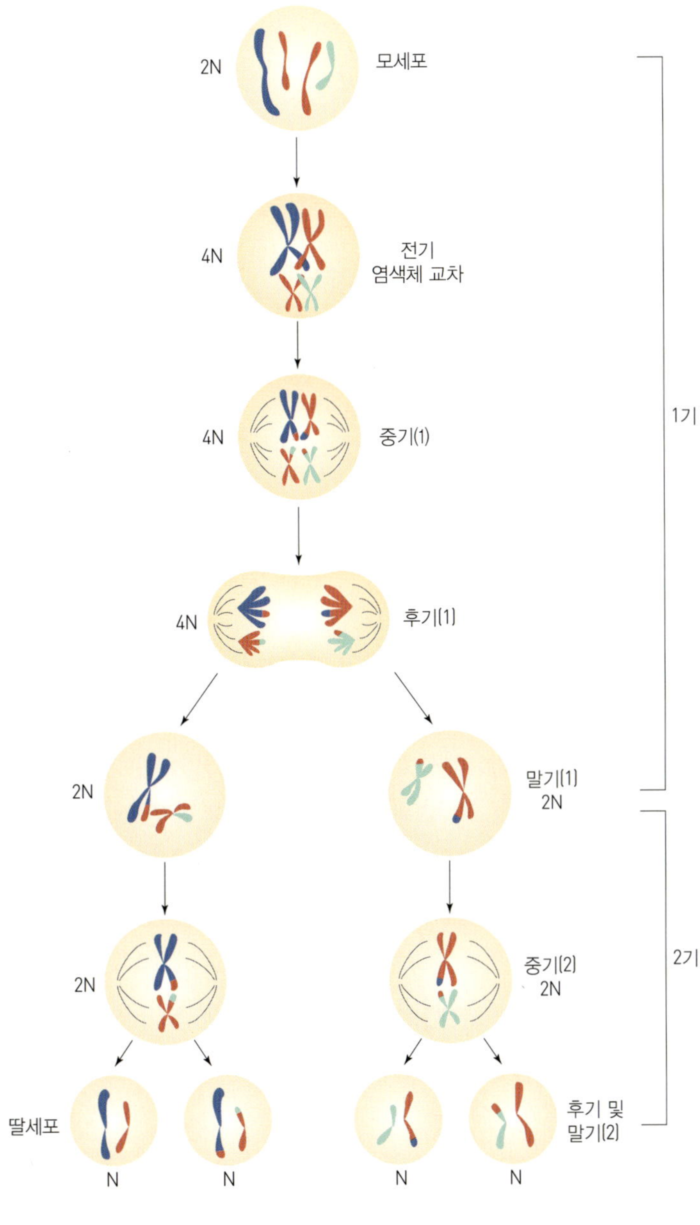

감수분열

는 한 청사진이 훼손되면 곧 새로 복사해 낼 수 있기 때문이다. DNA도 유전정보의 원본 설계도와 마찬가지이기 때문에 세포의 금고에 해당하는 핵 속에 깊숙이 감추어져 있다. 그리고 이 정보는 RNA라는 청사진으로 복사가 되어 세포질로 이동한 다음 리보조옴 등에 의해 단백질이라는 집을 짓는 데 이용되는 것이다.

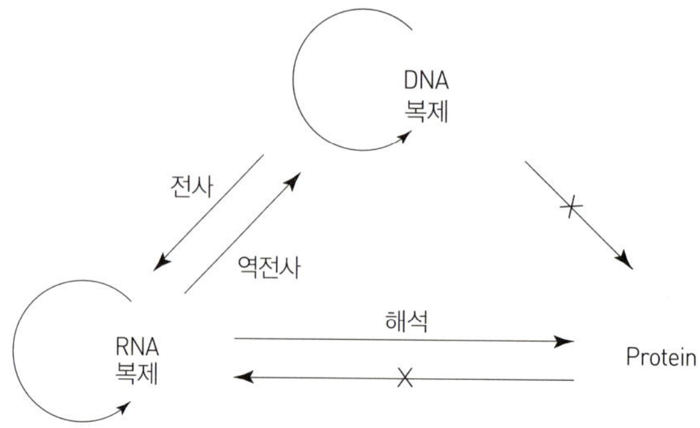

중심설

RNA는 2′ 탄소에 붙어 있는 수산화기(OH) 때문에 다른 물질과 쉽게 반응을 할 수 있다. 이것은 다른 말로 자기 자신이 불안정하다는 표현도 된다. 이론에 따르면 최초의 유전물질은 RNA이었다고 믿어진다. 왜냐하면 구조가 간단하면서도 반응성이 좋아 원시환경 속에서 쉽게 만들어질 수 있었으리라 보기 때문이다. 그러나 생물체가 진화하고 유전체계가 복잡해지면서 보다 안정된 구조가 필요하게 되었고 염기를 보호하기 위해 두 줄로, 그리고 나선구조로 진화하였다고 믿고 있다. 유전자가 RNA에서 DNA로 점차 진화하였다는 증거는 생명현상의 여러 분야에서 나타나고 있다. 대표적으로 AIDS 바이러스인 HIV 같은 retrovirus의 경우에는 유전물질로 RNA를 가지고 있지만 이것이 숙주세포 내에서 DNA로 바뀌는 것을 볼 수가 있다. 이것은 RNA가 DNA로 진화할 수 있다는 실제적인 보기인 것이다.

DNA가 두 줄의 나선구조라는 것을 발표한 사람은 Watson과 Crick이다. Crick은 그 후 “단백질 합성에 관하여(On the Protein Synthesis)”라는 강연에서 DNA가 생명현상을 어떻게 조절하는 지에 관한 가설을 밝혔는데 그것이 바로 중심설(Central Dogma)이다. 이에 의하면 DNA는 스스로 복제를 할 수 있기 때문에 딸세포에 유전정보를 전해줄 수 있으며 동시에 유전자 발현하여 살아가는 데 필요한 모든 단백질을 만들어낼 수 있다. 단백질은 생명현상을 조절한다. 왜냐하면 단백질은 다양한 효소로 작용해서 물질대사를 조절할 수도 있고, 액틴(actin)이나 미오신(myosin)처럼 근육의 주성분으로서 수축운동을 일으킬 수도 있으며, 인슐린 같은 호르몬 작용으로 체내의 생리현상을 조절해 주고, 헤모글로빈처럼 운반작용도 해주기 때문이다. 이밖에도 단백질은 에너지원이 될 수 있고, 항체로서 면역작용을 해주는 등 살아가면서 필요한 모든 생화학 반응의 주체이기 때문이다. 그러나 단백질은 DNA에 들어있는 유전정보에 따라서 만들어지기 때문에 DNA야말로 생명의 근본물질이라고 말하는 것이다.

DNA의 유전정보에 따라 단백질이 만들어지는 과정을 유전자 발현(gene expression)이라 하는데 두 단계로 이루어진다. 첫 번째는 유전정보가 RNA로 복사되어 나오는 전사(transcription)

과정이고, 두 번째는 전사된 RNA를 기초로 단백질이 만들어지는 해석(translation) 또는 번역과정이다.

역전사

Crick이 발표한 중심설은 1970년에 들어와 Temin과 Baltimore에 의해 다소 수정되었다. HIV 등 일부 바이러스에서 RNA의 정보가 거꾸로 DNA로 바뀔 수 있다는 것이 밝혀졌기 때문이다. 이를 역전사(reverse transcription)라고 부른다. 이처럼 역전사를 할 수 있는 바이러스들을 레트로바이러스(retrovirus)라 부르며 숙주세포의 DNA 속으로 끼어 들어갈 수 있는 성질 때문에 유전공학에 중요한 운반체(vector)로 사용된다. 그러나 아직까지도 역해석(reverse translation)에 대한 증거는 없다.

레트로바이러스의 생활사(life cycle)를 구체적으로 살펴보면 다음과 같다. 먼저 레트로바이러스는 숙주세포에 접근해서 자기의 RNA 유전자를 집어넣게 된다. 이 때 역전사효소(reverse transcriptase)도 함께 들어가게 된다. 숙주세포의 세포질에서 RNA는 두 줄의 DNA로 바뀌게 되는데 이를 cDNA(copy DNA 또는 complementary DNA)라고 부른다. 이렇게 만들어진 cDNA

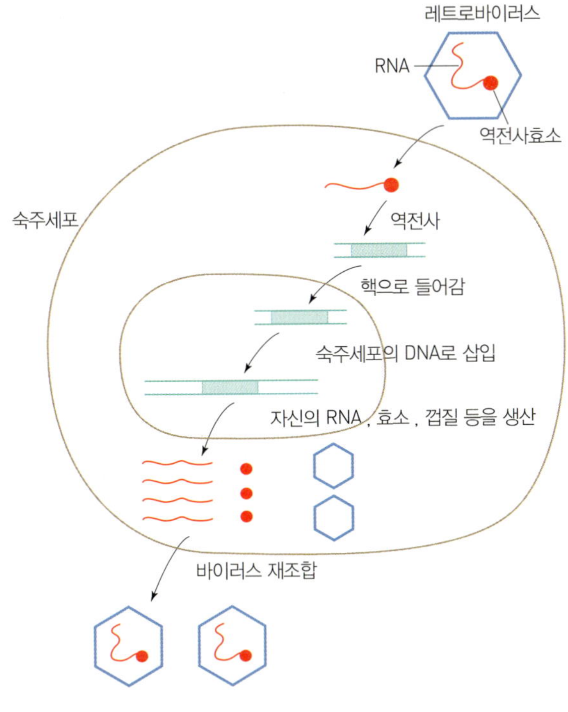

레트로바이러스의 생활사

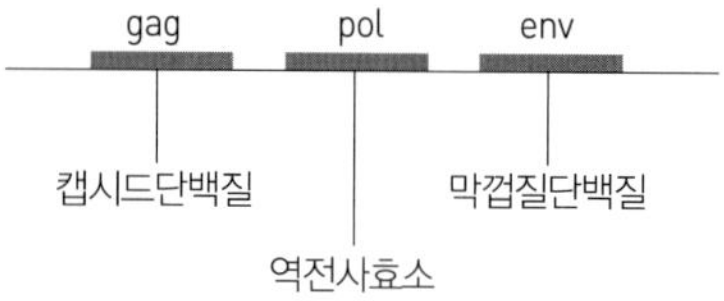

레트로바이러스의 유전자들

는 핵 속으로 침투해서 숙주세포의 DNA로 끼어들어가 일정한 잠복기를 거친 다음 발현되어서 다시 RNA를 만들고 이에 따라 레트로바이러스를 만드는데 필요한 단백질 껍질이 만들어져 재조합된 후 숙주세포를 용해시키고 나오게 된다.

레트로바이러스에는 3가지 중요한 유전자가 있다. *gag*와 *pol*, 그리고 *env*라 불리는 유전자들이다. 가장 중요한 것은 *pol*인데 역전사효소를 만들어 바이러스가 복제할 수 있게 해주는 유전자이기 때문이다.

만약에 *pol*을 항암유전자로 바꾸어 재조합한 다음 숙주세포에 넣어주면 cDNA가 만들어져 숙주세포의 DNA로 끼어 들어가기는 하지만 바이러스를 만드는 대신에 항암제를 생산해 내게 될 것이다. 즉 숙주세포가 백혈구라면 암세포를 찾아갈 것이고 항암제를 뿌리면서 암을 치료할 수 있을 것이다.

생각해봅시다

1. 체세포분열에 대해 설명하시오.
2. 감수분열에 대해 설명하시오.
3. 체세포분열과 감수분열의 공통점 5가지, 다른 점 5가지를 각각 설명해보시오.
4. 세포주기 중 G1기에 대하여 설명하시오.
5. 중심설에 대하여 설명하시오.
6. Retrovirus에 대해 조사해 보시오.
7. 역전사(reverse transcription) 현상에 대하여 설명하시오.

제 03 장 유전자의 구조

유전자의 배열과 원핵세포의 오페론, 그리고 진핵세포의 다유전자군(gene family)을 살펴본다. 진핵세포에 특이적인 엑손(exon)과 인트론(intron) 구조를 소개한다.

유전자

개개의 유전자란 간단히 말해 긴 DNA 분자의 각 부분 부분을 말한다. 인간게놈프로젝트(human genome project)에 의하면 사람의 DNA에는 적어도 30,000여 종류의 유전자가 있다고 밝혀져 있다. 또한 길이도 다양해서 어떤 유전자는 수십 bp(base pair) 밖에 되지 않는 반면 1000 kb가 넘는 복잡한 유전자도 간혹 발견이 된다. 물론 유전자의 구조에서 가장 중요한 것은 뉴클레오티드의 서열, 즉 염기서열이다. 이 안에 유전정보가 들어있기 때문이다. 어떤 DNA 부분은 유전정보가 없고 그저 두 개의 유전자를 연결해주는 역할을 하는데 이를 "유전자간 DNA(intergenic DNA)"라 부른다. 하등한 생물일수록 유전자들이 촘촘히 배열되어 있어 유전자간 DNA가 적은 반면에 고등생물의 유전자들은 펼쳐져 있어 유전자간 DNA가 상대적으로 길다. 결과적으로 사람의 DNA 중 10% 미만만이 실제로 유전정보를 가지고 있다고 믿어진다.

오페론과 다유전자군

그렇다면 염색체 위에 유전자가 배열되는 데에는 특별한 질서가 있는 것일까? 연구에 따르면 대부분의 유전자들은 특별한 순서 없이 여기저기에 펼쳐져 있는 것처럼 나타난다. 그렇지만 유사한 기능을 가졌거나 같은 생화학대사에 관여하는 유전자들이 한 데 뭉쳐서 발견되는 경우도 적지 않게 찾아볼 수 있다. 이렇게 유전자가 집단을 이루고 있으면 발현을 조절하기 용이하다는 이점이 있다. 즉, 특별한 대사작용이 특정한 시간에만 수행될 필요가 있을 때 관련된 유전자들의 집단을 한꺼번에 발현시키거나 꺼줌으로써 필요없는 에너지 소모를 줄일 수 있기 때문이다. 대표적인 예가 세균에서 발견되는 오페론(operon)과 진핵세포에서 볼 수 있는 다유전자군(multigene family)이다.

여러 종류의 오페론 중 가장 잘 알려진 것은 젖당(lactose) 분해에 필요한 유전자들이 모인 *lac* 오페론(*lac* operon)이다. *lac* 오페론에는 투과효소(permease), β-갈락토시다아제(galactosidase), 트랜스아세틸라아제(transacetylase) 등 3개의 유전자가 나란히 모여 있다. 투과효소는 젖당을 세포 안으로 투과시켜 주는 역할을 하고, 갈락토시다아제와 트랜스아세틸라아제는 이당류인 젖당을 단당류인 포도당(glucose)과 갈락토오스(galactose)로 분해해 주는 효소이다. 이들

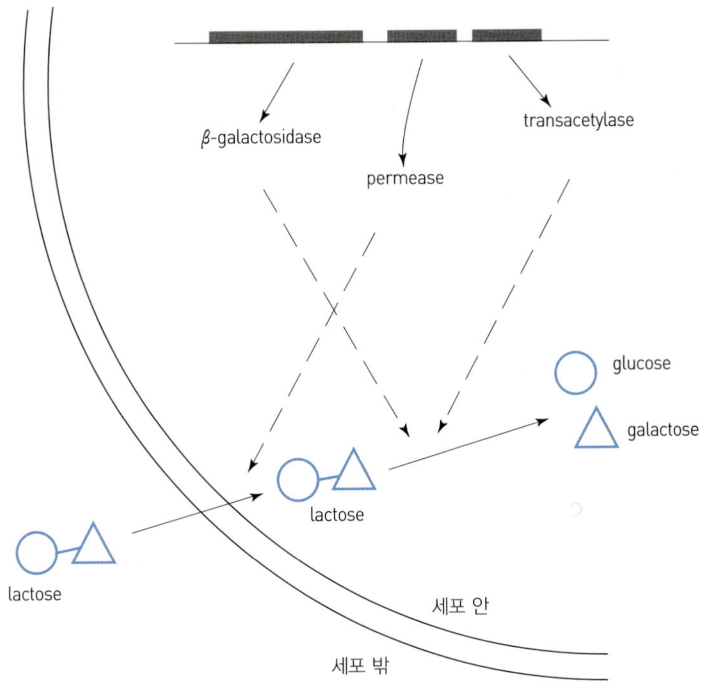

lac 오페론

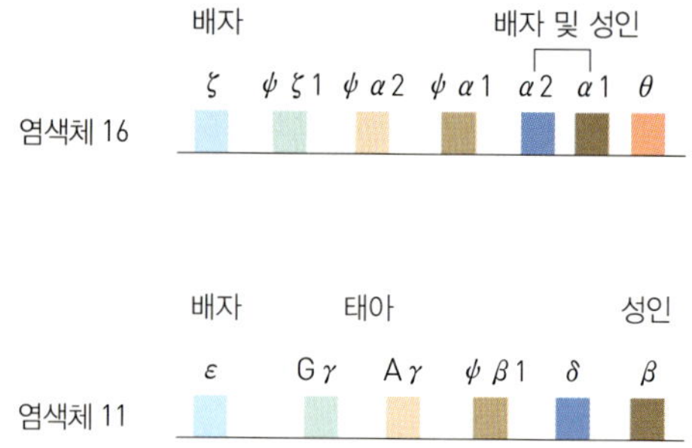

헤모글로빈의 다유전자군

은 항상 발현되어야 하는 유전자는 아니다. 단지 젖당이라는 영양분이 주어졌을 때에만 필요한 유전자들이다. 그렇기 때문에 필요할 때에는 동시에 발현되었다가 또 동시에 중지될 수 있는 오페론 구조를 취하고 있는 것이다.

한편 진핵세포에서는 다유전자군이 발견된다. 원핵세포에서의 오페론과는 달리 다유전자군은 기능적으로 모이기보다는 염기서열(90% 이상)이 비슷한 유전자들이 모여 있는 경우가 대부분이다. 이런 것들을 동질유전자(isogene)라 부른다. 대표적인 예가 헤모글로빈 유전자군이다. 사람의 헤모글로빈(hemoglobin)은 2개의 α-글로빈(α-globin)과 2개의 β-글로빈(β-globin)이 모인 복합체이다. α-글로빈 유전자는 염색체 16번에 위치하는데 주위에 ζ라는 유사한 유전자가 또 하나 있다. β-글로빈도 비슷해서 염색체 11번에 위치하는데 ε, γ, δ 등 유사한 유전자들이 그 주변에 위치해있다. 이들 헤모글로빈의 유전자들은 발생단계별로 발현이 된다. 예를 들어 발생중인 태아 때에는 ζ와 ε이 발현되다가 점차 꺼지면서 순차적으로 α 및 γ, β의 발현이 시작된다는 것이다. 다유전자군은 어떤 이유로 엇갈린 교차가 일어나 한 염색체에 두 개 유전자가 들어오면서 만들어지는 것이다. 그렇게 되면 한 쪽에 점차 변이가 쌓이게 되고 다유전자군이 만들어지는 것이다.

상기 글로빈의 그림을 보면 $\psi\zeta1$, $\alpha\psi\alpha1$, $\psi\alpha2$, $\psi\beta1$ 등의 유전자가 추가적으로 발견된다. 유사유전자(pseudogene)라고 부르는 이들은 언뜻 보기에는 정상적인 유전자와 차이가 없지만 염기서열이 뒤죽박죽으로 깨어져 있어서 유전자로서의 기능을 상실한 것들이다. 유사 유전자가 어떻게 해서 생겨나는지에 대한 뚜렷한 이론은 아직 없다. 그러나 일단 작은 돌연변이로 인해 유전자가 기능을 상실하면 여기에 추가적으로 여러 돌연변이가 쌓이게 되고 결과적으로 완전히 기능을 상실한 유사 유전자로 변한다고 믿어진다.

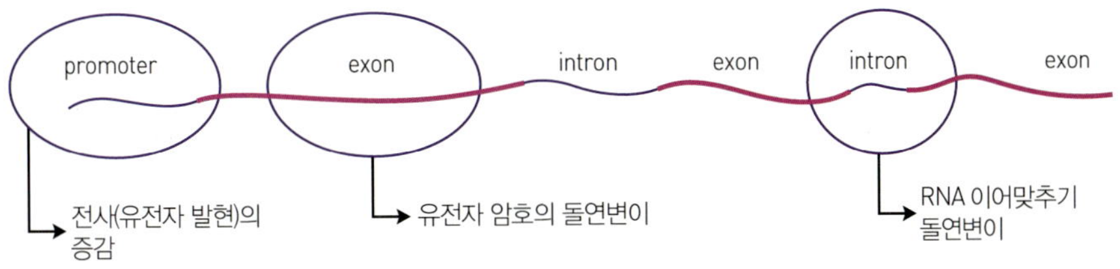

exon과 intron, 가능한 돌연변이

엑손과 인트론

언뜻 이해하기 어렵지만 진핵세포(eukaryote) 유전자의 또다른 특징은 엑손(exon)이라 부르는 부분과 인트론(intron)이라 부르는 부분으로 나뉘어진다는 것이다.

보편적으로 엑손은 유전정보가 들어있는 부분을, 인트론은 유전정보는 없지만 두 개의 엑손을 이어주는 부분을 지칭한다. 엄밀하게 말하면 mRNA에 최종적으로 나타나는 부분을 엑손, 전사과정에서 제거되어 없어지는 부분을 인트론이라 한다.

결국 진핵세포는 "유전자간 DNA"뿐 아니라 하나의 유전자 안에서도 인트론이라는 연결 DNA를 가지고 있는 셈이다. 사람의 전체 DNA 중 약 90% 이상이 유전자간 DNA이거나 인트론, 유사 유전자에 해당하기 때문에 실제 유전자는 10% 미만일 것으로 추정한다.

생각해봅시다

think

1. 인간게놈프로젝트의 의미를 최대한 설명해 보시오.
2. 오페론과 다유전자군에 대해 각각 설명하시오.
3. Exon과 inton을 설명하시오.
4. 사람의 DNA 중 10% 미만 정도만 의미가 있다는 말은 무슨 뜻인가?
5. *lac* operon에 대해 설명해 보시오.
6. β-galactosidase 효소의 기능은?
7. Isogene(동질유전자)이란 무엇인지 설명하시오.

제 2 부

복제, 전사, 해석

제 04 장 DNA 복제

DNA 복제의 기본 모델, 필요한 효소들과 작용 순서, 잘못된 복제의 교정, 그리고 원핵세포와 진핵세포의 차이점 등을 소개한다. θ모델과 회전환모델을 살펴본다.

우리 몸을 이루는 100조 개의 세포는 하나의 수정란에서 출발하여 만들어진 것이다. 세포가 분열할 때는 모세포(parent cell)가 자기의 염색체를 똑같이 복제하여 딸세포(daughter cell)에 물려준다. 그럼으로써 유전형질을 정확하게 이어 나갈 수 있는 것이다. DNA의 복제는 대단히 정교한 과정을 거쳐 일어나게 된다. 생명의 모든 비밀이 들어있는 만큼 0.1%의 오차도 허용할 수 없기 때문이다. Watson과 Crick이 밝혀낸 DNA의 이중나선 구조는 이처럼 정교한 복제가 어떻게 해서 가능한지를 설명할 수 있는 근거가 되었다. 우리는 이제부터 세 가지 측면을 통해 DNA 복제의 전체 과정을 살펴보기로 한다.

반보존모델

Meselson과 Stahl은 DNA의 복제가 반보존모델(semiconservative model)에 의한다는 것을 밝혀내었다. 반보존모델이란 모세포의 DNA 두 가닥이 풀려 나오고 이들을 각각의 주형(template)으로 하여 새로운 가닥이 합성됨으로써 이전의 것과 새 것의 잡종 DNA(hybrid DNA)가

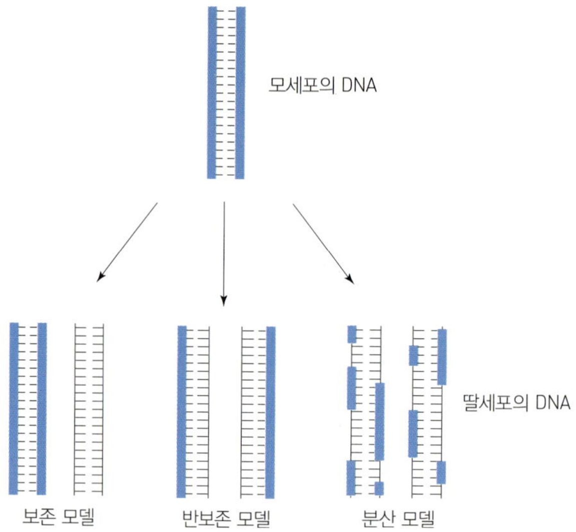

DNA 반보존모델

만들어지는 모델이다.

복제에 필요한 효소들

DNA가 세포 내에서 복제되는 것은 여러 종류의 효소가 관여하는 복잡한 과정이다. 때문에 비교적 단순한 대장균에서 DNA가 어떻게 복제되는지 먼저 살펴본 후 진핵세포와 어떤 차이가 있는지를 비교하도록 할 것이다. 제일 먼저 필요한 효소는 DNA를 나선의 반대 방향으로 휘감아 풀어주는 효소이다. 이 효소가 헬리카아제(helicase)이다. 헬리카아제가 앞으로 진행하면서 DNA의 두 줄을 풀어나가면 두 가닥의 주형(template)이 드러나게 된다. 이렇게 헬리카아제가 나선구조를 풀어 DNA 복제를 시작하는 지점을 DNA의 복제개시점(replication origin)이라 부른다. 일단 복제개시점이 열리면 좌우로 두 개의 복제분기점(replication fork)이 생기게 마련이다.

헬리카아제가 DNA를 조금씩 벌려 나가더라도 언제나 원래대로 되돌아가려는 장력이 작용하기 마련이다. 그렇기 때문에 풀린 DNA 주형을 그대로 두고 헬리카아제가 떨어져 나온다면 이들은 곧 다시 휘감겨 버리고 말 것이다. 이를 막기 위한 방법 중 하나는 무거운 물질을 각 주형에 붙여 놓는 것이다. 세포 내에서 쉽게 구할 수 있는 무거운 물질은 단백질이다. 헬리카아제가 풀고 지나간 자리에 달라붙어서 되감기려는 장력으로부터 풀린 외가닥 주형을 보호하는 단백질의 이름은 SSB(single-strand binding protein)이다.

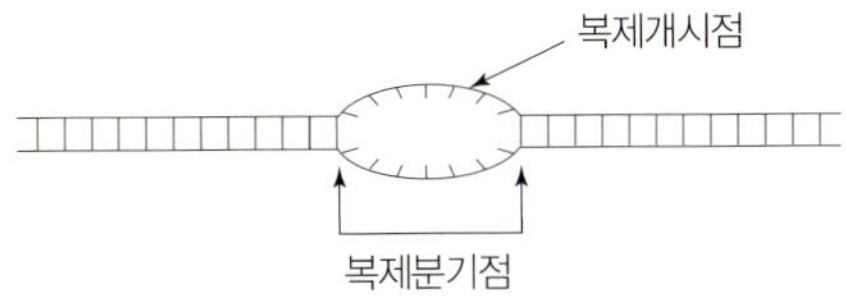

복제개시점과 복제분기점

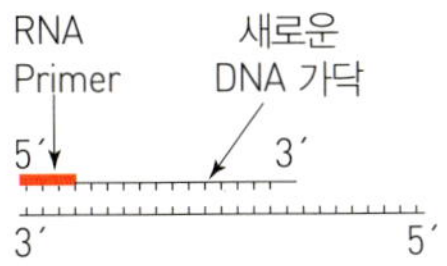

primer

그런 다음 DNA 중합효소(DNA polymerase)가 상보적인 염기결합 원리에 따라 새로운 DNA 가닥을 합성해 나간다. DNA 중합효소에는 세 가지 종류(Ⅰ, Ⅱ, Ⅲ)가 있다. 이들의 이름은 발견된 순서대로 붙여진 것인데 1957년에 Arthur Kornberg 박사에 의해 처음으로 DNA 중합효소 **I**이 분리되었다. DNA 중합효소 Ⅰ과 Ⅲ의 구체적인 역할은 잘 밝혀져 있지만 DNA 중합효소 Ⅱ에 대해서는 아직도 논란이 있다.

DNA 중합효소는 문자 그대로 중합 반응을 촉진하는 효소이다. 중합이란 미리 존재하는 DNA 또는 RNA 끝에 새로운 뉴클레오티드를 더해 나가는 반응을 말한다. 다시 말해서 비록 DNA의 주형이 열려있다 하더라도 무언가 그 위에 작은 핵산조각이 미리 붙어있어야 여기서부터 새로운 DNA의 중합이 가능하다는 뜻이다. 이렇게 새로운 DNA 합성에 앞서 미리 주형에 달라붙어 있어야 하는 작은 핵산 조각을 프라이머(primer)라고 부른다.

한 가지 흥미로운 것은 DNA의 복제과정임에도 불구하고, 사용되는 프라이머가 RNA라는 것이다. RNA 프라이머는 6개에서 30개 정도의 뉴클레오티드가 연결된 짧은 절편인데 RNA 중합효소(RNA polymerase)에 의해 만들어진다. RNA 중합효소는 아무 곳에서나 합성을 새롭게 시작할 수 있다는 것이 DNA 중합효소와 다른 점이다. 세포 내에는 적어도 두 종류 이상의

DNA 중합효소들의 비교

	분자량(Da)	기능
Dpol I	109,000	DNA 복제 및 수리
Dpol II	120,000	알려져 있지 않음
Dpol III	250,000	DNA 복제

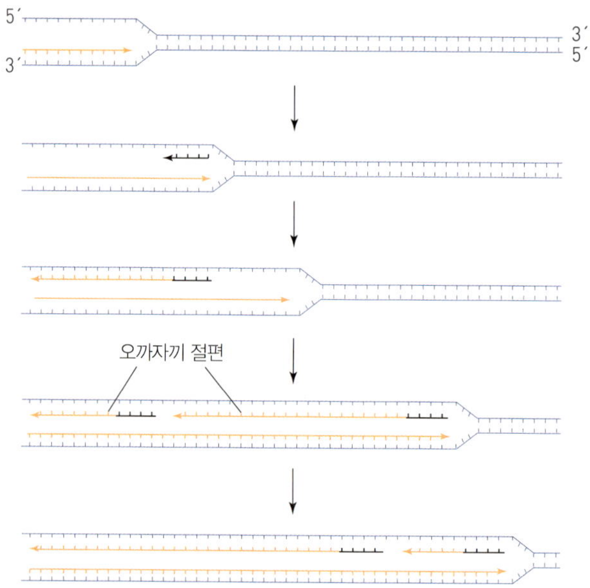

DNA 중합과 Okazaki 절편

RNA 중합효소가 있을 것으로 믿어지는데, 그중 프라이머를 만드는 것을 특별히 프리마아제(primase)라 부르기도 한다.

일단 프라이머가 만들어지면 DNA의 합성이 시작된다. 즉 RNA 프라이머의 3′ 끝에 DNA 뉴클레오티드가 연이어 붙어나가는 것이다.

DNA 중합효소의 속도는 세포 환경에 따라 조금씩 차이가 있겠지만 실험실에서 측정한 바에 의하면 1초당 약 100개의 뉴클레오티드를 중합하는 것으로 알려져 있다. DNA 중합효소 I, II, III번 중 가장 빠른 효소는 III번이다.

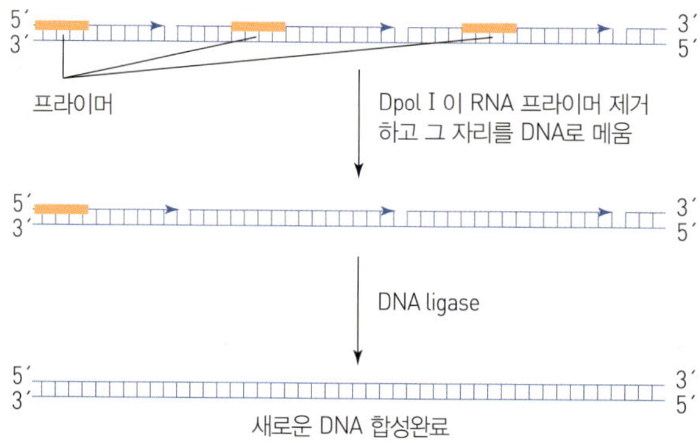

RNA primer 제거와 DNA 합성완료

Exonuclease 와 polymerase 활성

	Exonuclease		Polymerase	
	5' → 3'	3' → 5'	5' → 3'	3' → 5'
Dpol I	○	○	○	×
Dpol III	×	○	○	×

또 다른 문제는 방향성이다. DNA 합성이 반드시 5′에서 3′ 방향으로만 진행된다는 것은 이미 잘 설명된 내용이다. 따라서 3′→5′ 주형을 이용한 복제는 아무런 문제없이 진행될 수 있는 반면 5′→3′ 주형을 이용한 복제는 헬리카아제가 DNA를 조금씩 풀어낼 때마다 토막으로 만들어져 나올 수밖에 없다. 우리는 계속적으로 만들어지는 가닥을 선도가닥(leading strand)이라 부르는 반면 조금씩 토막으로 만들어지기에 불연속적이고 시간이 지체되는 가닥을 지연가닥(lagging strand)이라 부른다. 그리고 이때 만들어지는 DNA 절편(DNA fragment)들은 오카자키 절편(Okazaki fragment)이라 부른다. 오카자키가 처음으로 DNA 합성이 불연속적이라는 것을 실험으로 밝혔기 때문이다.

지연가닥에서 만들어지는 오카자키 절편들 끝에도 RNA 프라이머가 붙어있다. 따라서 절편들을 서로 연결하기 전에 RNA 프라이머의 제거 작업이 선행되어야 한다. 그리고 이를 위해서 필요한 효소 활성은 5′→3′ 핵산말단가수분해능(5′→3′ exonuclease activity)이다. 문제는 DNA 중합효소 Ⅲ가 이러한 활성이 없다는 것이다. 그렇기 때문에 DNA 중합효소 Ⅲ는 지연가닥의 주형이 풀려나올 때마다 오카자키 절편을 중합해 나가지만 앞서 만들어진 절편의 5′ 쪽 RNA 프라이머에 부딪히면 이를 제거해 나갈 방법이 없다. 이 때 그 역할을 대신 떠맡는 것이 DNA 중합효소 Ⅰ이다. DNA 중합효소 Ⅰ은 5′→3′ 핵산말단가수분해능을 가지고 있기 때문이다. DNA 중합효소 Ⅰ이 RNA 프라이머를 제거하고 그 자리를 DNA로 다시 메꾸어 주면 DNA ligase가 절편들을 서로 이어 주어 지연가닥의 전체 DNA 합성이 완료된다.

DNA의 교정

DNA의 복제는 상상을 초월할 수 없을 정도로 정교해야만 한다. 만약 단 한 개의 잘못된 뉴클레오티드로 인해서도 선천성기형이나 암 발생 등 치명적인 문제가 야기될 수 있기 때문이다. 앞에서 언급한 것처럼 실험실에서 측정한 평균 합성 속도는 1초당 100여 개 정도로 보고 있다. 실제로 세포 내에서는 이보다도 훨씬 빠를 것으로 생각된다. 이처럼 빠른 생합성과정이기 때문에 DNA 중합효소도 당연히 실수를 저지를 수 있다. 관찰에 의하면 DNA 중합효소의 실수율은 100개 뉴클레오티드 합성 당 1개 정도라고 한다. 이 수치는 사람 세포의 DNA가 약 3

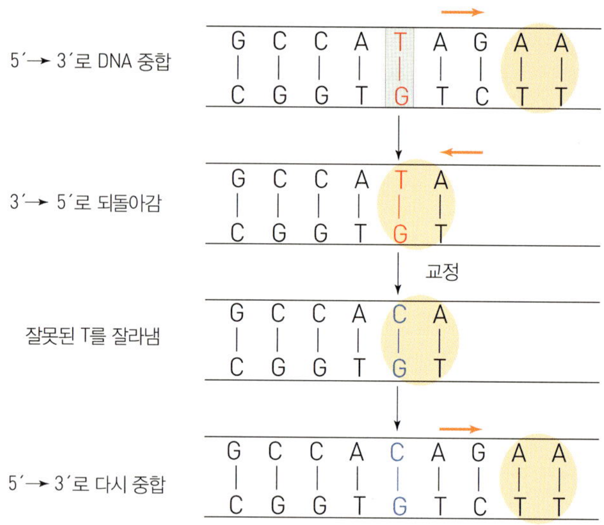

DNA 교정

× 10^9 bp임을 감안할 때 3,000만 개나 되는 실수가 있을 수 있다는 이야기이고 이를 그대로 방치한다면 당연히 그 세포는 살아남을 수가 없을 것이다.

그렇기 때문에 교정작업(proofreading)이 필요하다. 교정은 잘못된 뉴클레오티드를 DNA 중합효소가 감지하고 5′ 쪽으로 되돌아가서 제거함으로써 이루어진다. 이 때 되돌아가서 제거해 주는 효소능은 3′→5′ 핵산말단가수분해활성(3′→5′ exonuclease activity)이다. 전체 과정은 다음 순서로 이루어진다. 먼저 5′→3′ 중합효소활성(5′→3′ polymerase activity)에 의해 DNA를 합성하던 중 잘못이 있다는 것을 효소가 감지하면 3′→5′ 핵산말단가수분해활성에 의해 되돌아가서 이를 제거해 버린 다음 다시 5′→3′ 중합효소활성에 의해 올바른 뉴클레오티드로 바꾸어 준다.

교정을 거치고 나면 잘못될 확률이 5 × 10^9 미만으로 줄어들게 된다. 따라서 사람의 전체 게놈(2배체)을 약 6 × 10^9으로 간주할 때 실질적인 오류 확률은 0인 셈이다. DNA 중합효소 I과 Ⅲ 둘 다 5′→3′ 중합활성과 3′→5′ 가수분해활성을 모두 가지고 있으므로 DNA를 합성하고 교정하는 데에 아무런 문제가 없다.

또 다른 문제점은 헬리카아제가 DNA 나선을 감긴 방향과 반대로 풀어준다는 것이다. 즉, 나선을 반대로 풀어나갈 때 그 앞부분에서는 다시 원래대로 돌리려는 장력이 버틸 수밖에 없고 이것이 계속 축적되면서 DNA의 전체 구조가 뒤틀릴 수도 있다는 것이다. 대장균의 염색체를 4 × 10^6 bp라 가정하고 한 세대를 20분으로 본다면 1분당 약 2 × 10^5 bp만큼 복제되어야 한다. DNA의 한 바퀴가 10 bp에 해당하므로 결국 1분에 약 20,000바퀴를 회전해야 한다는 결론이다. 바로 이 때문에 DNA 복제가 일어나는 지점에는 엄청난 장력이 쌓일 수밖에 없는 것이다.

토포이소머라아제

이런 장력을 해소하는 것이 토포이소머라아제(topoisomerase)이다. 토포이소머라아제는 헬리카아제의 진행 방향보다 더 윗부분에 미리 달라붙어서 장력이 밀고 올라올 때쯤이면 멀찌감치 DNA의 한 줄을 미리 끊고 한 바퀴 돌려 장력을 풀어놓는 역할을 한다. 물론 이렇게 끊은 DNA 가닥은 토포이소머라아제가 붙잡고 있다가 이 부분까지의 DNA 합성이 완료되면 도로 붙여주고 다시 위로 올라가 또 다른 부분을 끊어주는 일을 반복한다.

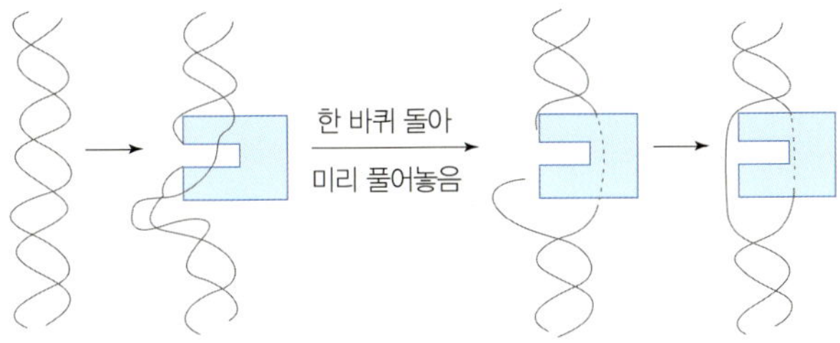

토포이소머라아제

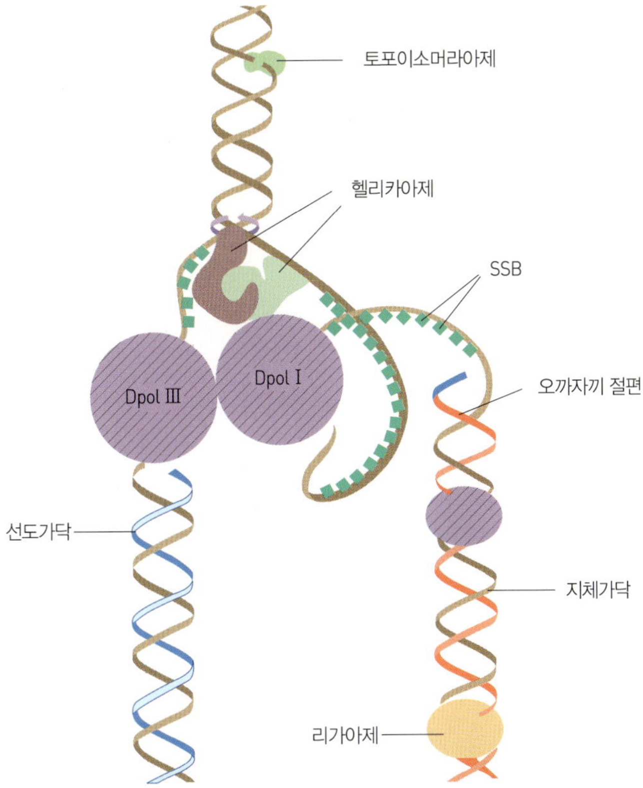

DNA 복제에 필요한 효소들

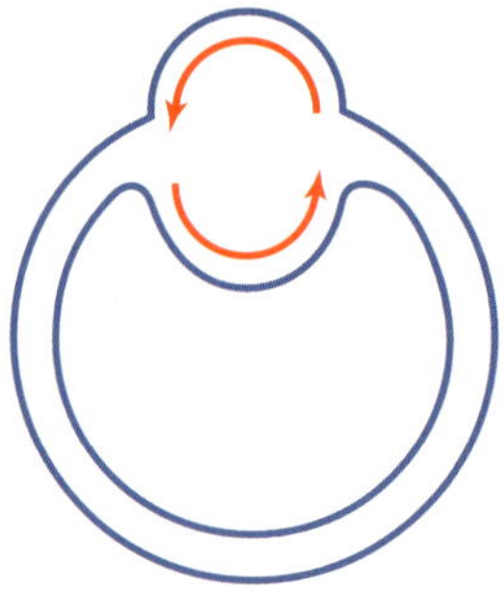

θ모델

θ모델

대장균과 같은 세균에서는 커다란 염색체 한 개가 세포벽에 붙어서 발견된다. 이 염색체는 잘 펼쳐보면 원형(circular)인 것을 알 수 있다. 원형의 염색체는 일단 어느 한 곳에서 복제가 시작되면 좌, 우로 두 개의 복제 기점이 생기게 되고 이것이 원을 따라 양쪽으로 점차 진행되어 나가게 된다. 복제가 진행되면서 포오크 모양은 점점 더 크게 벌어지는데 이것을 위에서 내려다보면 마치 편평한 큰 원 속에 작은 원이 하나 더 있어 마치 이를 들어올리는 것 같은 모습이 된다. 작은 원이 절반쯤 들어 올려졌을 때 내려다보면 전체 모양이 로마자 θ처럼 보이기 때문에 이러한 DNA의 복제모습을 θ모델이라고 부른다.

회전환 모델

바이러스의 DNA 역시 원형이다. 바이러스는 워낙 그 분열 속도가 빠르기 때문에 DNA의 복제 역시 빠른 시간 내에 일어나야만 한다. 복제시에는 DNA의 두 가닥 중 한 쪽이 끊어지면서 틈(nick)이 생기게 되고 여기서 5′→3′ 방향으로 DNA가 합성되게 된다. 이 때 안쪽의 DNA 가닥이 DNA 복제를 위한 주형으로 사용된다. 한편 새로 합성되는 DNA는 원래의 DNA를 치환해내면서 계속 안으로 파고 들게 된다. 이 방식에 의하면 DNA가 마치 굴렁쇠처럼 돌면서 연속적으로 새로운 분자를 뽑아낼 수 있으므로 그만큼 빠르다는 장점이 있다. 다만 이처럼 빠르게 회전하면서 만들어지는 DNA 분자들은 처음에는 여러 개가 서로 연결된 연쇄체(concatamer) 형태로 만들어지게 되는데 곧 개개의 분자로 분리된 다음 다시 양끝이 연결되면서 고리 형태를 복원하게 된다. 이러한 복제 방식을 회전환 모델(rolling circle model)이라 부른다.

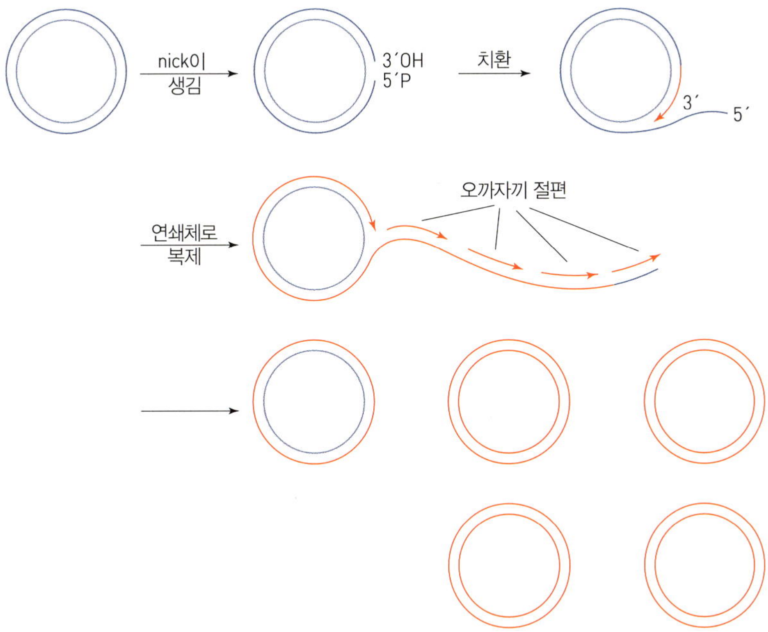

회전환 모델

진핵세포의 DNA 복제

진핵세포의 DNA는 첫째, 세균이나 바이러스의 게놈에 비해 수천 배 이상 길고, 둘째, 원형이 아닌 직선구조이기 때문에 앞에서 설명한 원핵세포의 DNA 복제 모델들을 따를 수가 없다. 우선 복제에 걸리는 시간만도 엄청나게 길 것이 분명하기 때문이다. 이런 문제점을 해결하기

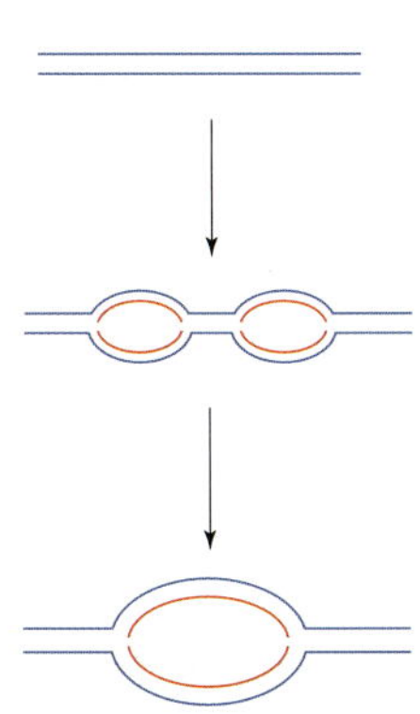

다기포모델

위해 진핵세포는 다복제개시점(multiple replication origin)이라는 형식을 취하고 있다. 즉, 복제를 여러 곳에서 동시에 시작하여 점차 옆으로 뻗어 나가면서 합쳐지는 형태이다. 한참 복제중인 DNA를 위에서 내려다보면 각각의 복제개시점마다 마치 기포가 봉긋봉긋 솟은 것처럼 보이기 때문에 이러한 복제방식을 다기포모델(multiple bubble model)이라고도 부른다.

생각해봅시다

1. DNA 복제의 3개 모델을 설명하시오.
2. DNA 복제에 필요한 효소들을 순서대로 나열하시오.
3. DNA의 방향성이 DNA 복제에 어떤 영향을 미치는지 설명하시오.
4. DNA polymerase I, III의 공통점과 차이점을 설명하시오.
5. DNA는 잘못 복제된 염기서열을 어떻게 교정하는지 말하시오.
6. 토포이소머라아제의 기능을 말하시오.
7. 회전환 복제 모델을 설명하시오.

제 05 장 RNA 전사

원핵세포와 진핵세포의 근본적인 차이, 센스(sense)와 안티센스(antisense)의 개념, RNA polymerase의 구조, 전사의 단계 등을 살펴본다. 전사의 결과로 만들어진 rRNA와 tRNA에 대하여 소개하고 변형된 염기와 S unit의 개념을 공부한다.

원핵세포와 진핵세포

원핵세포와 진핵세포를 구별하는 근본적인 기준은 핵막의 유무이다. 원핵세포는 핵막이 없기 때문에 DNA가 그냥 세포질에 둥둥 떠 있을 수밖에 없다. 그래서 DNA가 마치 허공에 노출된 것처럼 보이므로 "Naked DNA"라고도 표현을 한다. 원핵세포에 속하는 세균의 또 다른 특징은 크기가 작고 구조가 단순하다는 것이다. 게다가 분열속도 역시 대단히 빠르다. 대표적인 세균인 대장균의 경우 한 세대가 20여분 정도에 불과하다. 세균에서는 염색체라는 용어를 잘 쓰지 않지만 굳이 표현하자면 1개의 염색체만 있는 셈이다.

반면에 진핵세포의 DNA는 핵 안에 철저히 감추어져 있다. 게다가 히스톤(histone)이라는 단백질과 결합하여 염색체 형태를 취하고 있어 유전정보가 아주 질서있게 보호되어 있다. 세균의 DNA는 세포막의 한 지점에서 양 끝이 서로 모여 있기 때문에 전체적으로 원형인 반면 진핵세포의 DNA는 길게 풀어 놓았을 때 직선이라는 차이점도 있다.

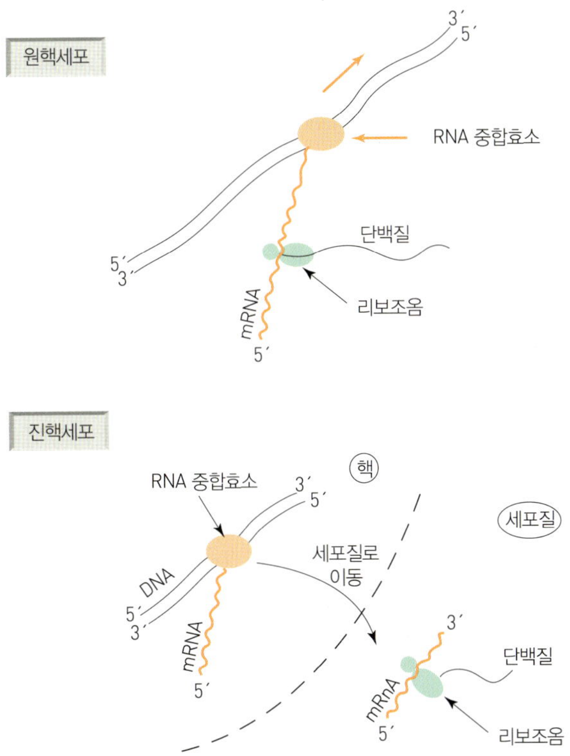

원핵세포와 진핵세포의 전사과정 비교

핵막의 유무로 인해 이 두 종류의 세포는 RNA 합성에서 근본적인 차이를 나타낸다. 원핵세포인 세균은 DNA의 유전정보가 RNA로 전사될 때 5′ 끝이 약간 만들어져 나오자마자 리보조옴이 달라 붙어서 곧바로 해석(translation)을 시작한다. 즉, 유전자 발현(전사와 해석)이 같은 공간에서, 시간적으로도 동시에 일어나는 것이다.

그러나 진핵세포에는 핵이 있기 때문에 이야기가 다르다. 즉 전사는 핵에서 일어나지만, 정작 해석에 필요한 리보조옴들은 세포질에 있다는 것이다. 따라서 핵에서 전사된 RNA가 세포질로 옮겨와야만 비로소 해석이 시작될 수 있다. 이처럼 진핵세포에서는 전사와 해석이 별개의 공간, 그리고 서로 다른 시간대에 순서적으로 일어난다는 차이가 있다.

전사 과정을 이해하기 위해 먼저 DNA의 두 줄을 용어적으로 구별할 필요가 있다. DNA가 복제될 때에는 두 줄이 모두 주형으로 이용되었지만 전사에서는 한 줄만이 주형으로 사용되기 때문이다. 분명히 해둘 것은 용어상의 국제협약이다. 두 줄의 DNA가 서로 방향성이 다르기 때문에 국제 규약에 따르면 아무 표시가 없을 때 왼쪽 상단이 자연스럽게 5′가 된다.

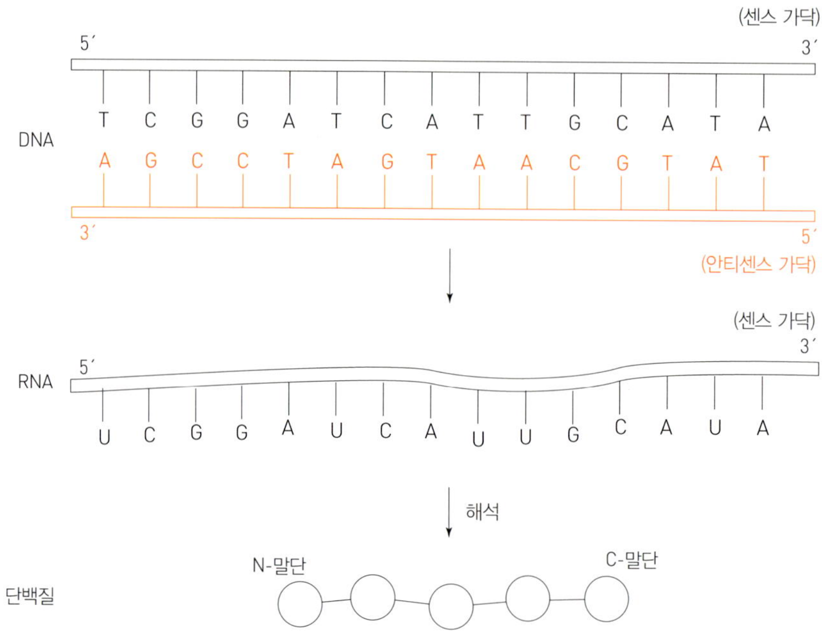

DNA strand와 RNA strand의 명칭, 단백질 합성방향

센스와 안티센스

RNA의 합성방향도 5′→3′이므로 당연히 DNA의 두 가닥 중 상보적인 3′→5′ 줄이 전사를 위한 주형이 된다. 따라서 3′→5′ 줄을 주형줄(template strand)라 부르고 그 반대쪽 줄인 5′-3′줄을 비주형줄(non-template strand)이라 부르는 것이 그동안의 일반적인 습관이었다. 그러나 이런 명칭은 이해하기 쉽지 않을뿐더러 혼란을 가져올 수 있기 때문에 꼭 필요한 경우를 제외하고는 더 이상 사용되지 않고 있다.

최근에는 실질적인 의미에 강조를 둔 용어를 사용하고 있다. 전사되어 나온 RNA에는 당연히 유전정보가 담겨져 있다. 즉, DNA에 간직된 생명의 의미가 그대로 복사되어 있는 것이다. 이런 뜻에서 우리는 RNA를 센스가닥(sense strand)이라고 부른다. 그렇다면 당연히 RNA와 염기서열이 같은 5′→3′ 줄, 즉 비주형줄이 sense DNA가 될 것이고, 주형줄은 안티센스 가닥(antisense strand)이 되는 것이다. 따라서 RNA의 염기서열은 sense DNA와 같고, 다만 T가 U로 바뀌게 된다.

RNA polymersase

RNA도 고분자이기 때문에 중합효소(polymerase)에 의해 만들어진다. 다만 전사에 사용되는

진핵세포의 RNA 중합효소

종 류	위 치	합성하는 RNA
I	인	rRNA 등
II	핵	mRNA 전구체 등
III	핵	tRNA, 5S rRNA, U6 snRNA 등

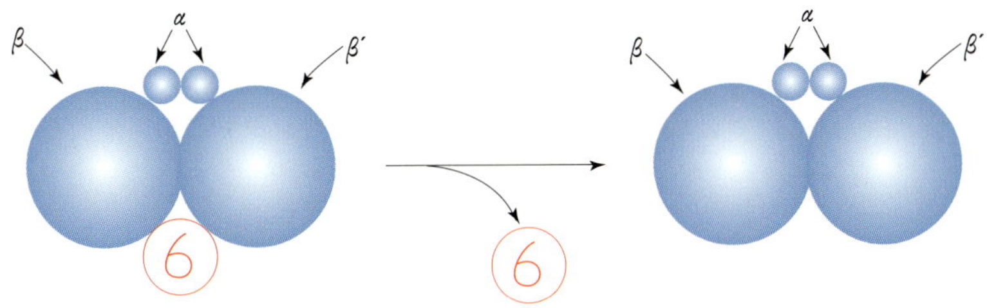

대장균의 RNA 중합효소

RNA 중합효소가 DNA 복제에서 프라이머를 만들던 것과 같은가에 대해서는 계속 연구가 이루어지고 있다. RNA 중합효소에 대한 연구는 대장균에서 집중적으로 수행되었고 세부구조도 이미 1958년에 밝혀져 보고되었다. RNA 중합효소는 대장균 한 마리에 7,000여 개 정도 들어있으며 이 중 2,000개 이상이 항상 활발하게 전사 작용을 하고 있는 것으로 보인다. 대장균의 RNA 중합효소는 다섯 개의 소단위(subunit)로 구성되어 있다. 이들은 각각 두 개의 α와 한 개의 β, 그리고 β'와 σ이다.

RNA 중합효소에는 두 가지 형태가 있다. σ까지 붙어 $\alpha 2\beta\beta'\sigma$의 온전한 구조를 취했을 때가 거대효소(holoenzyme)로서 분자량은 480,000 dalton 정도이다. 그러나, σ가 떨어져 나가서 $\alpha 2\beta\beta'$만 있게 되면 중심효소(core enzyme)가 된다. 이 두 가지의 서로 다른 형태는 전사 과정에서의 임무 역시 조금 다르다.

진핵세포의 RNA 중합효소는 조금 더 복잡하다. 종류도 많아서 최소한 세 가지의 RNA 중합효소가 이미 발견되었다. 이들은 각각 RNA 중합효소 I, II, III으로 이름 붙여졌는데 각각 별개의 기능들을 가지고 있어 I은 rRNA 합성을, II는 mRNA 합성을, III은 tRNA와 5s rRNA, 합성을 주로 담당하고 있다. 대장균에서는 앞에서 설명한 거대효소 하나가 이 모든 기능을 담당하고 있다.

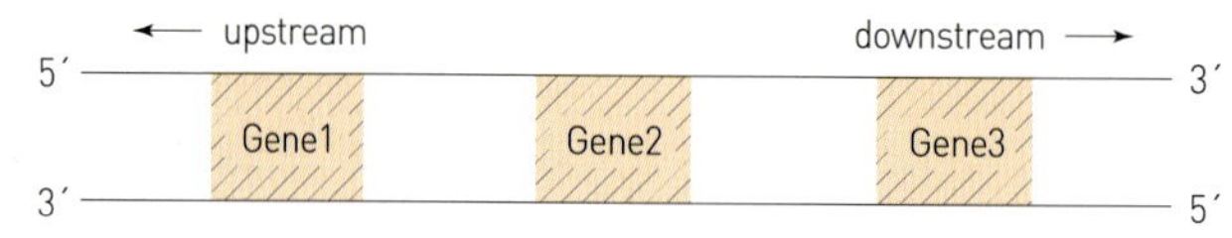

upstream과 downstream

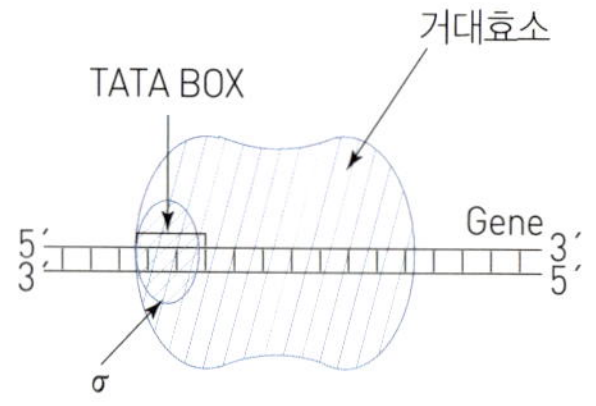

promoter

개시

RNA 전사는 연속적으로 일어나는 반응이지만 이해를 돕기 위해 세 단계로 나누어 생각할 수 있다. 첫 번째 단계는 전사할 유전자의 시작 부분을 RNA 중합효소가 인식하는 것이다. 전사가 항상 일정한 곳에서 시작되고 또 끝나야만 온전한 단백질을 합성할 수 있기 때문이다.

DNA는 겉모습이 전체적으로 균일하기 때문에 유전자들의 상대적 위치를 표시할 필요가 있다. 이를 위해 우리는 DNA의 한 부분을 기점으로 해서 그보다 5′쪽이면 상류(upstream), 3′쪽이면 하류(downstream)라고 표시를 한다. 물론 상류와 하류의 개념은 전적으로 상대적인 것이기 때문에 B는 A를 기점으로 할 때 하류이지만, C보다는 상류에 위치하고 있다.

유전자의 앞부분은 RNA 중합효소가 인식할 수 있도록 특별한 구조를 하고 있다. 이 부분을 전사를 촉진시킨다는 의미에서 프로모터(promoter)라 부른다. 프로모터는 엄밀히 말해서 TATA 또는 이것이 약간 변형된 염기서열이다. 때로는 프로모터를 TATA box, 또는 이를 처음으로 발견한 사람의 이름을 따 Pribnow box라고도 부른다.

전사가 시작되는 첫 번째 염기를 +1로 지칭한다. 그리고 프로모터는 이보다 상류쪽, 즉 5′쪽으로 10여 개(−10) 정도 떨어져 있다. RNA 중합효소의 σ가 바로 이 프로모터를 인식할 수 있다. σ는 DNA를 스캐닝해 나가다가 프로모터를 발견하면 달라붙어서 여기가 바로 유전자의 시작임을 알려준다. 그리고는 의무를 다했기 때문에 떨어져 나가게 된다. 그런 다음 RNA 중합효소는 중심효소만 남아 TATA box를 벌리고 +1 지점으로부터 상보적 뉴클레오티드를 이어나가기 시작한다.

프로모터의 염기서열이 TATA인 이유는 T와 A 사이에는 수소결합이 2개밖에 없으므로

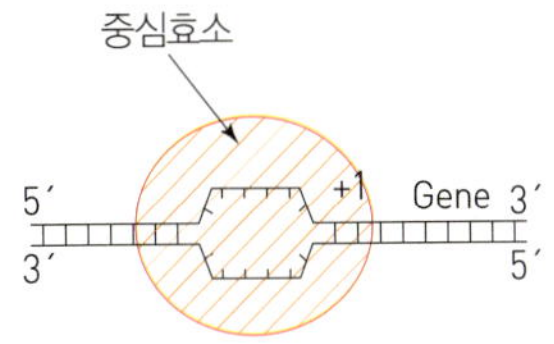

전사 개시

RNA 중합효소가 비교적 쉽게 벌릴 수 있기 때문이다. 거의 모든 유전자에서 프로모터의 염기는 TATA이기 때문에 공통서열(consensus sequence)이라 부르기도 한다. 드물지만 어떤 유전자에서는 TATA가 TATG, TTAA 등으로 변형되어 있기도 하다. 그럴 경우 RNA 중합효소가 이를 프로모터로 인식하는 데 약간의 시간이 더 걸리게 되고 그만큼 전사 효율이 떨어질 수밖에 없다. 세포 내의 모든 유전자가 항상 100% 발현되어야 하는 게 아닌만큼 이런 변형은 유전자 발현을 조절하기 위한 수단으로 생각된다.

연장

TATA box를 인식하고, +1 지점에 첫 번째 뉴클레오티드를 떨어뜨림으로써 본격적인 RNA 합성이 시작된다. 이 합성은 단순한 중합반응으로써 DNA 주형에 상보적인 염기를 계속 연장해 나가는 생화학반응의 연속이다. 다만 주형이 A일 때 상보적 염기로서 T 대신 U를 집어넣는 것이 주의할 점이다. 연장 과정에서는 세 가지 강조할 내용이 있다.

첫째, 최종 RNA 산물은 유전정보에 해당하는 부분보다 좌우로 훨씬 길게 전사되어 나온다는 것이다. 즉, 유전정보는 +1이 아닌, 그보다 훨씬 안쪽에 위치해 있다는 것이다. 그렇기 때문에 비록 +1부터 전사가 되더라도 유전정보의 시작인 AUG 염기서열까지는 별로 특별한 의미가 없는 선도서열(leader sequence)에 불과할 뿐이다. 마찬가지로 유전정보가 끝나고도 3′ 쪽에도 후미서열(trailer sequence)이 붙어있지만 특별한 유전적 의미가 들어 있지 않다. 다만. 이들은 유전정보를 경호하듯이 둘러싸서 RNAase의 공격으로부터 보호해 주는 역할을 담당한다

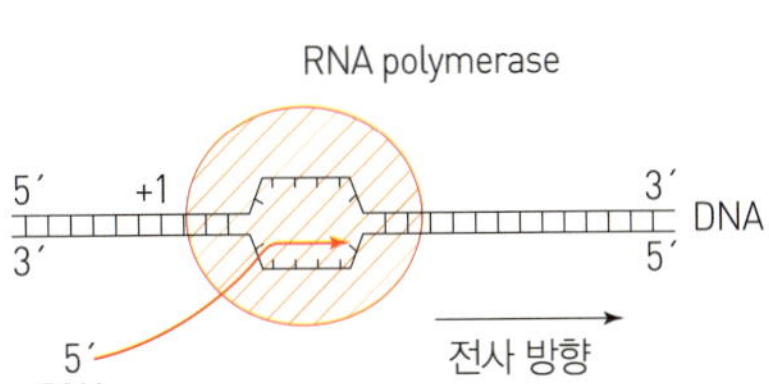

RNA 연장

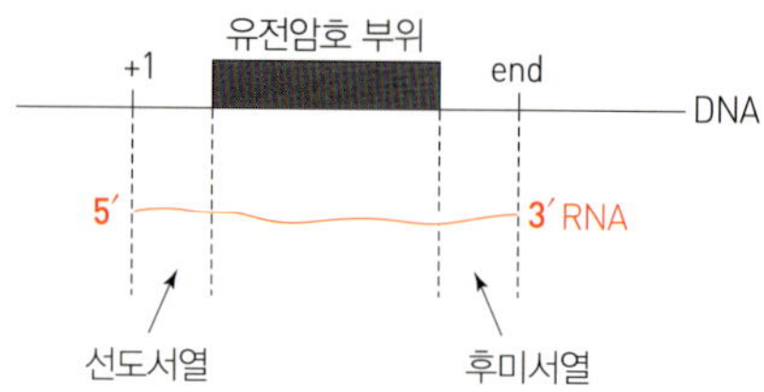

전사가 끝난 RNA의 구조

고 생각된다.

둘째, RNA 중합효소는 한 쪽으로 DNA 주형을 풀어나가면서, 또 동시에 사슬을 연장시켜야 하는 대단히 바쁜 효소이다. 그렇기 때문에 교정 능력을 가지고 있지 않다. DNA라면 다음 세대까지 물려주어야 하는 중요한 유전정보이기 때문에 철저하게 교정하여 실수가 없도록 해야겠지만 RNA는 단백질을 합성하기 위한 중간과정에 불과하고 또 똑같은 것이 수천 개씩 발현되고 있으므로 이 중 하나쯤 잘못 만들어질지라도 생명에는 별 지장이 없기 때문이다. 잘못된 것을 바로 잡느라 애쓰는 것보다 새로이 하나 만드는 것이 더 효율적이라는 것이 RNA 중합효소의 기능 원리이다.

셋째, RNA 중합효소는 헬리카아제와 달리 DNA 사슬을 한 번에 조금씩만 풀었다가 도로 감아준다. 그럼으로써 막 합성이 끝난 RNA는 DNA 두 줄이 서로 원위치할 때 주형으로부터 떨어져 나올 수 있게 된다. RNA 중합효소는 반응속도가 일정하지 않다는 점에서도 특징적인 효소라 할 수 있다. 즉, 어떤 때는 빠르게 합성해 나가다가도 갑자기 멈춰서기도 하고 그러다가 또 열심히 만든 것을 모두 부수며 되돌아가기도 한다.

종결

전사의 마지막 단계는 종결(termination)이다. 유전자의 끝부분에는 특별한 염기서열이 존재하는데 회문구조(palindrome)가 바로 그것이다. 회문구조란 180° 회전시켰을 때 다시 원래 상태로 돌아올 수 있는 염기서열을 의미한다. 회문구조를 자세히 들여다보면 내부적으로도 염기가 상보적이다. 이것은 회문구조가 십자형(cruciform)를 이룰 수 있음을 의미하는 것이다. 실제로 세포 내 조건에서는 십자형태가 더 안정적이다.

종결에 대해서하는 두 가지 이론이 있다. 첫째는 RNA 중합효소가 전사를 진행해 나가다가 DNA에서 십자형 구조를 발견하면 여기를 유전자의 끝으로 인식하고 정지한다는 이론이다. 둘째 이론은 ρ라고 하는 또 다른 효소가 있어서 RNA 중합효소가 회문구조를 인식할 수 있게 돕는다는 것이다. 전사의 전체 과정은 다음과 같이 요약된다.

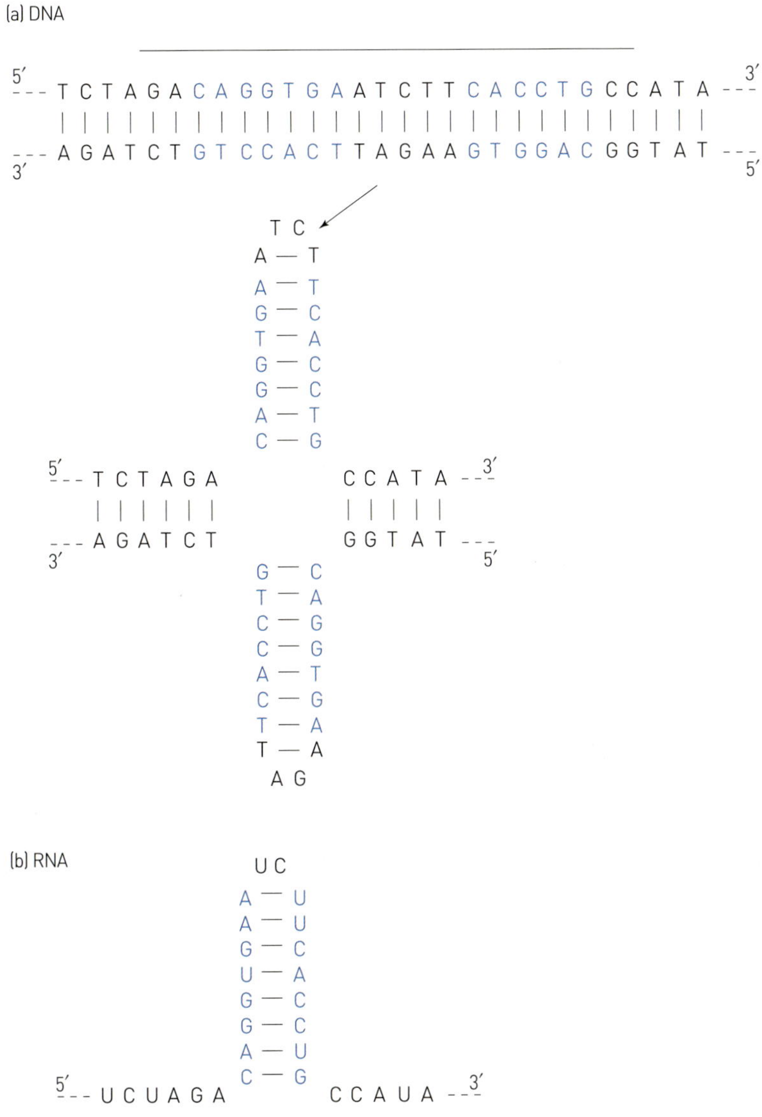

회문구조와 십자형, 헤어핀 구조

전사가 종결되면 새로 합성된 RNA와, 중합효소 등이 모두 DNA 주형에서 떨어져 나간다. 중심효소는 다시 σ와 결합하여 거대효소를 형성한 뒤 두 번째 전사에 다시 나서게 된다.

진핵세포에서의 전사

진핵세포의 전사도 원핵세포에서와 크게 다르지 않다. 다만 전반적으로 훨씬 더 복잡할 뿐이다. 일단 RNA 중합효소가 Ⅰ, Ⅱ, Ⅲ의 세 종류이므로 유전자마다 이들이 구별하여 인식할 수

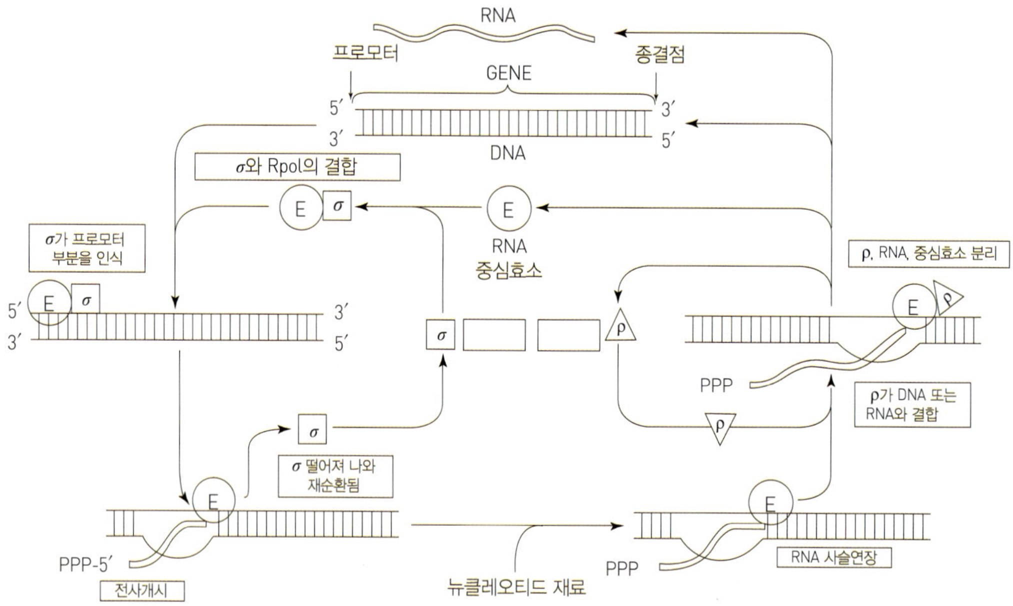

전사의 전체 과정

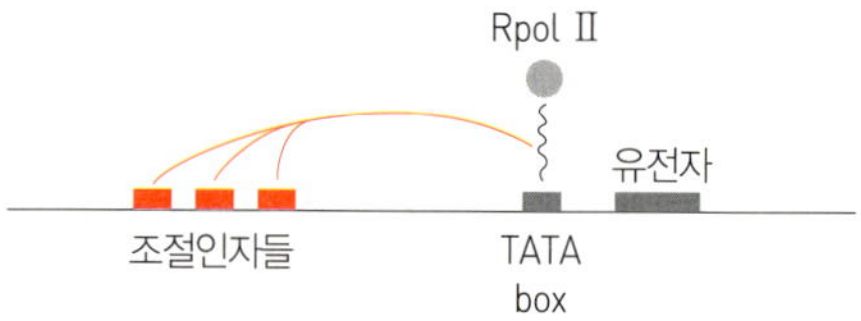

진핵세포의 프로모터와 조절인자들

있도록 프로모터가 서로 달라야 할 것이다. 즉, RNA 중합효소 Ⅱ는 mRNA의 유전자들은 인식하지만 Ⅰ번 효소가 인식하는 tRNA 유전자는 인식 못한다는 것이다. 이외에도 진핵세포는 노화, 남 · 여의 차이, 조직별 분화 등 여러 요인들이 전사에 영향을 미치기 때문에 그만큼 유전자의 발현이 복잡하고 다양할 수밖에 없다.

물론 진핵세포에서도 기본적인 프로모터는 TATA box이다. 그 위치는 원핵세포에서보다 다소 멀어서 -25~-30 정도이다. 그러나 유전자 발현이 다양한 요소와 환경적 요인에 의해 변화하는 만큼 단순히 TATA box만으로 모두 조절되어질 수는 없다. 이미 증폭자(enhancer), 침묵자(silencer) 등 새로운 염기서열들이 조절인자로서 밝혀져 있다. 이런 조절인자들은 대부분 유전자의 5′ 쪽에 위치하지만 어떤 것은 3′ 쪽에서 발견되기도 한다.

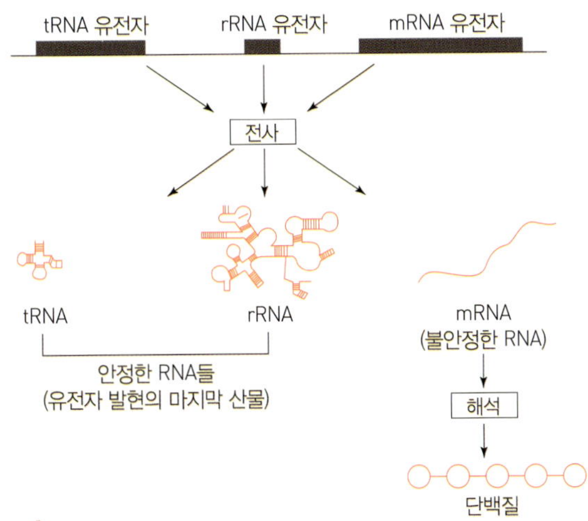

주요 RNA들 비교

RNA의 종류

대표적인 RNA들은 rRNA, tRNA, mRNA이다. 이밖에도 특수 기능을 수행하는 snRNA, hnRNA, U-RNA 등이 있지만 이들은 진핵세포에서만 관찰할 수 있다. tRNA와 rRNA는 안정한 RNA(stable RNA)로 분류가 되는 반면에 mRNA는 불안정한 RNA(unstable RNA)로 분류하고 있다. tRNA와 rRNA는 일단 만들어지면 거의 세포와 수명을 같이 하지만 mRNA는 필요할 때에만 만들어지고 사용 후 곧 다시 분해되어 버리기 때문이다. 예를 들어 식사 후에는 소화효소가 필요하고 그 효소를 만들기 위한 유전정보가 DNA로부터 전사되어 나온다. 이 때 만들어지는 mRNA는 음식물이 모두 소화되고 나면 빨리 사라져야 할 것이다. 그렇지 않으면 소화효소가 계속해서 만들어지기 때문에 에너지 차원에서 낭비이기 때문이다. 이런 이유로 mRNA는 필요할 때에만 만들어졌다가 쉽게 분해되는 불안정한 RNA이다. 대부분의 mRNA는 반감기(half-life)가 수 초에서 수 시간 미만인 것으로 알려져 있다.

tRNA와 rRNA는 세포질에서 mRNA를 기다린다. mRNA가 핵 DNA(nuclear DNA)의 유전정보를 복사해서 세포질로 가져오기를 기다리는 것이다. 그리고 그 정보에 따라 단백질을 합성해 나간다. 이들의 관계는 마치 건축 현장에서 필요한 도구들과 같다. 즉, 중요한 원본 설계도인 DNA는 핵이라는 캐비넷에 잘 보관해 놓고, 대신 복사본인 mRNA를 건축현장인 세포질로 가져오는 것이다. 물론 원핵세포에는 핵이 없기 때문에 이 모든 일들이 세포질에서 함께 일어난다. 세포질의 rRNA와 tRNA는 마치 톱이나 대패 같은 연장으로 작용해 단백질을 합성해 내는 것이다. mRNA가 필요할 때만 이용되고 분해되는 것은 집을 다 지은 다음 설계 복사본을 폐기해 버리는 것과 비슷한 원리이다. 설계도면과는 달리 tRNA와 rRNA는 또 다른 단백질 합성에 계속 사용되어야 할 연장이므로 안정한 RNA들인 것이다.

rRNA와 tRNA는 구조적으로 mRNA와 차이가 있다. 즉, 처음 전사되어 만들어질 때는 모두가 똑같이 외가닥이지만 그 후에 몇 가지 변형을 거치면서 안정한 구조로 변하는 것이다. 대표적인 변형은 부분적으로 이중나선 구조를 취하는 것이다. 이 경우 동일 분자 내에서의 염기간 상보적 결합, 즉 분자내 가교(intramolecular bridge)가 주원인이다. rRNA는 또 다른 rRNA 분자와도 상호 결합을 하는데 이때는 분자간 가교(intermolecular bridge)가 주원인이 된다. rRNA는 심지어 단백질과도 결합하기 때문에 일종의 방패효과(shielding effect)를 받을 수도 있다. tRNA나 rRNA에는 유전정보가 들어있지 않다. 따라서 그 자체가 유전자 발현의 최종산물(final product)인 셈이다. 그러나 mRNA는 단백질에 대한 유전정보들이 들어 있으므로 유전자 발현의 중간산물(intermediate product)이라 말할 수 있다.

S unit

세포도 작지만 그 안에 들어 있는 세포소기관이야말로 전자현미경으로나 관찰할 수 있을 정도로 작다. 하물며 세포질에 떠있는 단백질이나 RNA들은 더 말할 나위도 없을 것이다. 그렇다면 이들의 크기를 비교 측정할 수 있는 방법이 전혀 없는 것일까? 그렇지 않다. 1920년경에 스웨덴의 Svedverg가 초고속원심분리장치(ultracentrifuge)를 개발함으로써 작은 물질도 순수분리할 수 있는 기반을 마련하였다. 세포 반응물을 설탕물처럼 비중 있는 용액 속에서 원심분리하면 아무리 작은 물질도 조금씩 아래로 이동하는 것을 관찰할 수 있다. 일정한 시간 후에 각 물질별로 이동한 거리를 측정하여 개발한 단위가 바로 S unit이다. 이때의 이동거리는 무게(weight)와 모양(shape)에 따라 결정된다. 몇몇 세포 내 물질들의 S값을 그림으로 요약하였다.

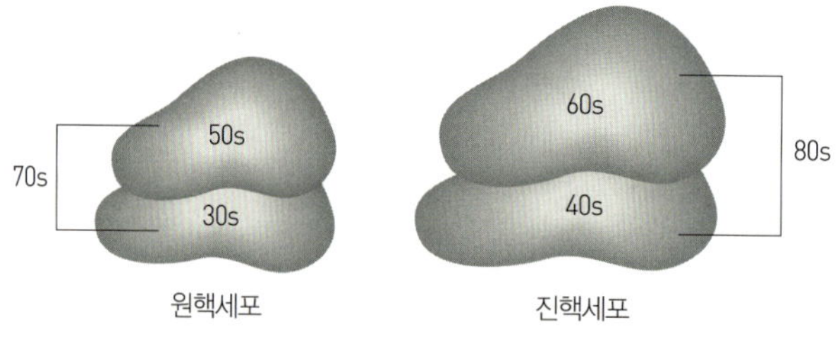

대장균과 진핵세포의 리보조옴

rRNA의 구조

rRNA는 리보조옴이라는 세포소기관의 부속품이다. rRNA란 ribosomal RNA를 줄인 명칭이다. 한 세포의 전체 RNA 중 80~85%가 rRNA에 해당한다. 참고로 비율로 보면 tRNA는 약 10% 정도, mRNA가 2~5%, 그리고 기타 RNA들이 약간 발견된다. rRNA는 리보조옴의 일부분이기 때문에 전체적인 구조를 생각해 보지 않을 수 없다. 리보조옴은 두 개의 단위체, 즉 대단위체(large subunit)와 소단위체(small subunit)로 구성되어 있다. 대장균의 대단위체는 50S이고 34개의 단백질이 모여 만들어진 것이다. 그리고 그 안에 5S와 23S의 두 개의 rRNA가 들어 있다. 한편 소단위체는 30S이고 21개의 단백질이 모인 것으로 그 안에 16S rRNA가 들어 있다. 리보조옴 전체의 무게는 2,520,000 dalton이고 크기는 29 × 21 nm 정도이다.

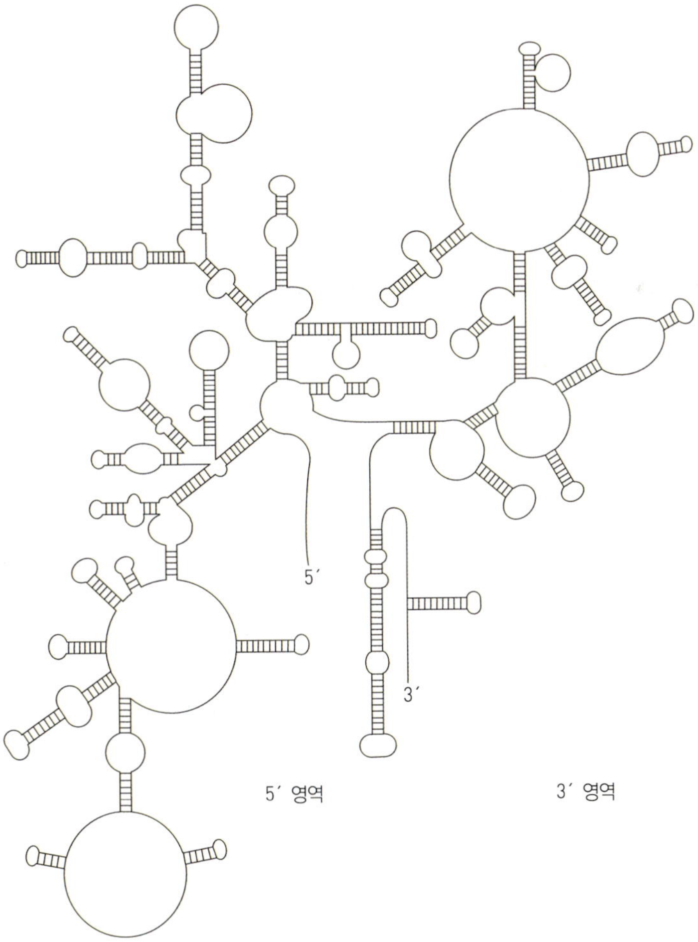

rRNA의 구조

진핵세포의 대단위체는 60S, 소단위체는 40S이다. 각각 49개와 33개의 단백질이 모여 된 것으로 대단위체에서는 28S, 5.8S, 5S의 rRNA들이 발견되고, 소단위체에서는 18S rRNA가 발견이 된다. 리보조옴 전체는 4,220,000 dalton으로 크기가 32 × 22nm 정도이다. 5.8S는 진핵세포에서만 발견되는데 대장균에서는 이것이 23S의 부분으로 들어가 있기 때문이다.

리보조옴 전체의 S값을 보면 원핵세포가 70S, 진핵세포가 80S이다. 이 수치들은 대단위체와 소단위체를 산술적으로만 더한 것과는 상당한 차이가 있는 것이다(산술적으로는 80S, 또는 100S가 되어야 함). 그 이유는 두 개의 단위체가 서로 붙을 때 형태가 구형에서 많이 어긋나기 때문이다. S값은 무게뿐만 아니라 모양에 의해서도 달라진다는 것을 기억해야 할 것이다.

리보조옴에 들어있는 rRNA는 두 가지 측면에서 안정성이 보장된다. 첫째는 하나의 rRNA 분자내에서, 그리고 rRNA 분자들 사이에서 부분적인 이중나선의 가교가 만들어지기 때문이고, 둘째는 단백질로 둘러싸여 있어 일종의 방패효과로 보호받을 수 있기 때문이다.

리보자임(ribozyme)

최근에 비롯된 논쟁은 리보조옴의 해석 기능, 즉 효소 기능이 단백질 부분에 있느냐 또는 rRNA에 있느냐는 것이다. 일반적으로 효소라 하면 단백질을 떠올리게 마련이기 때문이지만 리보조옴의 경우에는 RNA가 효소로 작용할 것이 기대되기 때문이다. 이 논쟁은 1981년 Thomas Cech가 리보자임(ribozyme)의 개념을 처음 도입함으로써 RNA도 스스로 합성과 절단을 하는 효소 기능이 있다고 밝힌 데에서 비롯된다. 원생동물인 *Tetrahymena*의 rRNA가 자가-이어맞추기(self-splicing)기능이 있음을 밝혔기 때문이다. 즉 RNA가 효소로 작용한다는 의미에서 ribozyme이란 명칭이 만들어졌다. 태초에는 rRNA가 실질적인 효소 작용을 하였지만 나중에 안정성을 위해 단백질이 추가되어 리보조옴이 되었을 것이라는 생각이다.

tRNA

tRNA는 유전자의 염기서열을 아미노산 서열로 바꾸어 주는 중간자 분자이다. tRNA는 1959년 Robert Holley에 의해 처음 분리되었고 이때 $tRNA^{ala}$의 구조가 처음 밝혀지게 되었다. 이것은 Watson과 Crick이 이야기한 DNA의 암호가 어떻게 단백질로 바뀌어지는지 규명될 수 있는 근거를 마련하였고 이 업적으로 인해 Holley 박사는 노벨상을 수상하였다.

tRNA는 비교적 작아서 74~95개 정도의 뉴클레오티드로 되어 있다. tRNA도 처음 전사되었을 때에는 다른 RNA들과 마찬가지로 외줄이지만 곧 내부적으로 상보적 결합을 통해 클로버잎과 비슷한 형태를 취하게 된다. 아미노산이 20여 종류이므로 tRNA도 이론상 20종이 있어야 한다. 그러나 실제로는 세포나 생물에 따라 그 숫자가 조금씩 다르다. 또 tRNA의 공통적 구조

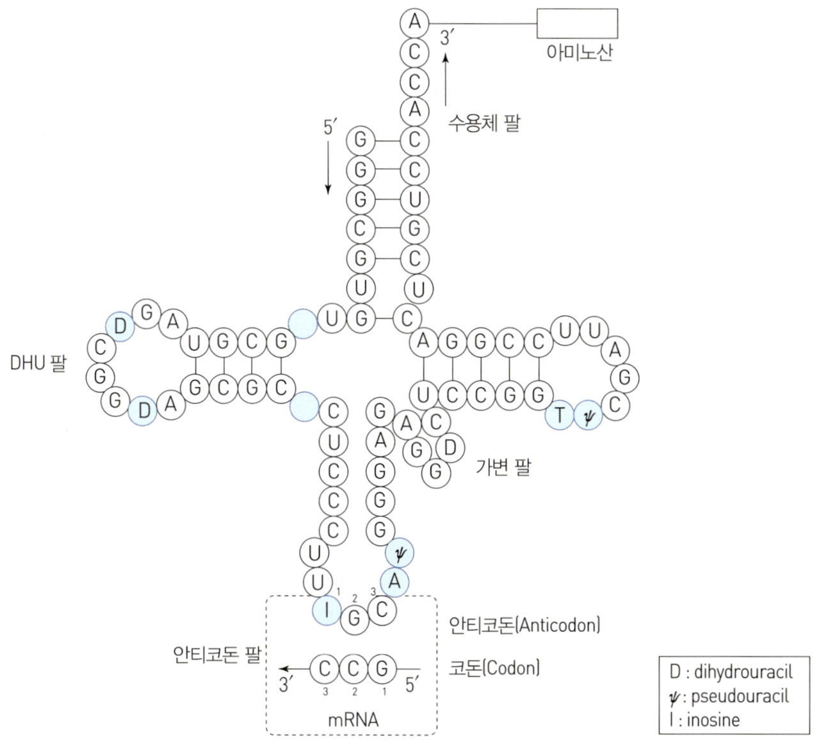

tRNA의 구조

는 클로버 잎이지만 종류별로 조금씩 차이를 보일 수도 있다. 클로버 잎에서는 4개의 팔과 고리 구조들이 관찰이 된다.

첫째, 수용체 팔(acceptor arm) 부분은 tRNA의 5′ 와 3′ 끝이 맞닿는 부분이다. 여기에는 7개의 염기가 상보적 결합을 하고 있다. 수용체 팔의 3′ 끝은 항상 5′-CCA-3′로 끝나는데 여기서 마지막 A에 아미노산이 붙기 때문에 대단히 중요한 염기서열이다. 둘째, DHU 팔(DHU arm)은 끝부분의 고리에서 디히드로우라실(dihydrouracil)이 발견되기 때문에 붙여진 이름이다(DHU는 dihydrouracil의 약어). 안티코돈 팔(anticodon arm)은 mRNA의 유전암호를 읽어내는 부분이다. 여기에는 mRNA의 유전암호 단위인 코돈(codon)과 상보적 결합을 하는 안티코돈(anticodon)이 있기 때문이다. 가변 팔(extra arm, variable arm)은 tRNA 종류에 따라 3~21개 정도의 염기가 추가적으로 있는 고리부분이다. 이 부분이 rRNA와 결합한다고 알려져 있으나 아직도 정확한 기능에 대해서는 논란이 많다. TψC 팔(TψC arm)은 변형된 우라실인 유사우라실(pseudouracil)이라 불리는 염기가 있기 때문에 붙여진 이름이다.

이처럼 tRNA가 비정상적인 염기를 많이 가지고 있게 된 이유는 안정된 구조를 취하기 위해서이다. tRNA는 rRNA처럼 단백질에 의한 보호를 받지 못하는 대신 RNase의 공격으로부터 피해나가기 위해 이 효소가 인식할 수 없는 비정상적인 염기들을 여기저기에 붙여놓고 있는 것이다. 또한 tRNA를 구성하는 염기들을 불변염기, 반가변염기, 가변염기로 분류할 수 있다. 예를 들어 아미노산과의 결합에 필수불가결한 3′ 끝 CCA 염기서열은 불변이다. 한편 안티코돈은 코돈에 따라 변해야 하기 때문에 가변염기들로 구성되어 있다.

생각해봅시다

1. 원핵세포와 진핵세포의 근본적인 차이를 설명하시오.
2. 센스(sense)와 안티센스(antisense)를 구별하시오.
3. 대장균의 RNA polymerase 구조를 설명하시오.
4. 진핵세포의 RNA polymerase들을 설명하시오.
5. 프로모터(promoter)에 대해 설명하시오.
6. 전사의 단계들을 요약해보시오.
7. tRNA 구조에 대하여 설명하시오.

제 06 장 mRNA

진핵세포의 mRNA가 만들어지는 과정을 공부한다. 인트론으로 인해 생겨난 여러 용어들을 공부하고, GT–AG 법칙에 의거한 RNA 이어맞추기(RNA splicing)를 살펴본다. 한편 mRNA의 구조적 방어를 위한 cap과 poly A tail에 대해 공부한다.

mRNA

mRNA는 유전자 발현이 요구되는 시기에만 잠시 만들어진다. 특히 원핵세포에서는 mRNA의 5′ 끝이 조금 전사되어 나오기만 하면 그대로 리보조옴이 달라붙기 때문에 시간적으로도 특별한 변형이 일어날 수 없는 구조이다. mRNA를 대장균에서 처음 확인한 사람은 Sydney Brenner이다. 역시 DNA의 유전정보가 어떤 중간과정을 통해 단백질로 바뀌게 되는지를 규명할 수 있는 근거를 마련하였다는 점에서 높이 평가받고 있다. 되풀이되는 이야기이지만 mRNA는 필요할 때만 합성되었다가 분해되어 버리는 불안정한 RNA이다. 그러나 경우에 따라서는 적은 양이라도 항상 발현되어야 할 필요가 있는데 이럴 때를 유전자 발현이 "샌다(leaky)"라고 표현한다. 몇 가지 또 다른 예외도 있다. 적혈구에서 발견되는 헤모글로빈(hemoglobin)의 mRNA들이다. 헤모글로빈은 두 개의 α-글로빈(α-globin)과 두 개의 β-글로빈(β-globin)이 합쳐서 된 것이다. 적혈구는 120일 동안 왕성하게 활동하기 위해 끊임없이 헤모글로빈 합성을 요구하는데 핵이 없으므로 새로운 글로빈 mRNA를 만들 수가 없다. 그 대신에 글로빈의 mRNA는 한번 만들어지면 거의 적혈구와 같이 할 정도로 수명이 길다(적혈구의 수명은 120일). 이처럼 예외적으로 반감기가 긴 mRNA들이 어떻게 가능한지에 대해서는 계속 연구 중에 있다.

원핵세포의 mRNA 구조

원핵세포에서는 mRNA의 전사가 미처 끝나기도 전에 리보조옴이 달라붙어 해석하기 때문에 특별히 mRNA가 변형될 시간적 여유도 없고 또 변형되어야 할 이유도 없다. RNA polymerase가 전사하고 나면 만들어진 구조 그대로 해석에 들어가게 된다.

진핵세포의 mRNA 구조

진핵세포의 mRNA는 조금 사정이 다르다. 왜냐하면 전사는 핵 속에서 일어나지만 해석은 세포질에서 일어나기 때문인데, 이는 리보조옴들이 세포질에 있기 때문이다. 따라서 mRNA는 핵에서 완전히 합성이 끝난 다음 세포질로 이동을 해야만 한다. 그러기 위해서는 5′와 3′의 양 끝을 보호하기 위한 변형이 필요하게 된다.

또 다른 문제는 인트론의 제거이다. 진핵세포의 유전자는 엑손(exon)과 인트론(intron)이 나뉘어져 있으므로 전사과정에서 인트론이 모두 제거되어야 하기 때문이다. 인트론을 제거하고 엑손들끼리 이어주는 작업을 RNA 이어맞추기(RNA splicing)라고 말한다.

진핵세포의 mRNA 변형

mRNA의 5′ 끝에는 인이 세 개 붙어있다. 그리고 여기에 7-methylguanosine(메틸화반응으로 7번 질소에 CH_3가 붙은 guanosine)이 붙어 5′ 쪽을 모자 씌우듯이 보호하기 때문에 캡(cap) 구조라 부른다. 7-methylguanosine과 mRNA의 첫 번째 뉴클레오티드 사이의 결합은 비정상적인 5′-5′ 결합이다. 캡을 붙인 뒤에도 더욱 완벽한 보호를 위해 처음 2~3개의 뉴클레오티드에 메틸기를 추가적으로 붙여 놓기도 한다.

한편 mRNA의 3′ 쪽에는 아데닌 뉴클레오티드가 수십 개에서 수백 개까지 붙어 있다. 따라서 마치 긴 꼬리처럼 보이기 때문에 poly(A) tail이라고도 부른다. 이 poly(A)는 mRNA의 전사가 끝난 뒤 poly(A) polymerase라는 별개의 효소가 있어 따로 붙여주는 것이다. mRNA의 합성이 끝나는 지점에서 20~30 bp 전에 특별한 신호가 있다. 이 신호는 5′-AAUAAA-3′라는 염기서열로 아데닐화 신호(adenylation signal 또는 polyadenylation signal)라 부른다. 캡과 poly(A) 꼬리 덕분에 진핵세포의 mRNA는 철저하게 보호받을 수 있다.

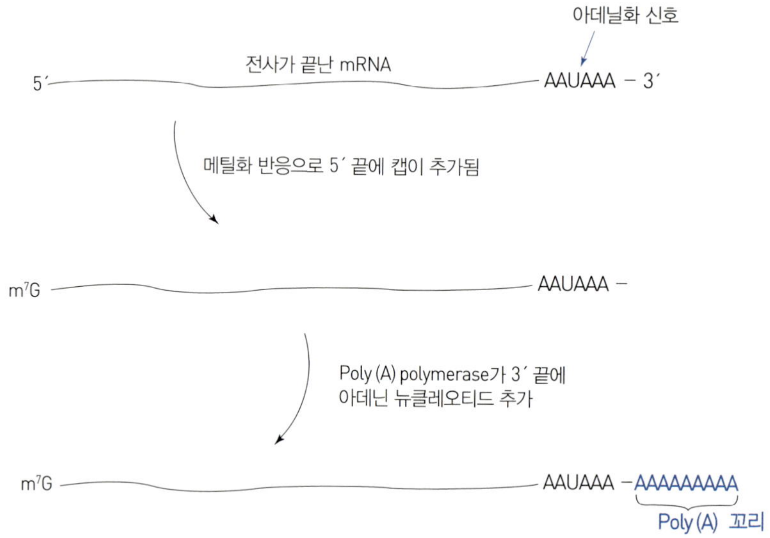

5'와 3'의 변형

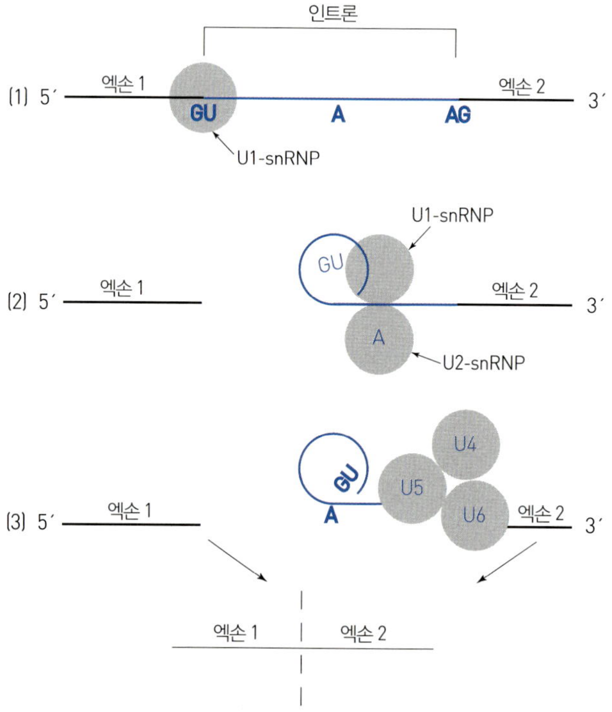

RNA splicing

양쪽 끝을 캡과 꼬리로 보호한 다음에는 인트론을 제거해 주어야 한다. RNA 이어맞추기는 대단히 복잡한 과정을 거쳐 일어난다. 여기에서는 GT-AG 법칙에 따르는 보편적인 인트론에 대해서만 논의하기로 한다. GT-AG 인트론이란 5′ 끝이 GT, 3′ 끝이 AG로 끝나는 인트론을 말한다.

진핵세포에는 U-RNA라는 또 다른 종류의 RNA가 있다. U-RNA에는 우라실이 많이 들어있기 때문에 이름 붙여진 것인데 "핵 속의 작은 RNA"라는 뜻에서 snRNA(small nuclear RNA)라고도 부른다. snRNA가 단백질에 결합하여 복합체를 이루면 snRNP(small nuclear ribonucleoprotein)가 된다. snRNP에는 여러 종류가 있어서 이중 하나가 인트론의 5′ 끝을, 다른 것이 3′ 끝을 잘라내게 된다. 이렇게 인트론을 제거한 뒤에 두 개의 엑손이 서로 이어져 유전암호가 연속되게 된다.

생각해봅시다

think

1. mRNA를 불안정한 RNA라 부르는 이유는 무엇인가?
2. 진핵세포의 mRNA는 핵에서의 모습과 세포질에서의 모습이 다르다. 그 이유는 무엇인가?
3. Cap 구조에 대하여 설명하시오.
4. poly(A) polymerase 효소의 역할은 무엇인가?
5. GT-AG 법칙을 설명하시오.
6. snRNP에 대하여 설명하시오.
7. RNA splicing에 대하여 설명하시오.

제 07 장 해석

유전암호표를 읽는 방법, 유전암호의 특징들과 아미노아실화반응 및 wobble 가설의 이론을 소개한다. 해석 과정의 각 단계별 특징을 공부하도록 한다.

유전암호

tRNA, rRNA의 도움을 받아 mRNA의 염기서열이 단백질의 아미노산 서열로 바뀌어지는 과정이 해석(translation)이다. 이처럼 아미노산의 서열은 유전암호의 순서에 따라 결정된다. 유전암호를 이해하기 앞서 아미노산과 단백질 구조를 잠시 살펴볼 필요가 있다.

단백질은 DNA나 RNA와 마찬가지로 monomer가 연결된 polymer이다. 단백질의 monomer는 아미노산이다. 단백질은 보통 300~1,000개의 아미노산이 연결된 구조이다. 아미노산은 α탄소를 중심으로 4개의 기가 달려있는데 카복실기(COO-)와 아미노기(NH^{3+}), 수소(H)와 곁사슬이라고 부르는 R기들이다. 20여 종의 아미노산은 이렇게 공통구조를 가지고 있는데 다만 R기가 각각의 아미노산마다 다르게 된다. 가장 간단한 아미노산은 곁사슬이 수소인 글리신(glycine)이다. 이렇게 R기마다 화학적 구조가 조금씩 다르기 때문에 각각의 아미노산은 극성이 서로 다르다. 아스파탐산(aspartic acid)과 글루탐산(glutamic acid)은 (-) 전기를 띠게 되어 산성아미노산이고, 히스티딘(histidine), 리신(lysine), 아르기닌(arginine)은 (+) 전기를 띤 염기성 아미노

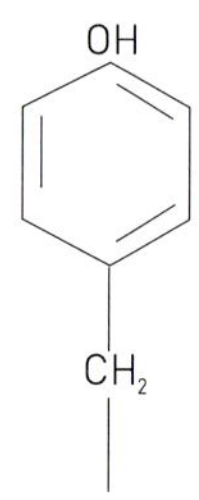
Phe

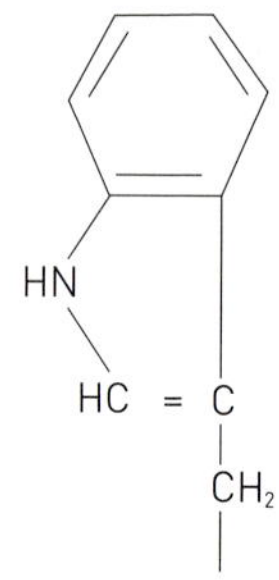
Trp

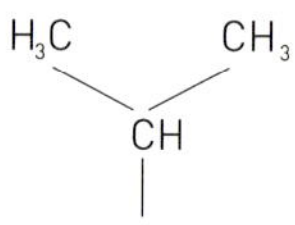
Val

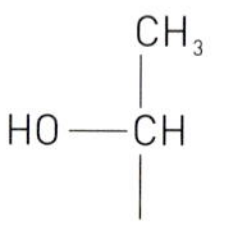
Thr

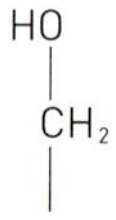
Ser

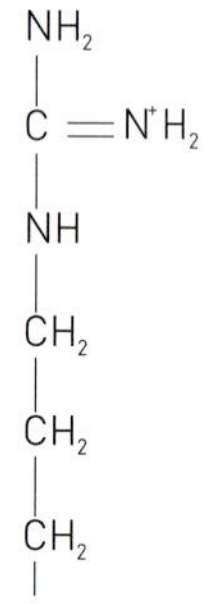
Arg

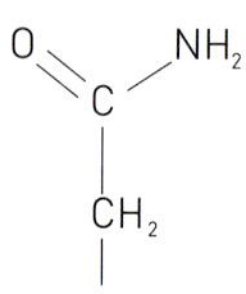
Asn

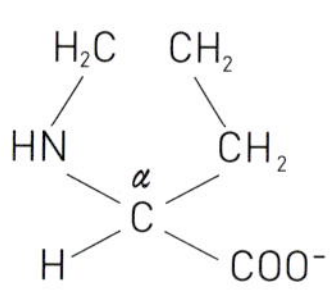
Pro

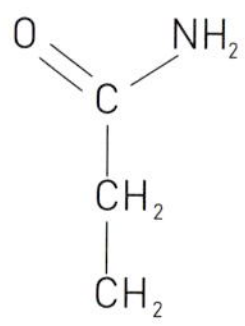
Gln

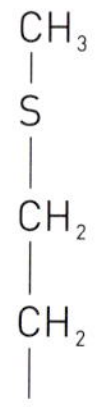
Met

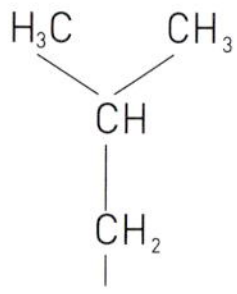
Leu

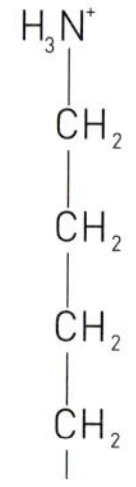
Lys

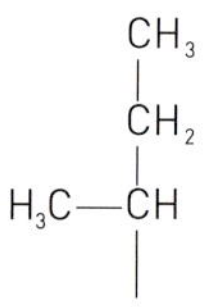
Ile

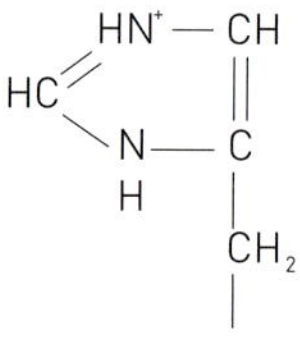
His

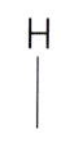
Gly

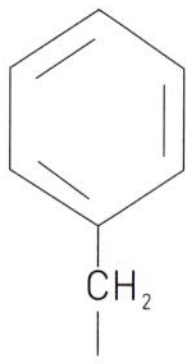
Phe

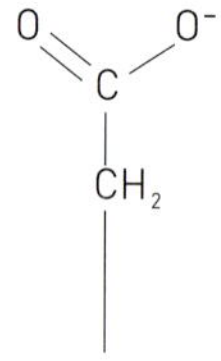
Asp

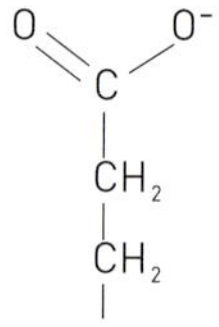
Glu

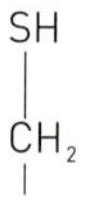
Cys

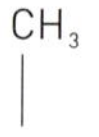
Ala

아미노산

산아디. 또한 황(S)을 포함한 아미노산이 두 개(methionine, cysteine)가 있다. 특히 cysteine은 단백질의 3차원적 구조를 결정짓는 중요한 작용을 한다.

아미노산들이 어떤 서열로 이어지는가를 1차구조라고 한다. 두 개의 아미노산은 펩티드결합으로 연결된다. 펩티드결합은 아미노기와 카복실기 사이에 일어나는 결합이다. 이 과정에서 물이 한 분자 빠져나간다. 결합의 결과 단백질은 N-말단(N-terminal)과 C-말단(C-terminal)의 방향성을 가지게 된다.

단백질의 1차구조가 단순히 아미노산의 순차적인 연결이라면 수소결합 때문에 생기는 나선형(α-helix)과 병풍구조(β-sheet)는 2차구조이다. 병풍구조는 하나의 단백질 안에서도 생길 수 있지만 두 개의 서로 다른 단백질 사이에서도 생길 수 있다. 이렇게 생긴 2차구조는 다시 한 번 이황화결합(disulfide)에 의해 접히게 되는데 바로 이 이황화결합이 두 개의 cysteine 사이에 생기는 것이다. 이렇게 되면 단백질이 효소로서 기질과 작용할 수 있는 포켓구조가 생기기 때문에 대부분의 단백질은 3차구조로써 기능을 발휘할 수 있다. 몇몇 단백질들은 여러 개의 3차구

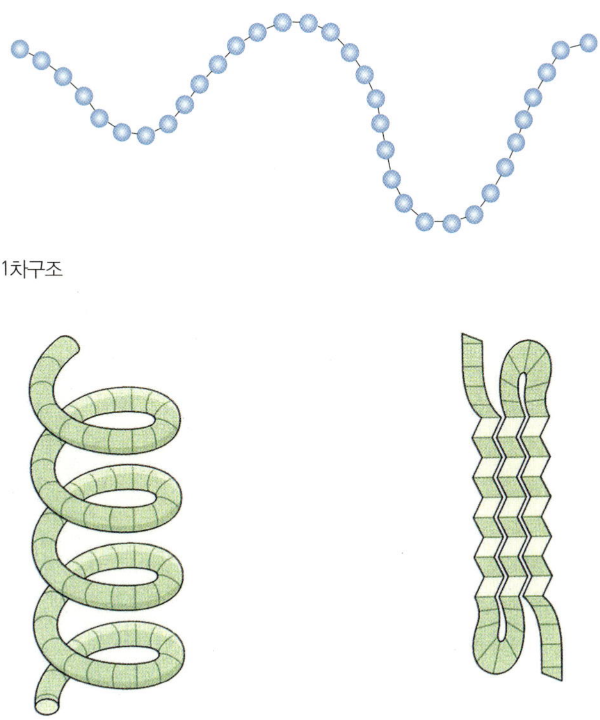

(a) 1차구조

α-나선구조

β-나선구조

(b) 2차구조

단백질 구조

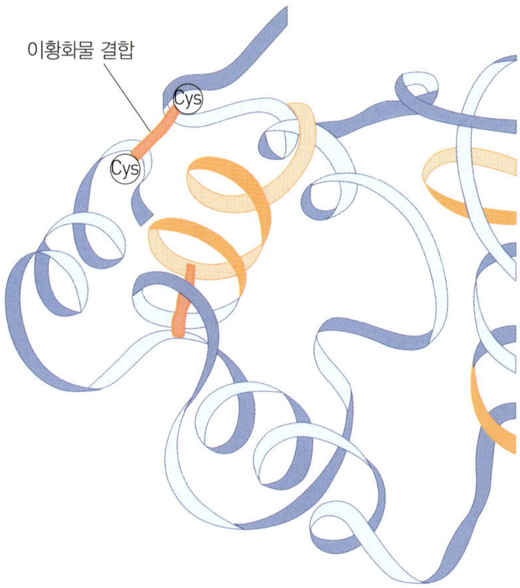

(c) 3차구조

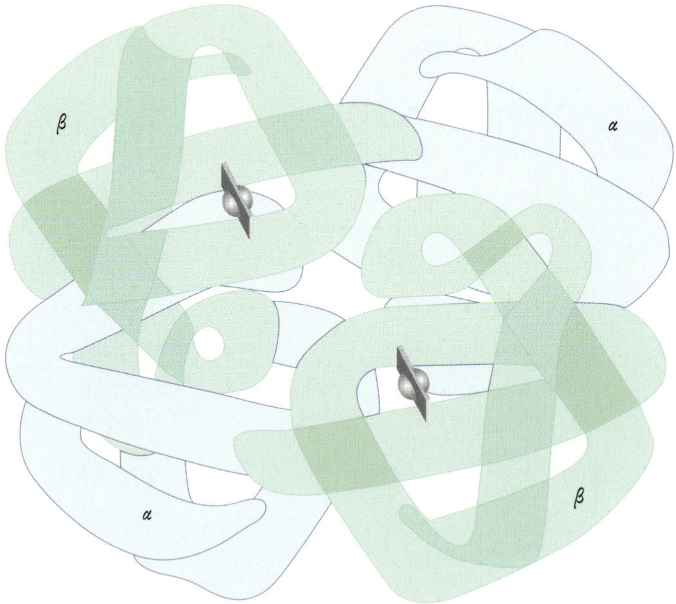

(d) 4차구조

조가 모여 복합체를 이루어야 비로소 기능을 할 수 있는 경우가 있는데 대표적인 예가 RNA polymerase, 헤모글로빈, 바이러스의 단백질껍질 등이다.

DNA가 생명현상의 기본물질인 이유는 바로 단백질 구조에 있다. 단백질의 1차구조가 아미노산 서열인데 이것이 결정되면 2, 3, 4차 구조는 자동적으로 형성되기 때문이다. 즉, 1차구조가 깨지지 않고 유지되는 한 2, 3, 4차 구조는 자동적으로 복구될 수 있으며 이렇게 중요한 1차 구조는 바로 DNA에 들어있는 유전암호에 따라 결정된다. 이것이야말로 생명현상의 가장 핵심적인 개념이다.

유전암호(codon)는 세 개의 뉴클레오티드가 단위이다. 유전암호의 서열은 곧 단백질의 아미노산 서열로 이어지기 때문에 유전자와 단백질의 방향성은 대단히 중요하다. 유전정보가 5′→3′로 흐르기 때문에 아미노산의 서열도 이에 맞추어 N-말단에서 C-말단으로 흐르게 된다. 물론 유전암호와 아미노산 서열들은 완전히 일치하므로 순서적으로 이어져 있고 중간에 교차되거나 건너뛰는 일이 전혀 없다. 유전암호가 각기 세 개의 뉴클레오티드로 구성된다는 말은 $4 \times 4 \times 4 = 64$개의 유전암호가 가능하다는 것을 의미한다. 아미노산은 20 종류이므로 각각의 아미노산에 해당하는 유전암호가 여러 개일 수밖에 없다. 유전암호를 전체적으로 해독해낸 사람은 Nirenberg와 Khorana 등이다. 유전암호인 코돈의 특징을 몇 가지로 정리해 볼 수 있다.

첫째는 유전암호들이 퇴화(degeneracy)되어 있다는 것이다. 여기서 퇴화의 의미는 유전암호

유전암호표

첫 번째 자리 (5′ 말단)	두 번째 자리				세 번째 자리 (3′ 말단)
	U	C	A	G	
U	Phe	Ser	Tyr	Cys	U
	Phe	Ser	Tyr	Cys	C
	Leu	Ser	정지	정지	A
	Leu	Ser	정지	Trp	G
C	Leu	Pro	His	Arg	U
	Leu	Pro	His	Arg	C
	Leu	Pro	Gln	Arg	A
	Leu	Pro	Gln	Arg	G
A	Ile	Thr	Asn	Ser	U
	Ile	Thr	Asn	Ser	C
	Ile	Thr	Lys	Arg	A
	Met	Thr	Lys	Arg	G
G	Val	Ala	Asp	Gly	U
	Val	Ala	Asp	Gly	C
	Val	Ala	Glu	Gly	A
	Val	Ala	Glu	Gly	G

가 64종류임에 비해 아미노산은 불과 20여 종이기 때문에 생기는 현상이다. 즉, 아미노산에 따라 해당 유전암호가 한 개에서 여섯 개까지 다양하다는 것이다. 예를 들어 트립토판(trp), 메티오닌(met) 등은 유전암호가 TGG, ATG 등 한 개인 반면, 히스티딘(his), 글루타민(gln)은 두 개의 유전암호, 이소루신(ile)은 세 개, 글리신(gly), 발린(val) 등은 네 개의 유전암호, 그리고 아르기닌(arg), 세린(ser) 등은 여섯 개의 유전암호가 각각에 해당한다. 그리고 정지암호(stop codon)도 TAA, TGA, TAG의 세 개나 된다. 유전암호가 왜 퇴화되어 있는지 정확한 이유는 모르지만 해석의 속도를 증가시키거나 돌연변이의 악효과를 억제하려는 생물체의 의도로 보고 있다.

둘째, 유전암호에도 시작(initiation)과 끝(stop)이 있다는 것이다. 시작은 메티오닌(met)의 AUG이며 끝에 해당하는 유전암호는 TAA, TAG, TGA의 세 종류이다. 그렇기 때문에 모든 단백질은 이론상 첫 번째가 메티오닌(met)으로만 시작되어야 한다. 실제로는 세포 안에서 발견되는 단백질들의 첫 번째가 메티오닌(met)이 아닐 수도 있는데 이는 일단 메티오닌(met)으로 시작된 다음 post-translation에 의해 제거되기 때문이다. AUG는 물론 어떤 유전자의 첫 아미노산 코돈일 수도 있지만 유전자 내부에서도 나타날 수 있는데 이 두 개가 어떻게 구별되는 지는 아직도 의문이 많다.

셋째, 유전공학이 가능한 이유는 유전암호가 대장균에서 사람에 이르기까지 모든 생물체에 공통(universal)이기 때문이다. 단지 미토콘드리아 등 별도의 유전자 체계를 가지고 있는 세포 소기관은 일부 유전암호가 다를 수도 있다.

아미노아실화반응

유전암호가 단백질의 아미노산 서열로 바뀌기 위해서는 중간자(adaptor)가 필요하다. 유전암호에 따라 아미노산을 옮겨와서 붙일 수 있는 구조를 말하는데 이것이 바로 tRNA이다. tRNA의 안티코돈(anticodon)은 mRNA의 코돈(codon)을 읽어낼 수 있는데 코돈이 64종류이기 때문에 tRNA도 이론상 64종류가 있어야 한다. 그리고 어떤 tRNA는 안티코돈이 조금씩 다르더라도 동일한 아미노산을 운반할 수 있어야한다. 이렇게 같은 아미노산을 운반할 수 있는 서로 다른 tRNA들을 이소수용체(isoacceptor)라 부른다. tRNA의 종류를 표시할 때는 우측 윗첨자로 운반하는 아미노산의 명칭을 기재하면 된다(예: $tRNA^{gly}$).

아미노산이 tRNA에 부착되는 과정을 아미노아실화반응(aminoacylation)이라고 한다. 아미노산은 tRNA의 3′ 끝 CCA 염기서열에 가서 붙는다. 이 때 아미노산의 카복실기와 3′ 끝 아데닌의 수산화기(OH)가 서로 결합한다. 이러한 아미노아실화반응은 aminoacyl tRNA synthetase라는 효소에 의해 일어나는데 아미노산 종류별로 별개의 synthetase가 있다. 여러 이소수용체들의

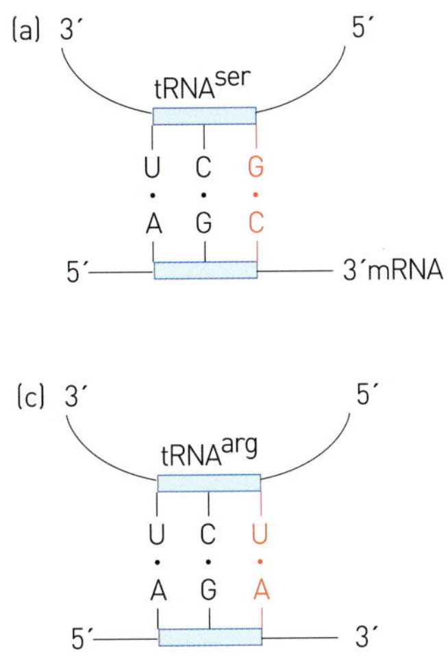

wobble 반응

synthetase는 하나이다. 이 효소가 작용할 때에는 에너지가 필요한데 ATP를 이용한다.

tRNA와 mRNA는 안티코돈과 코돈의 결합을 통해 반응한다. 이때의 결합도 염기사이의 상보적 결합 때문에 생기는 일시적인 이중나선 구조이다. 한 가지 재미있는 것은 세포 내에 tRNA는 이론적으로 64종류가 있어야함에도 불구하고 예상보다 훨씬 적어 30~40여 종에 불과하다는 것이다. 이것이 가능한 이유는 wobble 반응으로 설명할 수 있다. Wobble을 쉽게 이해하려면 mRNA의 코돈이 직선인데 반해 tRNA의 안티코돈은 약간 곡선이라고 생각하면 된다. 그러므로 tRNA는 안티코돈과 코돈 사이의 정확한 결합을 위해 조금은 까딱거릴(wobble) 수밖에 없다는 것이다. 대개는 3′ 쪽 보다 5′ 쪽의 codon 염기 두 개와 정확한 결합을 위해 wobble 하기 때문에 그 결과 3′ 쪽이 약간 들리게 된다. 이렇게 들리면 정확한 상보적 결합이 불가능하고 따라서 약간의 변형된 결합도 가능하다는 것이다. 예를 들어 평상시에는 불가능한 G와 U 사이의 결합도 가능하게 되는 것이다. AGC와 AGU는 모두 세린(ser)의 유전암호인데, 하나의 tRNA가 wobble에 의해 이 둘을 모두 읽어낼 수 있다는 것이다.

때로 tRNA의 안티코돈에서 G가 변형된 I(inosine)이 발견되는데 I는 A, C, U를 모두 읽어낼 수 있다. 이렇듯 wobble이 있음으로 인해 세포는 지나치게 많은 tRNA를 만들어야 하는 부담을 줄일 수 있으며, 또 코돈의 5′쪽 염기 두 개만을 주로 읽기 때문에 해석의 속도를 촉진시킬 수 있다는 것도 장점이다.

개시(initiation)

Ribosome의 대단위체와 소단위체는 평소에 떨어져 있다가 mRNA가 전사되어 세포질로 나

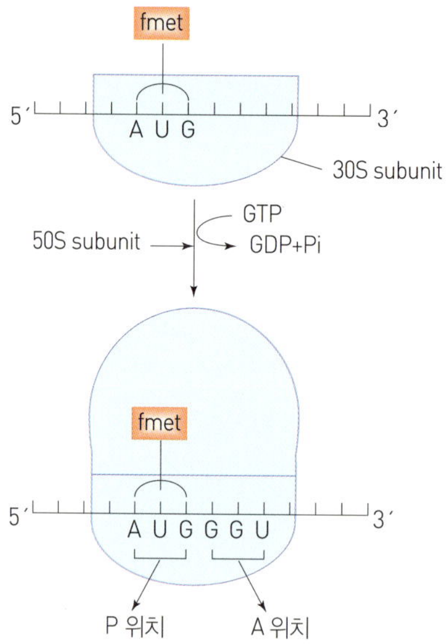

개시

오면 서로 달라붙어서 온전한 리보조옴을 형성해 단백질 합성을 시작한다. 정확한 해석을 하기 위해서는 첫 번째 코돈인 AUG의 위치를 알아차리는 것이 중요하다. 리보조옴의 소단위체가 mRNA를 이리저리 스캐닝하다가 AUG 부분을 정확하게 알아차리는 것이다. mRNA의 앞부분에는 AGGAGGU라고 하는 잘 보존된 염기서열(consensus sequence)이 있다. 이 염기서열의 이름은 Shine-Dalgarno 염기서열이다. Shine-Dalgarno의 염기서열은 소단위체에 들어있는 rRNA와 염기서열이 상보적으로 일치하기 때문에 인식될 수 있는 것이다. 소단위체는 일단 이 부분을 인식한 뒤 유전자 쪽으로 이동해서 제일 가까운 AUG를 찾아내고 그 자리에 위치하게 된다. 그러면 메티오닌을 달고 있는 tRNA가 들어와 이 자리에 위치하면서 합성이 개시된다. 이 과정에서 IF(initiation factor)라는 효소가 관여하여 전체 진행을 촉진해준다.

연장(elongation)

단백질의 합성은 동일한 반응의 연속적인 작업이다. 일단 initiation이 완료되면 리보조옴의 대단위체가 그 위를 덮게 되고 좌측에 peptidyl site(P)와 우측에 aminoacyl site(A)라는 공간이 열리게 된다. P site에는 AUG 자리에 met을 달고있는 tRNA가 들어와 있고 A site에 두 번째 아미노산을 달고 들어오는 tRNA가 나란히 위치하게 된다. 이렇게 되면 두 개의 아미노산 사이에 peptidyl transferase 효소에 의해 peptide 결합이 형성되게 되고 첫 번째 아미노산인 met은 tRNA-deacylase 효소의 작용으로 tRNA로부터 떨어져 A-site에 길게 연결이 된다. 그리고 리

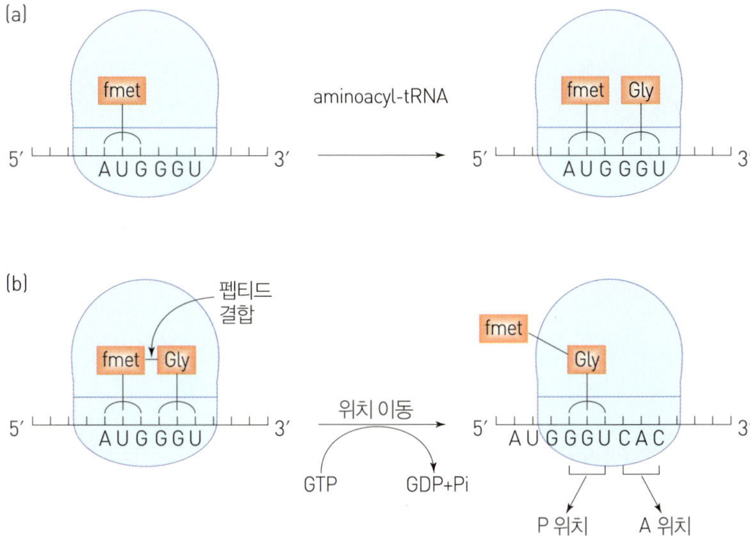

연장

보조옴은 3′ 쪽으로 한 단계 이동함으로써 이제 A-site가 P-site가 되고 새로운 A-site가 열리면서 코돈에 맞는 세 번째 아미노산이 들어오게 된다. 이 때의 에너지는 GTP이다. 연장에 도움을 주는 효소는 EF(elongation factor)이다. 단백질이 연장되어 나가는 모습을 전자현미경으로 들여다보면 mRNA 하나에 여러 개의 리보조옴이 동시에 달라붙음으로써 해석의 효율을 최대한 증가시키고 있다. 이렇게 여러 개의 리보조옴이 달라붙은 모습을 폴리조옴(polysome)이라고 부른다.

종결(termination)

연장을 계속해 나오다가 정지코돈에 다다르게 되면 더 이상 A-site에 위치할 tRNA가 존재하지 않는다. 따라서 이 자리를 RF(releasing factor)라 부르는 효소가 대신하게 되고 더 이상 peptide 결합이 일어날 수 없어 그동안 만들어진 폴리펩티드, tRNA, 리보조옴 등 모든 것이 떨어져 나가게 된다. 이렇게 만들어진 단백질은 계속해서 2, 3, 4차구조를 거쳐 기능을 획득하게 된다. 대부분의 항생제는 연장을 조기 종료해주는 것으로 A-site를 차지함으로써 더이상의 peptide 결합이 일어나지 못하게 하는 것이다.

진핵세포에서의 해석과정도 비슷할 것으로 생각이 된다. 다만 리보조옴이 원핵세포의 것보다 크고, Shine-Dalgarno 염기서열이 없는 만큼 대신 cap을 인식할 것으로 보인다.

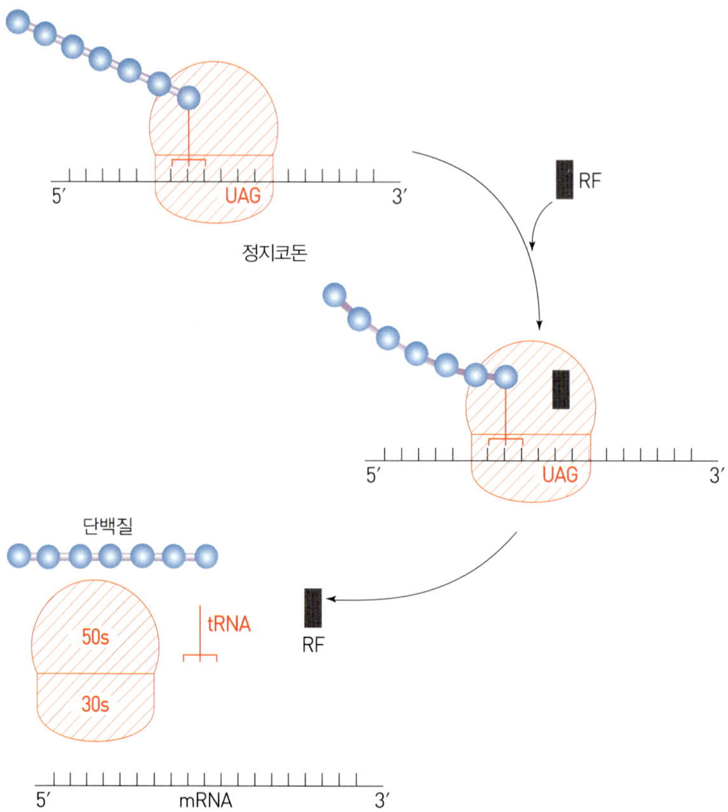

종료

생각해봅시다

1. 단백질의 1, 2, 3, 4차 구조를 설명하시오.
2. DNA가 생명의 근본물질이라고 말하는 이유는?
3. 유전암호(codon)가 퇴화되어 있다는 말은 무슨 뜻인가?
4. 유전암호의 시작과 끝을 말하시오.
5. 모든 단백질의 개시코돈은 ATG 임에도 불구하고 실제 세포내에서 발견되는 단백질의 첫 번째 아미노산은 met가 아닌 경우가 많다. 그 이유는?
6. 유전암호가 "universal"하다는 의미는 무엇인가? 그리고 예외적인 경우는 어떤 것인지 말하시오.
7. Wobble 반응을 설명하시오.

제 08 장 유전자 발현의 조절

기초 유전자(housekeeping gene)와 유도 유전자(inducible gene)의 개념을 살펴보고, *lac* operon을 예로 들어 유전자 발현이 어떻게 조절되는지 공부한다.

생명현상을 관찰해 보면 특수한 조건에서 일어나는 생리현상이 있는가 하면 항상 일정하게 일어나고 있는 현상들이 있다. 예를 들어 DNA나 RNA의 합성, 기초대사, 심장박동 혈액의 흐름 등은 항상 일어나고 있는 반응인 반면 소화작용이라든가 노화, 사춘기 때 일어나는 이차성징 등은 특수한 환경에서만 일어나는 반응들이다. 대장균의 경우에도 포도당을 영양분으로 주었을 때와 젖당을 주었을 때에는 분명히 이를 소화하기 위해 나오는 효소들이 다르게 된다. 환경이나 조건에 상관없이 생명현상을 위해서는 항상 발현되어야 하는 유전자를 기초 유전자(housekeeping gene)라 부르고 반면에 특수한 조건에서 발현되는 유전자를 유도 유전자(inducible gene)이라고 한다. 진핵세포에서는 발생, 노화, 성별에 따라 또 유전자의 발현양상이 달라지기 때문에 더욱 복잡해진다. 이렇게 유전자가 발현되는 기작을 공부하는 것은 바로 생명현상을 이해하는 지름길이다. 우리는 여기서 연구가 많이 되어 있어서 세부적인 기작을 완전히 이해하고 있는 원핵세포의 *lac* operon을 대표적인 예로써 공부해 보기로 한다.

대장균에서의 유전자 발현 조절

1961년 Jacob과 Monod는 대장균이 젖당(lactose)을 어떻게 이용하는지에 대한 이해를 담은 논문을 발표하였다. 젖당(lactose)은 이당류로서 포도당(glucose)과 갈락토오스(galactose)가 결합된 것이다. 대장균은 젖당을 소화하기 위해서 먼저 세포막을 통해 받아들이는데 이때 필요한 효소가 permease이다. 일단 세포 내로 들어온 젖당은 β-galactosidase와 transacetylase에 의해 개개의 포도당과 갈락토오스로 분해되게 된다. 이들 세 개의 효소는 각각 *lac* Z(beta-galactosidase), *lac* Y(permease), *lac* A(tranasacetylase)로서 이들은 나란히 배열되어 있어 유전자집단인 오페론(operon)을 형성하고 있다. 즉, 이들 유전자는 젖당 분해라는 동일한 물질대사에 관여하기 때문에 같은 프로모터(promoter)와 터미네이터(terminator)에 의해 지배되는 오페론(operon)을 이루고 있는 것이다. 따라서 발현되는 이 세 효소가 항상 같이 만들어지고, 같이 사라지게 된다. *lac* operon에서 약간 upstream 쪽으로 repressor라는 또 다른 유전자가 하나 존재한다. 이것은 *lac* I라고 부르는 유전자인데 여기서 만들어지는 단백질은 *lac* operon이 지나치게 많이 발현이 될 때 억제하는 역할을 하고 있다. *lac* I는 별도의 자체 프로모터와 터미네이터를 가지고 있으며, repressor는 *lac* operon의 promoter와 거의 겹치다시피 있는 오퍼레이터(operator)라고 하는 부분에 결합함으로써 억제 기능을 보이게 된다.

대장균은 평소에 포도당(glucose)을 주 영양원으로 사용하기 때문에 젖당을 별도로 주지 않는 한 *lac* operon이 꺼져 있는 상태이다. 즉, 이때는 repressor가 오퍼레이터(operator)에 달라붙어 있어서 프로모터가 가려져 있고 그렇기 때문에 RNA polymerase가 움직일 수 없는 상태인 것이다. 그러나 젖당을 영양물질로 주면 상황은 달라지게 된다. 젖당은 포도당과 갈락토오스로 분해되는 과정에서 allolactose란 형태로 변하게 되고 이것은 repressor와 쉽게 결합할 수 있는 구조이다. 젖당을 많이 공급하면 그만큼 allolactose도 많이 만들어지게 되므로 거의 모든 repressor가 allolactose와 달라붙게 된다. 그 결과 오퍼레이터에 붙을 repressor가 소비되어 없어지게 되고 프로모터는 완전하게 열리게 된다. 즉, 젖당이 많이 주어지면 *lac* operon이 결과적으로 열리면서 *lac* Z, *lac* Y, *lac* A 유전자들이 발현되어 젖당 분해가 시작될 수 있는 것이다. 이렇게

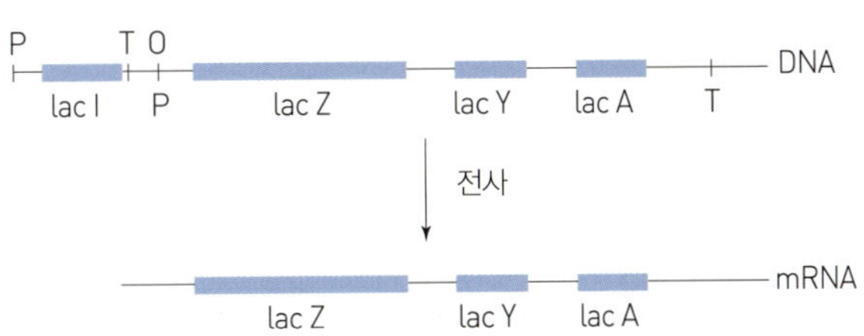

lac operon

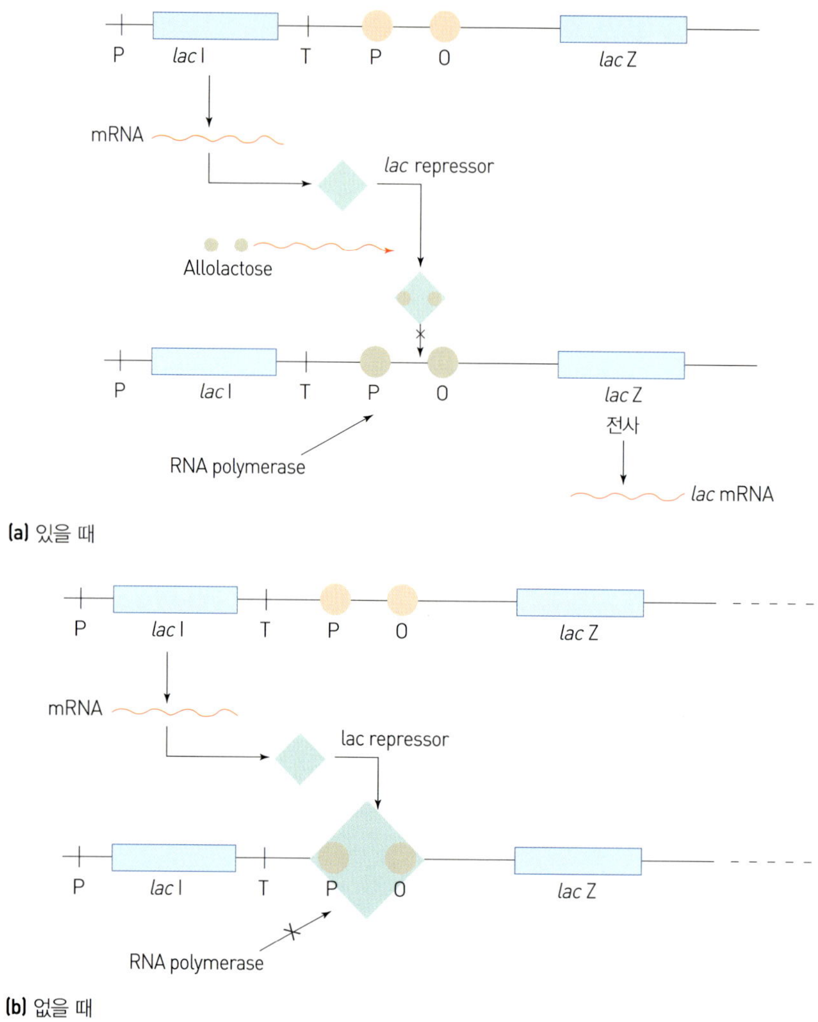

젖당이 있을 때와 없을 때 *lac* operon의 발현

해서 젖당이 분해되어 점점 사라지게 되면 다시 allolactose의 양이 줄어들게 되고 repressor들이 다시 자유로워지면서 오퍼레이터를 가리게 된다. 그러면 프로모터가 다시 가려지고 *lac* operon의 발현이 줄어드는 것이다. 젖당을 완전히 사용해버리면 그때는 모든 repressor가 *lac* operon을 가리면서 발현이 거의 정지하게 된다. 이처럼 repressor와 오퍼레이터, 그리고 젖당의 협력을 통해서 *lac* operon의 완전한 발현조절이 일어날 수 있다. 오퍼레이터가 고장나거나 repressor 유전자에 돌연변이가 일어나면 세균은 에너지 낭비에도 불구하고 아무 때나 항상 *lac* operon을 발현시키게 된다. 이런 돌연변이를 우리는 구조적 돌연변이(constitutive mutation)라고 부른다.

생각해봅시다

1. 기초 유전자와 유도 유전자를 비교하여 설명하시오.
2. 유전과 발현의 전체적인 조절을 *lac* operon의 예에서 설명하시오.
3. Constitutive mutation이란 무엇인가?
4. 진핵세포에서의 유전과 발현 조절이 원핵세포보다 더욱 정교하고 까다로운 이유는 무엇인가?
5. Upstream 또는 downstream이라는 용어의 뜻은 무엇인가?
6. Allolactose는 어떤 물질인지 구조를 찾아 보시오.
7. Repressor에 대해 설명하시오.

제 09 장 돌연변이

돌연변이의 개념, 돌연변이의 종류를 알아보고 유전자 돌연변이가 일어났을 때 그 결과는 단백질 및 세포차원에서 어떻게 되는지 살펴본다. 또한 세포는 잘못된 돌연변이를 어떻게 방어할 수 있는지 공부한다.

돌연변이는 DNA상의 염기가 변하는 것을 말한다. 이 변화는 때로는 단순히 염기 하나 정도가 변하는 차원일 수도 있지만 유전자의 일부 또는 전체가 변형되거나 빠져 버릴 수도 있는 대규모 돌연변이를 포함하는 것이다. 게다가 돌연변이는 유전자의 암호 안에서 일어남으로써 결과적으로 만들어지는 단백질을 기능을 상실하게 만들 수도 있고 어쩌면 유전자의 앞부분 즉, 프로모터나 오페론에서 일어날 수도 있기 때문에 돌연변이의 결과는 예측할 수가 없을 정도이다. 생명체의 유전암호는 이미 그 생명체가 필요로 하는 만큼 완벽한 상태이기 때문에 대부분의 돌연변이 즉 99.999% 이상이 생명체의 해악을 가져온다고 믿어진다. 그럼에도 불구하고 때로는 새로운 우수형질을 획득하는 방법으로 돌연변이가 일어날 수도 있기 때문에 돌연변이를 소규모 진화의 원동력, 또는 인공적으로 우량종을 창출하기 위한 수단으로 보는 사람들도 있다. 돌연변이가 일어날 수 있는 원인도 발암물질이나 환경오염물질같은 외부적인 요인에서부터 DNA 복제시의 실수와 같은 내부적인 문제에 이르기까지 다양하다. 여기서 일단 돌연변이의 종류를 정리하기로 한다.

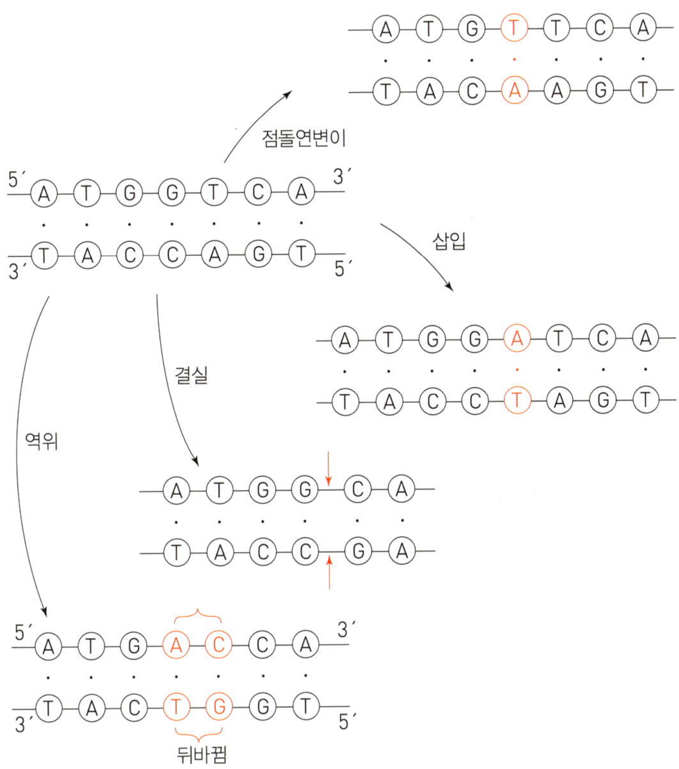

돌연변이의 종류

돌연변이를 이해하기 위해서는 우선 용어를 정리할 필요가 있다. 우리는 유전자형(genotype)이라는 용어와 함께 표현형(phenotype)이라는 용어를 사용하는데 유전자의 명령체계가 곧 구조단백질을 만들어 겉으로 드러나는 모습을 결정짓기 때문이다. 비슷한 용어로 자연 상태에서 발견되는 생물체, 즉 한 집단에서 대부분의 생물체가 지니고 있는 모습을 야생형(wild type)이라고 하는 반면 돌연변이체를 mutant라고 한다.

DNA 차원에서의 돌연변이

DNA 차원에서의 변화는 다음과 같은 변화들 때문에 일어날 수가 있다. 첫 번째는 점돌연변이(point mutation), 즉 하나의 뉴클레오티드가 다른 것으로 바뀌는 변화이다. 두 번째는 유전자의 큰 부분이 삽입되거나 결손되는 경우이다. 이것은 하나의 염기일 수도 있고, 또 커다란 유전자 자체가 될 수도 있다. 세 번째, 경우에 따라서는 유전자가 결손된 다음 그것이 통째로 뒤집혀서 다시 삽입될 경우도 있다. 이런 경우를 우리는 역위(inversion)라 부른다.

그 다음은 유전자 차원에서의 변화이다. 상기한 돌연변이의 결과로 그 결과가 단백질의 변

(a)

Gene	5′ —	ATG	CCU	CTA	GCT	TAG	— 3′
Amino acid		met	pro	leu	ala	stop	
Mutation		ATG	CCU	CTA	GCC	TAG	
					ala		

(b)

Gene	5′ —	ATG	CCU	CTA	GCT	TAG	— 3′
Amino acid		met	pro	leu	ala	stop	
Mutation		ATG	CCU	CTA	GGT	TAG	
					gly		

유전자 차원에서의 돌연변이 (a) 침묵 돌연변이 (b) 미스센스 돌연변이

화, 즉 표현형의 변화를 불러일으킬 수도 있고 그렇지 않을 수도 있다. 즉, 유전자 내에서 침묵 돌연변이(silent mutation) 즉, 유전자는 변해도 그 결과가 아무 문제가 없을 때도 있고, 때로는 전혀 다른 아미노산에 대한 유전암호로 변화할 수도 있다(미스센스 돌연변이, missense mutation). 그리고 경우에 따라서는 염기의 변화가 정지코돈을 말해서 단백질의 합성이 거기에서 멈춰버리는 수도 있을 수 있다(넌센스 돌연변이, nonsense mutation). 또 다른 경우는 유전자에서 염기서열이 삽입되거나 결실됨으로써 전체 읽는 틀이 변화하는 경우이다. 이런 경우를 격자이동(frameshift)이라고 부르는데 가장 치명적인 결과가 올 수 있는 경우이다.

이러한 돌연변이를 모두 거치고 나면 표현형에서는 어떤 결과들이 올까? 대부분의 경우가 치사 돌연변이(lethal mutation)일 것이다. 그러나 경우에 따라서는 그 결과가 여러 가지 형태로 나올 수 있다. 첫째, 영양요구성 돌연변이(auxotroph)가 만들어지는 경우이다. 즉, 어떤 영양분에 대한 유전자가 돌연변이로 고장나서 외부에서 영양성분을 공급해 주어야 살 수 있게 되는 경우이다. 물론 생명체로 보아서는 열등하게 되는 경우이지만 어떤 유전자가 어떤 물질대사 경로에 포함되어 있는지 정보를 제공하기에 실험실에서는 가치있는 돌연변이다. 둘째, 조건치사 돌연변이(conditional-lethal mutant)는 주어진 환경에 따라 생사여부가 결정되는 돌연변이다. 대장균의 경우 보통 37℃에서 생존하는데 유전자가 돌연변이 되면 단백질 구조가 불안정해져서 낮은 온도인 30℃에서는 정상적으로 살 수 있지만 37℃에서는 단백질이 변성되어 죽고 마는 돌연변이이다. 이처럼 조건에 따라 살 수도 있고 죽을 수도 있기 때문에 조건치사 돌연변이라 말한다. *Lac* operon의 경우처럼 조절부분에서 문제가 생겼을 때에는 그 유전자가 필요없는 데도 계속 발현되는 경우가 있을 수 있다. 이런 돌연변이를 구조적 돌연변이(constitutive mutation)라 부른다.

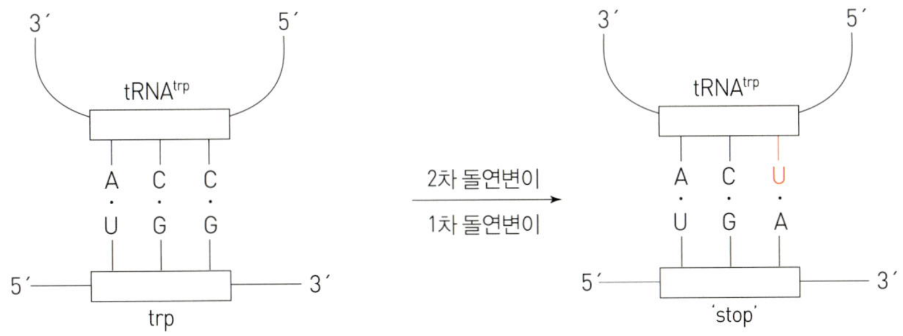

2차 돌연변이에 의한 복귀

돌연변이의 효과는 종종 생물체가 스스로 재복원하려는 힘 때문에 되돌려질 수가 있다. 가장 흔한 것이 back mutation인데, 이는 일어난 돌연변이가 원래의 염기서열대로 되돌아가는 것이다. 이런 경우를 복귀 돌연변이(back mutation)라 하고, 염기서열은 다르더라도 표현형이 원래 상태로 되돌아가는 것을 포함한다. 여기서 한 가지 이야기 할 것은 second site mutation에 의한 회복이다. 이것은 DNA의 돌연변이가 원래대로 되돌아가는 것이 아니라 또 다른 돌연변이가 일어나서 첫 번째 돌연변이 효과를 억제하는 것이다. 여기에 대표적인 것은 tRNA에서의 억제효과(suppression effect)이다. 예를 들어 돌연변이가 일어나서 유전암호가 엉뚱한 아미노산의 것으로 바뀌었을 때, tRNA의 안티코돈에서 두 번째 돌연변이가 일어나는 것이다. 그 결과 잘못된 돌연변이를 두 번째 돌연변이가 다시 잡아주는 격이기 때문에 일종의 복귀 돌연변이로 볼 수 있는 것이다.

돌연변이를 일으키는 물질을 돌연변이원(mutagen)이라고 한다. 실험실에서 흔히 쓰는 시약으로 EtBr(ethidium bromide)이라는 것이 있다. EtBr은 구조가 삼중고리로써 DNA 사이사이에 끼어 들어가기 때문에 돌연변이를 일으켜 암유발물질(carcinogen)의 가능성이 있다. 해변가에서 피부를 지나치게 태웠을 때에도 DNA에 T=T dimer가 형성되기 때문에 돌연변이가 유발될 수 있다.

생각해봅시다

think

1. 대부분의 돌연변이는 이롭기보다 오히려 해롭다고 알려져 있다. 왜 그럴까?
2. Wild type과 mutant를 비교하여 설명하시오.
3. Inversion 현상에 대하여 설명하시오.
4. 유전자 차원에서의 돌연변이를 설명하시오.
5. 조건치사 돌연변이를 설명하시오.
6. Suppression 효과를 포함한 2차 돌연변이(second site mutation)를 설명하시오.
7. Ethidium bromide의 구조를 그려보시오.

제 3 부

유전자 실험기법

제 10 장 유전자 클로닝 원리

유전자 재조합기술의 원리를 알아본다. 벡터(vector)와 삽입유전자(insert)를 소개하고 벡터로 주로 사용되는 plasmid에는 어떤 종류가 있는지 살펴본다. 유전자를 자르기 위한 제한효소에 대해 공부하고, 클로닝 결과를 빠르게 식별하기 위한 blue-white 선별의 원리를 공부한다.

유전자 클로닝(gene cloning) 또는 유전자 재조합(recombinant DNA technology)이라고 불리는 유전자 실험기법들은 간단히 말해 특정 생물의 유전자에 다른 유전자를 재조합하여 그 생물체의 형질을 바꾸는 것을 의미한다. 이와 같이 외래 유전자를 다른 세포에 도입하여 발현시키는 과정을 "형질전환(transformation)"이라 하며, 여러 가지 미생물을 비롯해서 동 · 식물의 세포가 유전자 재조합의 대상으로 이용되고 있다. 암과 선천성질환을 치료하기 위한 유전자 치료 역시 형질전환에 기초하고 있으며 이를 "유전자 이식(gene transfer)"이라는 말로 대변하기도 한다. 유전자를 다른 세포로 운반해주는 운반체를 벡터(vector)라 하고, 운반되어지는 유전자를 삽입유전자(insert)라고 말한다. 사람의 유전자를 대장균에 옮기는 실험은 1978년에 처음 시도되었다. 당뇨병 치료제인 인슐린을 유전자를 대장균에 도입해 발현시키는 데 성공한 것이다. 대장균은 성장 속도가 빠르기 때문에 넣어준 유전자가 만들어내는 단백질 양도 사람에서와 비교하면 엄청나게 효율적이다. 이때 이후로 지금까지 여러 가지 의약물질들을 대량 생산할 수 있게 되었고 값도 상대적으로 싸져서 대중 치료의 길이 열리게 되었다. 뿐만 아니라 식량 증대와 같은 목적으로도 유전자 재조합 기술을 이용할 수 있게 되었다.

유전자 재조합의 예

되풀이하여 언급되고 있지만 역사적으로 유전자 재조합의 가장 좋은 예는 인슐린 유전자를 대장균에 넣어 대량생산해낸 상품명 "휴물린(Humulin)"이라 할 수 있다. 그 외에도 사람의 성장 호르몬을 생쥐에 넣어 크기가 일반 생쥐보다 약 세 배 정도 커진 "슈퍼마우스(supermouse)", 형광유전자를 재조합한 "눈이 빛나는 생쥐", 사람의 면역유전자를 재조합한 "장기이식용 돼지" 등 수없이 많은 예가 있다. 이와 같이 외래 유전자를 동물이나 식물체에 도입, 발현시킨 키메라(chimera) 생물을 형질전환(transgenic) 생물체라고 한다. 최근에 우리나라에서도 인슐린과 인터루킨-2(interleukin-2) 같은 사람의 유전자를 식물체인 담배나무에서 발현시키는 데 성공한 바 있다. 이를 계기로 앞으로 의약품과 같은 유용한 물질을 형질전환동물 뿐만 아니라 식물체에서도 생산해 낼 수 있을 것으로 기대되고 있다.

유전자 재조합 기술

가장 일반적인 유전자 재조합기술은 세균의 플라스미드(plasmid)를 운반체로 사용하고, 대장균을 클로닝의 숙주세포로 사용하는 방법이다. 그 과정은 다음과 같다. 먼저 대장균으로부터 플라스미드를 분리한다. 그리고 제한효소를 사용하여 재조합하고자 하는 외래 유전자를 끊어내고 역시 분리한 플라스미드를 같은 제한효소로 동시에 잘라낸다. 외래 유전자와 플라스미드를 DNA ligase로 서로 연결하여 재조합 DNA를 만든다. 이렇게 만들어진 재조합 DNA를 플라스미드가 없는 대장균에 넣어준다. 넣어주는 방법은 칼슘을 이용하거나 전기충격을 이용하는

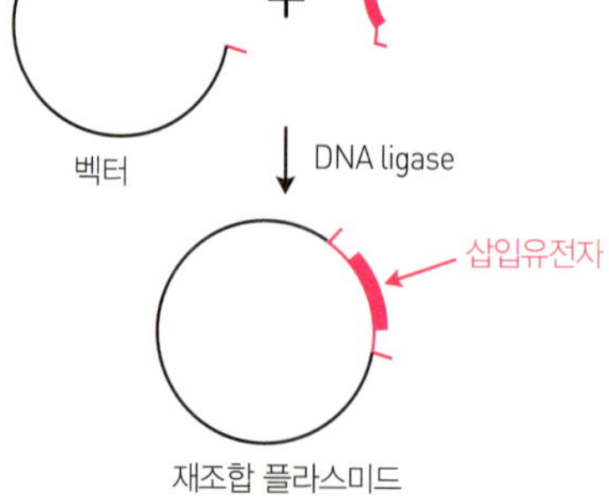

유전자 재조합 원리

법 등 다양한 기술이 개발되어 있다. 이렇게 재조합한 DNA가 들어가서 형질전환(transformation)된 대장균을 적당한 시간과 온도로 배양하면 재조합 DNA도 대장균 세포분열 때 함께 복제되면서 삽입 DNA가 대량으로 생성된다. 한 걸음 더 나아가 DNA만 대량 복제되는 것이 아니고 그 DNA에 들어있는 유전자가 지시하는 산물을 함께 대량으로 만들어낼 수 있다.

식물을 대상으로 하는 유전자 재조합 방법은 다음과 같다. 먼저 아그로박테리움(Agrobacterium)의 플라스미드(Ti-플라스미드)를 분리해낸 다음 재조합하고자하는 DNA를 삽입시켜 재조합 DNA를 만든다. 그런 다음 재조합된 DNA를 아그로박테리움 세포에 주입시키고, 형질전환된 세균만을 골라 식물체에 감염시키면 형질전환식물을 얻을 수 있다. 식물체에서는 이런 방법으로 질소고정 박테리아의 유전자를 형질전환시켜서 비료없이도 스스로 영양을 섭취해 살아나가는 식물의 탄생을 목표로 하고 있다.

제한효소

유전자 재조합의 시초는 1960년대부터라고 할 수 있다. 이 시기에 처음으로 세균에서 DNA를 절단하는 효소인 제한효소(restriction enzyme)를 발견함으로써 미생물이 유전공학에 이용되는 계기가 되었다. 제한효소란 이름은 이 효소가 절단하는 DNA의 염기서열이 제한적이기에 붙여진 이름이다. 즉 제한효소는 아무 곳에서나 DNA를 자르는 것이 아니고 특정한 염기서열만을 인식해 자르는 것이다.

제한효소는 원래 세균의 면역작용을 하는 효소이다. 세균은 엄밀한 의미에서 동물처럼 정밀한 면역체계를 가지고 있지 않지만 어쨌든 외부 기생체(박테리오파아지 같은 바이러스)가 침입하면 이를 막아낼 장치는 있어야 한다. 박테리오파아지(bacteriophage)는 일단 세균에 달라붙으면 자신의 DNA를 세균 안으로 밀어 넣어 복제함으로써 세균을 자신이 번식하는 공장으로 바꾸어버린다. 세균도 이때 박테리오파아지에 맞서게 되는데 이때 내어놓는 효소가 바로 제한효소이다. 제한효소라는 이름은 그 세균에 침입하는 박테리오파아지의 DNA만을 제한적으로 자르기 때문이다. 박테리오파아지마다 자기가 기생하는 숙주세포가 특이적으로 정해져 있다는 것은 이미 잘 알고 있는 사실이다. 예를 들어 대장균인 *E. coli*에 기생하는 박테리오파아지의 유전자에는 5′-GAATTC-3′라는 염기서열이 들어있는데 대장균의 제한효소는 바로 이 염기서열을 인식하고 잘라 버린다. Smith와 Nathans은 이런 제한효소들을 따로 분리 · 정제하여 실험실에서 사용할 수 있는 조건을 확립함으로써 재조합 DNA 기술(recombinant DNA technology) 발전에 이바지하였다. 그리고 최초로 바이러스 DNA를 절단하는데 성공함으로써 1980년에 노벨상을 받았다.

대부분의 제한효소는 DNA상에서 6개의 대칭성 염기를 인식하여 절단하지만 어떤 것은 4개

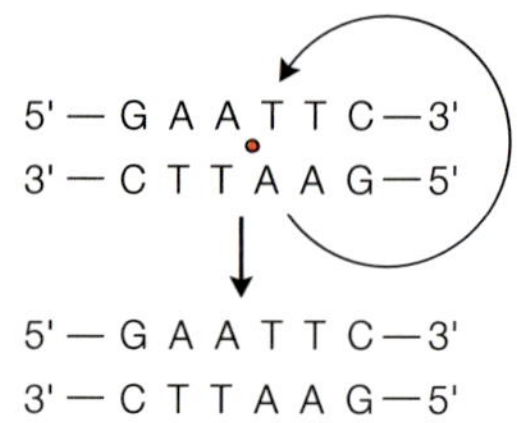

회문구조

또는 8개의 대칭성 염기를 절단하기도 한다. 대칭성 염기란 정확하게는 회문구조(palindrome)를 의미한다. 회문구조란 염기서열 중앙 부분을 축으로 하여 180° 회전하였을 때 원래 염기서열로 되돌아오는 구조이다. 회문구조는 같은 가닥내에서도 염기서열만 상보적이면 수소결합을 할 수 있게 만들기 때문에 그 부분에 특징적인 십자 형태가 생기게 된다. 제한효소는 바로 이를 인지하고 절단하는 것이다.

제한효소가 자른 자리는 점착성말단(sticky end)이 될 수도 있고, 뭉툭말단(blunt end)이 될 수도 있다. 같은 제한효소로 자른 sticky end끼리는 DNA ligase로 쉽게 붙일 수 있지만, 다른 제한효소에 의한 sticky end끼리는 염기서열이 상보적이 아니라서 붙을 수가 없다. 반면에 blunt end끼리는 어떤 제한효소로 잘라서 만들어졌든지 염기서열에 상관없이 서로 붙을 수 있지만 효율면에서 sticky end보다 1/100 이상 떨어진다. 따라서 유전자 클로닝을 할 때는 가능한 같은 제한효소로 벡터와 외래 유전자를 절단하도록 전략을 짜는 것이 중요하다. 이미 수백 종류의 제한효소가 알려져 있음에도 불구하고 지금도 계속 새로운 제한효소들이 발견되고 있다.

제한효소의 이름은 그 효소가 유래된 세균에서 유래된다. 예를 들어 *Eco*RI은 대장균인 *E. coli*에서 유래된 것이다. 이 때문에 제한효소의 이름 중 앞의 세 글자는 항상 이탤릭체로 쓰는 것이 맞다.

DNA 리가아제

DNA ligase는 모든 세포에서 생성되며 원래 DNA 복제(replication)에 사용되는 효소이다. 인접한 두 개의 뉴클레오티드 사이에서 인산에스테르결합(phosphodiester bond)을 촉매하여 DNA 가닥의 끊어진 곳을 서로 이어 준다. DNA ligase에도 두 종류가 있는데 대장균의 ligase와 T4 바이러스의 ligase이다. 보통은 T4 ligase가 많이 쓰이는데 sticky end나 blunt end를 모두 붙일 수 있기 때문이다. 대장균의 ligase는 sticky end만을 붙일 수 있다. T4 ligase의 단점은 가격이 상대적으로 비싸다는 것이다.

N-N-G-A-A-T-T-C-N-N → *Eco*RI → -N-N-G　　　A-A-T-T-C-N-N-
N-N-C-T-T-A-A-G-N-N　　　　　　-N-N-C-T-T-A-A　　　G-N-N-
Sticky end

N-N-A-G-C-T-N-N → *Alu* I → -N-N-A-G　　　C-T-N-N
N-N-T-C-G-A-N-N　　　　　　-N-N-T-C　　　G-A-N-N
Blunt end

(N=A, C, G 또는 T)

제한효소	염기서열과 절단부위	염기수	말단	유래
*Eco*RI	G↓AATTC	6	sticky	*Escherichia coli* RY13
*Bam*HI	G↓GATCC	6	sticky	*Bacillus amyloliquefaciens* H
*Pst*I	CTGCA↓G	6	sticky	*Providencia stuartii* 164
*sma*I	CCC↓GGG	6	blunt	*Serratia marcescens* S_b
*Msp*I	CC↓GG	4	blunt	*Moraxella* species
*Hind*III	A↓AGCTT	6	sticky	*Haemophilus influenzae* R_d
*Alu*I	AG↓CT	4	blunt	*Arthrobacter luteus*
*Taq*I	T↓CGA	4	sticky	*Thermus aquaticus* YT1
*Hae*III	GG↓CC	4	blunt	*Haemophilus aegyptius*
*Not*I	GC↓GGCCGC	8	sticky	*Nocardia otitidis*

클로닝과 벡터

유전자 재조합과 클로닝의 기본은 자르고 붙이는 것이다. 그러려면 가위도 필요하지만 풀도 있어야 한다. 가위의 역할을 하는 것은 제한효소이고 풀은 DNA ligase이다. 이외에도 클로닝에는 DNA 운반체(vector)와 숙주세포(host cell) 등 몇 가지 추가적인 도구를 필요로 한다. DNA 운반체인 벡터는 클로닝하려는 외래 유전자를 숙주세포에 넣기 위한 것이다. 현재 개발되어 있는 벡터는 주로 대장균의 플라스미드(plasmid)나 바이러스를 변형시킨 것이다. 그 외에도 미니염색체(minichromosome) 등 여러 가지 다양한 벡터들이 계속 개발되고 있다.

플라스미드는 가장 널리 사용되는 벡터로서, 세균이 가지고 있는 본래 염색체 이외에 별도로 존재하는 고리 모양의 작은 DNA를 말한다. 플라스미드는 생존 자체에 필수적인 것은 아니지만 항생제 내성 유전자가 들어있어 외부 환경이 안좋을 때 세균이 극복하고 살 수 있도록 해주는 구조이다. 게다가 자유롭게 세균 속으로 넣었다 뺐다 할 수 있기 때문에 외래 유전자를 세균 속으로 운반해주기에 아주 적합한 벡터이다.

플라스미드에는 이완형 플라스미드(relaxed plasmid)와 엄격제어 플라스미드(stringent plasmid)의 두 종류가 있다. 이완형 플라스미드는 세균이 분열할 때 자기도 같이 분열하기도 하지

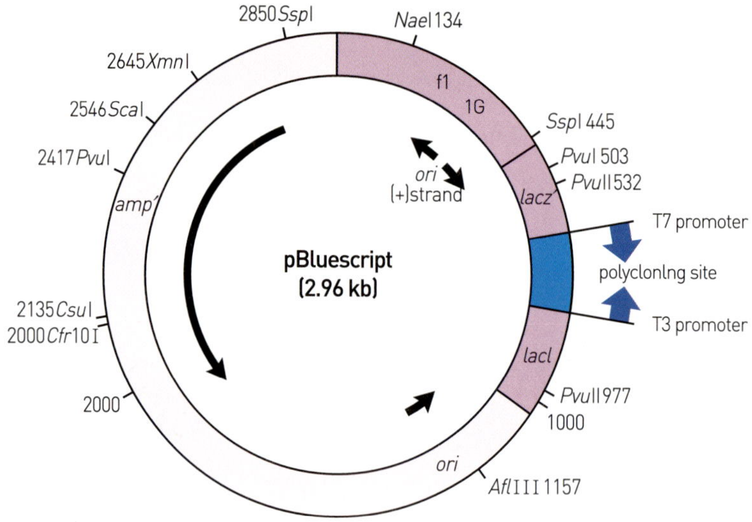

pBluescript

만, 세균의 분열과 상관없이 스스로도 자체적인 복제가 가능하다. 즉 세균의 통제를 받지 않고 스스로 자유로이 복제할 수 있다는 뜻에서 "이완형"라 부른다. 이완형 플라스미드는 숙주인 세균은 분열하지 않고 있는데도 수천~수만 개 까지 혼자만 빠르게 복제해 버리므로 유전자 클로닝을 통해 넣어준 외래 유전자를 대량 증폭하거나 그 산물을 대량으로 만드는 데 아주 유용하다. 클로닝에 사용되는 플라스미드들은 대부분 이완형 플라스미드로서 크기는 3~10 kb 이하가 보통이다. 대표적인 예는 pBR322와 pBluescript 같은 것들이 있다. pBR322는 유전공학이 처음 시작될 때부터 사용된 것이라서 자르고 붙일 수 있는 제한효소 부위가 몇 개에 한정되어 있지만, 이후 차차 더 변형되어서 개발한 것이 pBluescript이다. pBluescript는 미국의 Stratagene 회사가 더 많은 종류의 제한효소로 자를 수 있도록 개발한 것이다. 그만큼 다양한 제한효소로 자르고 붙일 수 있기에 유전자 재조합이 훨씬 용이해진 플라스미드이다. 이외에도 M13, pUC19, pGemEasy 등 다양한 이름의 벡터들이 개발되어 있다.

엄격제어 플라스미드는 크기가 30~50 kb 정도로 너무 크기 때문에 스스로 복제하기가 어렵고 세균의 통제를 받아 세균과 함께 한 번에 하나씩 분열한다. 때문에 대량 복제를 요하는 클로닝에는 적합하지 않아서 특수한 숙주세포로의 운반이 필요한 경우 외에는 거의 벡터로 사용되지 않는다. 반면에 이완형 플라스미드는 클로람페니콜(chloramphenicol)같은 항생제를 처리하면 세균은 분열하지 않으면서 플라스미드만 숫자가 늘어나기에 대량생산에 적합한 구조이다.

플라스미드 벡터의 구조

플라스미드 벡터는 기본적으로 3가지 필수 구조를 가지고 있다. 첫째는 *ori*라고 부르는 구조이다. *Ori*는 replication origin의 약자로서 플라스미드가 스스로 복제하기 위해 꼭 필요한 구조이다. 둘째는 항생제 내성 유전자이다. 보통은 페니실린 계통의 항생제인 암피실린(ampicillin) 내성 유전자를 사용하는데 간혹 테트라사이클린(tetracyclin) 내성 유전자를 이용하기도 한다. 항생제 내성 유전자는 유전자 클로닝 실험에서 벡터가 숙주세포로 제대로 들어갔는지를 확인하는 데 필요하다. 세 번째 구조는 MCS(multiple cloning site)라고 부르는 외래 유전자를 재조합하는 부위이다. MCS 부분은 원래 *lac* operon의 β-galactosidase 유전자인데 염기서열을 조금씩 변형시켜서 가능한 여러 종류의 제한효소가 이를 자를 수 있도록 변형시켜 놓은 것이다. 물론 이때 β-galactosidase의 효소 기능은 그대로 살려놓은 채로 변형시키는 것이다. 예를 들어 인슐린 유전자를 사람의 DNA에서 *Eco*RI으로 잘라 내었다면, 그리고 이 유전자를 플라스미드를 벡터로 이용해 대장균에 클로닝하려면 MCS 부위에도 *Eco*RI 염기서열이 있어야 할 것이다. 또 헤모글로빈 유전자를 *Bam*HI으로 잘라 MCS 부위에 넣으려면 *Bam*HI 염기서열이 MCS에 있어야 할 것이다. 이처럼 MCS 부위가 더 많은 제한효소로 잘릴 수 있어야 외래 유전자를 삽입해 넣기 좋은 벡터가 된다.

Blue-white 선별

외래 삽입유전자를 벡터에 재조합하고 이를 숙주세포에 형질전환시킬 경우 실험 결과는 3가지로 예측된다. 첫째, 플라스미드 벡터가 아예 대장균에 들어가지 못한 경우, 둘째, 플라스미드 벡터가 대장균에 들어갔지만 MCS에 외래 유전자 재조합이 실패한 경우, 셋째, 외래유전자가 MCS에 성공적으로 재조합되고 플라스미드가 대장균에도 들어간 경우이다. 물론 우리가 원하는 클로닝 결과는 세 번째가 될 것이다. 첫 번째 경우는 플라스미드가 없으므로 항생제 배지에서 자랄 수 없어서 배제될 수 있다. 그러면 두 번째와 세 번째는 어떻게 구별할 수 있을까? 이를 위해서는 *lac* operon의 원리를 응용하면 된다. 배지에 X-gal을 넣고 배양하면 대장균은 X-gal을 젖당인줄 알고 받아들인다. X-gal은 젖당과 유사하지만 분자량이 작기 때문에 투과효소(permease)가 없더라도 자연스럽게 세포막을 통과해 세균 속으로 들어갈 수 있다. 일단 들어가면 β-galactosidase(즉 MCS 부분) 유전자가 X-gal을 젖당인줄 알고 분해하려 하지만 X-gal은 분해되는 대신에 파란색을 나타내 보인다. 그러나 만약 MCS에 외래 유전자가 재조합되어 들어가면 β-galactosidase가 완전히 깨어져버려 효소 활성이 없어지므로 X-gal은 아무런 색을 나타내지 않는다. 즉 외래 유전자가 재조합되면 세균은 흰색의 콜로니를 형성하고, 재조합되지 않으면 파란색을 나타내게 된다. 우리가 원하는 것은 결국 항생제와 X-gal이 첨가된 배지에서

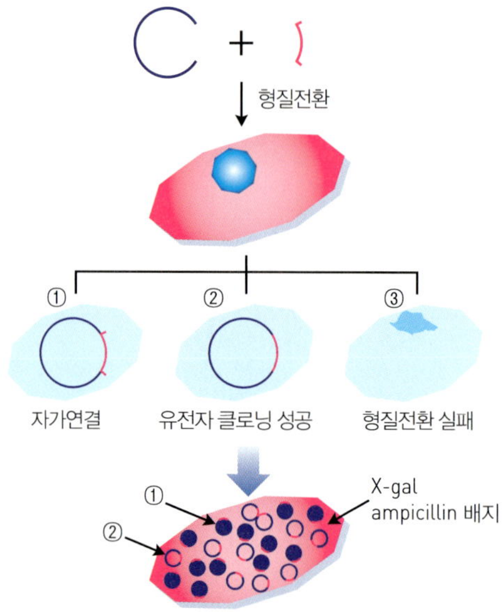

color selection의 원리

하얀색을 띠는 콜로니이다. 여기에서 배지(medium)란 세균이 자라는 데 필요한 영양분을 배양 접시에 고형으로 굳혀놓은 것이고, 콜로니는 균이 자라 군락을 형성하여 눈에 보이는 덩어리이다.

기타 벡터들

이외에도 박테리오파아지와 같은 바이러스도 외래 유전자를 가지고 숙주로 들어가기에 적합한 성질을 가지고 있다. 대표적인 예로는 λgt11이 있다. 박테리오파아지 벡터의 장점은 플라스미드보다 훨씬 DNA 조각을 운반할 수 있다는 것이다. 때로는 20 kb 이상의 DNA 절편을 클로닝할 수도 있다. 또 동물바이러스나 식물바이러스도 유전자 벡터로 이용되고 있다. 심지어는 AIDS의 병원균인 HIV 바이러스도 유전자 치료를 위한 벡터로서의 가능성이 실험되고 있다.

이와 같이 생명과학의 비약적인 발전에 이바지한 유전공학은 유전자 재조합과 유전자 클로닝을 이용한 학문 분야라고 할 수 있다. 이들 기술은 이제 유전자 치료에의 적용을 위한 도구로서 각광받고 있다.

생각해봅시다

think

1. Transformation에 대하여 설명하시오.
2. Vector와 insert를 각각 설명하시오.
3. Plasmid 구조와 vector로서의 효용성을 설명하시오.
4. 제한효소를 정의하고, 그 종류들을 설명하시오.
5. Palindrome을 설명하고 예를 3개만 들어 보시오.
6. Sticky end와 blunt end를 설명하시오.
7. DNA ligase에 대해 설명하시오.

제 11 장 유전자 재조합 기술의 응용

PCR 및 DNA sequencing 등 첨단 유전자 분석기술과 이를 이용한 유전자재조합의 활용에 대해 공부한다. SNP 분석, DNA chip 등 개인별 유전자 다형성을 조사하기 위한 이론들 또한 살펴보도록 한다.

PCR(polymerase chain reaction)

몇 가닥의 머리카락에서 추출한 DNA의 양은 정확한 유전 검사를 하기에는 많이 부족하기 마련이다. 그래서 개발된 방법이 유전자증폭기술인 PCR(polymerase chain reaction)이다. PCR 기술을 이용하면 불과 두세 시간 만에 DNA를 100만 배 이상 증폭해낼 수 있기 때문에 환자로부터 아주 적은 양의 혈액을 채취하거나 심지어는 머리카락 한 올만 있어도 검사에 필요한 유전자를 확보할 수 있다.

PCR은 DNA 복제의 원리를 따른 것인데 두 줄의 DNA를 일단 끓여서(94℃) 변성시킨 다음(denaturation) 여기에 미리 제조한 짧은 DNA primer를 한 쌍 첨가하면서 반응 온도를 낮추어(37~70℃ 사이) 주형에 붙여주고(annealing), 72℃로 온도를 올려 *Taq* DNA polymerase가 새로운 DNA를 합성하도록 해준다. 한 번의 반응 사이클이 끝나면 다시 94℃로 온도를 올려 변성시키고 동일한 과정을 되풀이한다. 이처럼 매 회 반응 사이클이 되풀이될 때마다 DNA는 2^n으

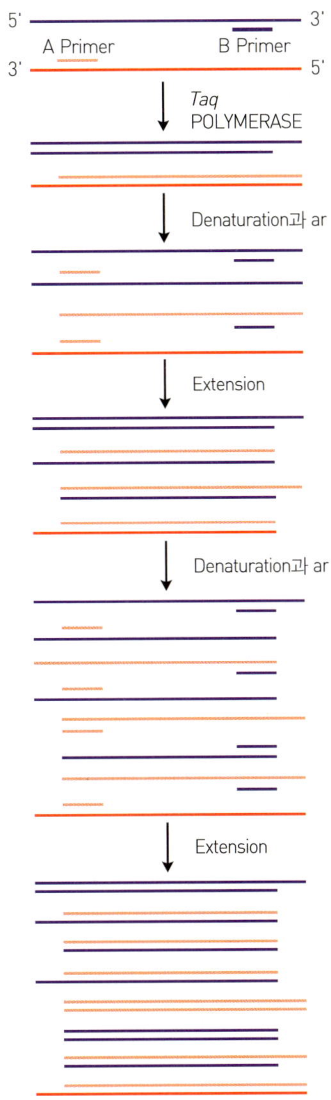

PCR 반응의 원리

로 증폭되기 때문에 불과 수 시간 만에 아주 적은 샘플에서 검사에 충분한 DNA를 확보해 낼 수 있다. 보통은 30~40 사이클을 되풀이하는데 전체 걸리는 시간은 불과 2시간 정도이다. 이처럼 빠른 시간에 DNA를 증폭시킬 수 있고 또 적은 양의 DNA도 증폭시킬 수 있기 때문에 유전자 검사 뿐 아니라 친자확인 내지는 범죄 용의자 확인에까지 널리 쓰이는 기술이다. 참고로 PCR은 두 개의 primer 사이를 증폭하기 때문에 자기가 증폭해서 뽑아내고자 하는 유전자를 정확히 겨냥해 primer의 위치를 잘 조절해 디자인해야 한다. *Taq* DNA polymerase는 온천 등지에서 서식하는 미생물인 *Thermophilus aquaricus*에서 추출한 것이기 때문에 고온에서도 견디는 성질이 탁월하다. *Taq* DNA polymerase 덕분에 연속적인 반응 사이클을 수행하는 것이 가능해졌다.

PCR의 원리를 개발한 Mullis는 1993년에 노벨상을 받았다. PCR 기술은 이제 유전공학뿐만 아니라 여러 가지 생명현상을 다루는 영역에서 없어서는 안되는 필수적인 기술이 되고 말았다.

DNA sequencing

또 다른 핵심 기술은 DNA 염기서열결정법(DNA sequencing)이다. 이는 다른 말로 dideoxy chain termination sequencing이라고도 한다. 염기서열을 결정하는 데 사용되는 기계의 이름은 DNA 염기서열결정기계 즉, DNA sequencer이다. 유전암호는 A, C, G, T라는 네 개의 알파벳으로 결정되는데 인간게놈프로젝트는 사람의 염기, 즉 3×10^9 개의 알파벳 서열을 모두 파악해내려는 야심찬 연구였다. 엄청난 예산과 작업량에도 불구하고 연구를 밀고 나갔던 이유는 건강한 사람의 염기서열을 알아야 특정 질환에 걸린 사람의 유전자 서열과 비교하여 원인이 되는 변이를 찾아낼 수 있기 때문이다. 또 원인을 알아야 치료도 가능하기 때문이다.

여하튼 인간게놈프로젝트는 비록 어마어마한 경비와 시간이 투자되었지만 언젠가는 우리가 반드시 해야 할 프로젝트였고 결국 2001년에 완성되었다. 그래서 지금 우리는 포스트게놈(post-genome) 시대에 살고 있다고 말을 한다. 사람의 염기서열을 ᄒᆞᆫ글 프로그램 10 point로 A4 용지에 써 내려가면 약 250 m 두께의 책이 될 수 있는 분량이다. 그만큼 사람의 유전자는 방대하고 또 정교한 것이다. 따라서 이제는 생물학만 발달해서는 이런 대규모 프로젝트가 절대 불가능하고 용량이 크고 빠른 컴퓨터가 병행되어 개발되어야 하는 시대가 되었다. 이런 이유로 생물학과 정보통신을 합친 생물정보학(bioinformatics)이 21세기에 중요 학문으로 부상하고 있다.

DNA sequencing 방법은 다음과 같다. DNA의 재료는 뉴클레오티드인데 이들은 각각 dATP, dCTP, dGTP, dTTP이다. 이들의 구조는 이미 앞에서 본 적이 있다. DNA의 뉴클레오티드는 2′-deoxyribose에 염기와 인이 붙은 구조이다. 즉 5탄당의 2′ 탄소에는 수소(H)만이 결합해있고, 3′ 탄소에는 수산화기(OH)가 결합한 구조이다. 3′ 탄소의 OH기가 새로운 뉴클레오티드의 인과 결합함으로써 DNA의 사슬 연장이 이루어진다. 한편 ddATP의 경우에는 3′ 탄소에도 수소만이 붙어있다. 그래서 이름이 두 군데 모두 산소가 빠져있다는 뜻에서 “dideoxy ATP”이다. DNA 복제시 재료가 ddNTP(여기에서 N은 A, C, G, T 중 아무 것이나를 의미함)로 주어지면 DNA polymerase는 상보적 염기서열에 맞추어 그 자리에 ddNTP를 집어넣을 것이고 그 이후의 DNA 사슬 연장은 더 이상 일어나지 못한다.

실험과정은 구체적으로 다음과 같다. 먼저 시험관을 4개 준비한다. 그리고 각각의 시험관을 A, C, G, T로 표시해놓는다. 그런 다음 각 시험관에 DNA 복제에 필요한 모든 재료들, 즉 염기서열을 결정하려는 주형 DNA와 DNA polymerase, primer, 그리고 한 세트의 dNTP 및 해당 ddNTP를 넣어준다. 즉 C로 표시된 시험관에는 dATP, dCTP, dGPT, dTTP와 ddCTP를 넣어주는 것이다. 그러면 이 시험관에서 일어나는 반응은 주형 DNA의 G가 있을 때마다 그 자리에 상보적으로 dCTP 또는 ddCTP가 들어가게 될 것이다. dCTP와 ddCTP 중 어느 것이 그 자리에 들어갈지는 DNA polymerase가 선택하게 된다. 즉 어떤 때는 dCTP가, 또 어떤 때는 ddCTP가 들어가는데 만약 dCTP가 들어가면 사슬은 계속 연장이 될 수 있지만 ddCTP가 들어간다면 사슬은 그 자리에서 멈추게 된다. 결과적으로 "C"라고 표시된 시험관내에는 C가 들어갈 자리마다 연장이 정지된 다양한 길이의 DNA 절편들이 만들어질 것이다. 마찬가지로 A, G, T로 표시된 시험관에도 해당하는 길이의 DNA 절편들이 만들어지는데 이들은 모두 염기하나만큼 길이가 다르기 때문에 정교하게 전기영동을 하면 그 길이의 순서대로 구별이 될 수 있다. 전기영동은 일반 아가로오스 겔(agarose gel)보다 더 격자구조가 정교한 폴리아크릴아마이드 겔(polyacrylamide gel)에서 수행을 하고, A, C, G, T 시험관에서 일어난 상기 반응물들을 나란히 위치시켜 전기영동한 다음 짧은 순서대로(아래부터) 염기서열을 읽어 나가면 새로 합성된 DNA의 염기를 읽을 수 있다. 주의할 점은 새로 합성된 DNA와 주형 DNA는 염기서열이 상보적이기 때문에 다 읽은 후에 이를 뒤집어 줄 필요가 있다는 것이다.

실제로는 DNA가 무색투명하기 때문에 전기영동이 끝나도 그냥 육안관찰이 불가능하다. 그래서 primer에 방사성동위원소를 붙여 놓은 다음 polyacrylamide gel에서 전기영동이 끝나면 그

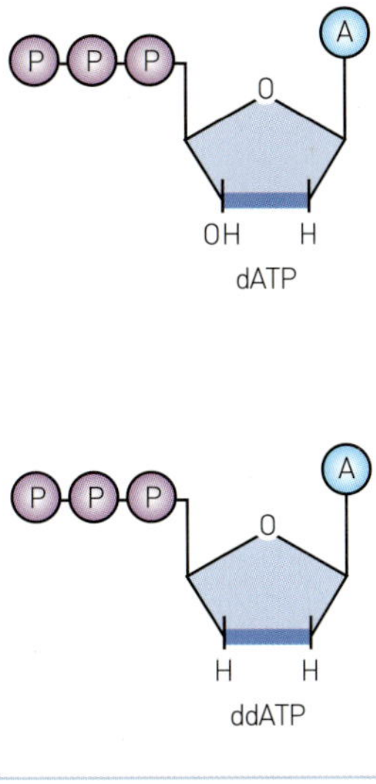

dATP와 ddATP

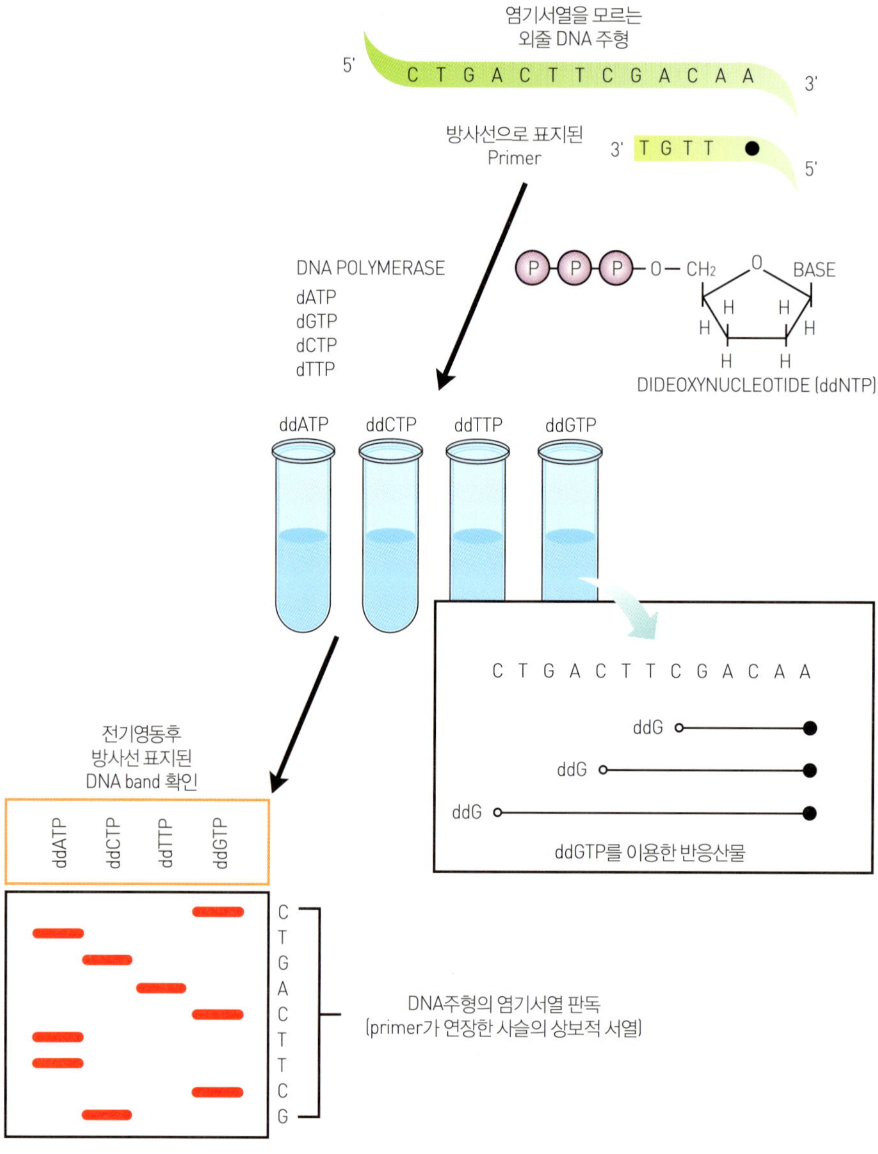

DNA sequencing 원리

위에 X-ray 필름을 얹고 노출후 인화시켜서 나타나는 DNA 밴드(band)를 차례로 읽어 나간다.

한 가지 떠오를 수 있는 질문은 전혀 염기서열을 모르는 새로운 DNA의 경우 어떻게 sequencing을 위한 primer를 제작하는가이다. DNA polymerase는 반드시 미리 primer가 있어야 거기에 새로운 뉴클레오티드를 연장해 나가기 때문에 생기는 질문이다. 다행스럽게도 상업적으로 판매되고 있는 pBluescript 같은 플라스미드는 전체의 염기서열이 알려져 있다. 따라서

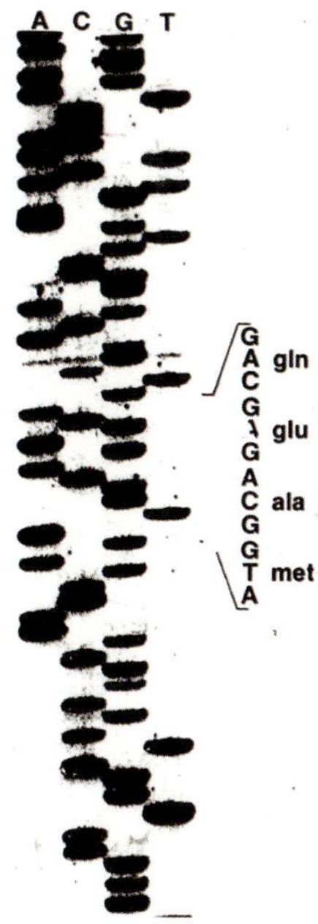

DNA 염기서열 결과 예시

MCS 부위에 염기서열을 결정하기 원하는 DNA를 클로닝한 다음 그 인접한 플라스미드의 염기서열에 준해서 primer를 만들면 된다.

최근에는 이러한 DNA 염기서열 결정 과정이 자동화되어 있다. 즉 primer에 방사성동위원소를 붙이는 대신 A, C, G, T 별로 서로 다른 색의 형광물질을 붙여놓고 이를 기계가 자동으로 읽어 나간다. 과거에 사람이 수동적으로 실험할 때에는 한번에 200~300 bp 정도 읽었던 것을 지금은 자동화의 덕분으로 하루에도 수천 bp씩 읽을 수 있을 정도로 빨라졌고 이것이 인간게놈프로젝트가 계획보다 앞당겨질 수 있었던 원동력이다.

mRNA의 순수분리

세포에는 다양한 종류의 RNA가 들어있지만 유전암호를 가지고 있는 오직 mRNA 뿐이다. 그리고 진핵세포의 mRNA는 인트론 등 유전자 분석에 필요하지 않은 부분이 모두 제거된 상태이므로 이를 조사하면 단백질의 1차 구조를 그대로 유추할 수 있다는 장점이 있다. 그렇기 때문에 많은 경우 mRNA만 따로 분리해내는 것을 선호하게 된다. 앞에서도 설명한 적이 있지만 방법을 다시 간단히 요약하면 다음과 같다. 우선 주사기 또는 컬럼(column)이라고 부르는 작은 원통을 준비하고 그 안에 인공합성한 poly(T) 또는 poly(U)를 가득 채워 넣는다. 그런 다

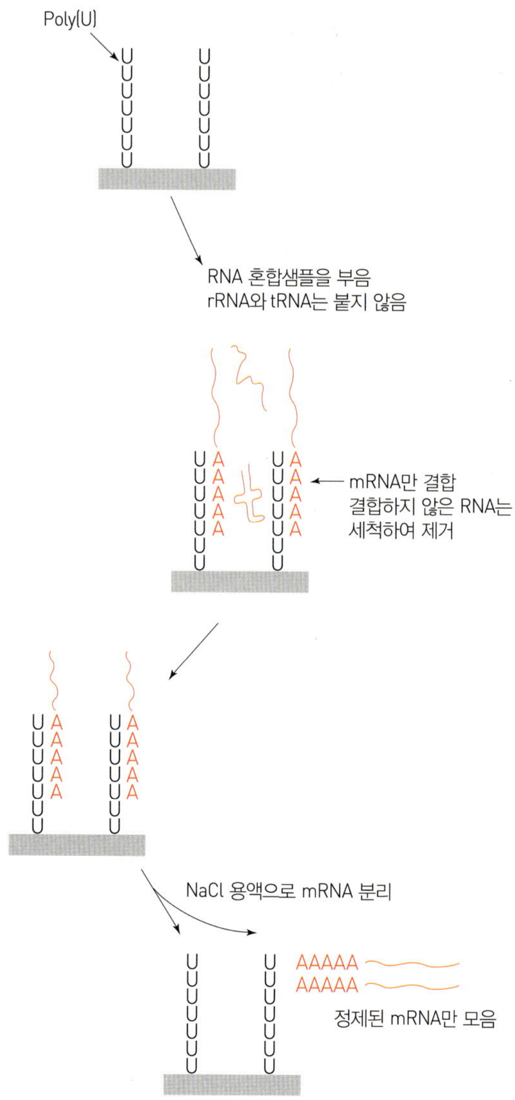

mRNA의 순수분리

음 세포 추출물을 밀도구배원심분리하여 RNA 혼합물을 얻고 이를 column의 위에서 부어준다. 이때 mRNA는 poly(A) tail이 있기 때문에 poly(T)나 poly(U)에 상보적 결합으로 달라붙지만 다른 RNA들은 모두 그대로 빠져나가 버리게 된다. 이제 column에 NaCl 용액을 처리하면 poly(A) tail과 poly(T), 또는 poly(A) tail과 poly(U)와의 결합이 풀리면서 mRNA만 따로 회수할 수 있다.

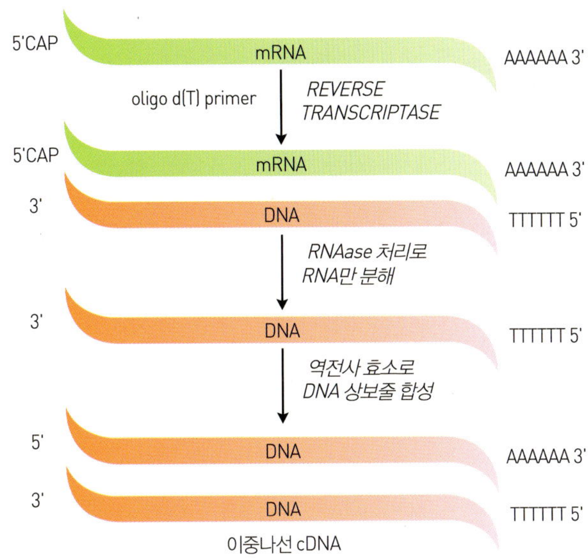

cDNA 합성

cDNA의 합성

mRNA를 순수하게 분리하였다면 이를 DNA로 바꾸어줄 필요가 있다. 대부분의 유전자 클로닝 기술은 DNA를 대상으로 하기 때문이다. RNA는 상대적으로 취급이 어렵고 안정성이 떨어져서 실험하기가 매우 어렵다. 먼저 mRNA의 poly(A) tail에 붙을 수 있는 약 17~20 bp 정도의 oligo d(T)를 인공합성하여 붙여준다. 그런 다음 mRNA를 주형으로 해서 역전사 시키면 외줄의 DNA가 합성된다. 물론 이때 사용하는 효소는 역전사효소(reverse transcriptase)이다. 합성은 상보적이지만 끝부분에 가서는 몇 개의 염기가 가속도에 의해 임의로 달라붙게 되고 이것이 구부러지면서 자체 primer 역할을 하게 된다. 그리고 이제 두 번째 DNA 가닥이 DNA polymerase에 의해 만들어진다. 다 만들어진 이중나선 DNA에 S1 nuclease 효소를 처리하면 외줄 부분은 사라지고 mRNA의 염기서열을 그대로 담고 있는 copy DNA가 완성된다. 이를 complementary DNA라고도 부르며 intron이 제거된 DNA이기에 유전자 연구에 유용하게 사용된다.

RFLP

인간의 DNA는 전체적으로 볼 때 기본 구조가 같지만 일부 염기서열은 각 사람의 얼굴이 조금씩 틀리듯 각기 차이가 있다. 이렇게 조금씩 다른 염기서열은 유전자의 기능에는 영향을 미치지 않으면서 그냥 다를 뿐이다. 그러나 이 차이 때문에 제한효소에 의해 잘리는 패턴이 달라지므로 전체 DNA를 제한효소를 자르면 그 결과 생기는 토막 또는 단편(fragment)들이 개인별로 조금씩 길이가 틀리게 된다. 이를 RFLP(Restriction fragment length polymorphism, 제한효소 절단분획 다형)라고 한다. RFLP는 보통 방사성동위원소로 표지한 DNA probe과 함께 사용된다. 때로는 PCR로 일정 부분만을 증폭한 뒤 RFLP를 실시할 수도 있다. RFLP는 법의학에서 개인 식별에도 활용할 수 있는데, 마치 지문처럼 개인별 차이를 보인다고 해서 DNA 지문(DNA fingerprint)이라고도 한다.

구체적인 방법은 다음과 같다. 조사 대상이 되는 세포에서 DNA를 추출하여, 전체 DNA 중 비교가 쉬운 일정한 부위를 PCR 기술로 수만 배 증폭시킨 후 제한효소로 잘라서 조각으로 만든다. 경우에 따라서는 제한효소로 자르는 대신 PCR primer를 특이하게 만들어 개인별로 다르게 증폭되는 결과를 확인하기도 한다. 어떠한 방법을 사용하든지 RFLP의 결과를 전기영동을 통해 확인하게 되면 DNA 단편들이 크기별로 분리되어 나타나게 된다. 이때 그 단편들이 서로 같은 패턴을 보인다면 동일인물의 DNA일 것이고, 그렇지 않고 서로 다른 패턴을 보인다면 다른 인물의 DNA일 것이다. 이는 앞에서 언급하였듯이 특정한 염기서열만을 자르는 제한효소의 성질과 개인별 염기서열의 차이를 이용한 것이다. RFLP는 간혹 미생물을 분류하거나 비슷한 종간의 차이를 구별하기 위한 방법으로도 이용이 된다.

DNA 표식자와 DNA 프로필

최근에 TV 등 다양한 매체에서 사용하는 용어를 보면 DNA fingerprinting보다 DNA 프로파일링(DNA profiling)이라는 말을 더 많이 사용하고 있다. DNA profiling은 DNA 표식자(marker)를 이용하여 개인 식별이나 유전자 지도 작성, 진화 유전학 분야 등에서 유용하게 사용되고 있다. DNA 표식자는 소위 위성 DNA(satellite DNA)라고 부르는 DNA 반복서열을 찾아내기 위해 고안된 것이다. 사람의 DNA 중 85% 이상이 intron이나 연결 DNA로서 별다른 기능이 없다는 것은 이미 알고 있는 사실이다. 게다가 이런 부위의 DNA는 종종 의미없는 염기서열이 반복되는 것이 특징이다. 그럼에도 불구하고 이런 의미없는 반복서열들이 사람마다 개수가 다른 점을 이용하여(copy 수의 차이) 반복서열에 해당하는 DNA probe를 만든 뒤 RFLP를 하듯 전체 DNA를 제한효소로 자르고 전기영동해서 이 탐침으로 조사하면 개인별로 특이한 패턴이 얻어진다.

VNTR 및 STR

사람의 DNA에는 앞서 말한 것처럼 반복되는 구조가 존재하는데, 이 전체 반복서열(repeated sequence)에서 개개의 반복단위(repeating unit)의 반복횟수가 사람에 따라 여러 형태로 나타나는 부분이 있다. 이때 반복단위의 염기서열이 대개 14~70 bp인 것을 VNTR(variable number of tandem repeats)이라 하고, 더 짧아서 2~7 bp인 것을 STR(short tandem repeats)이라고 부른다. VNTR이나 STR은 모두 일정한 중심염기서열이 반복되는 반복염기서열(repetive sequence)로써 그 반복 횟수가 사람마다 다른 길이의 다형성(polymorphism)이다. 따라서 이런 반복서열에 있어서의 다형성은 대립유전자의 수가 매우 많고 반복되는 중심서열의 종류도 다양하여 법의학적인 개인 식별에 중요한 표식자로써 이용된다. 또한 STR 같은 특정 염기의 반복은 세대를 거쳐 유전이 되기 때문에 유전자 감식을 이용한 친자 확인에 이용되기도 한다.

SNP

포스트게놈 시대에 주목받는 기술 중 하나는 SNP(single nucleotide polymorphism)을 찾아내어 질병에 걸릴 확률, 암 발생 빈도 등을 예측하는 것이다. 사람은 얼굴이 조금씩 다르듯이 유전자의 일부분이 차이를 보이게 마련이다. 이런 차이가 엑손에 있다면 돌연변이로 나타나겠지만 간혹 인트론이나 junk DNA에서 나타나기도 한다. 오랫동안 이런 DNA들은 유전암호를 가지고 있지 않기 때문에 중요성이 없다고 생각해 왔지만 최근에 들어 분석한 결과에 의하면 이 부분에서의 염기서열 차이가 때로는 질병의 빈도와 관련이 있다는 것이다. 이것이 바로 SNP이다. SNP는 개인적으로 차이가 있기 때문에 "단일염기다형성"이라고 번역을 한다. 그리고 이 차이로 인해 각종 질병에 걸릴 확률이 사람마다 다르다는 것이다. 벌써 여러 나라가 발빠르게 자국민의 SNP 차이를 분석 중에 있다. 그 나라 사람들에게 더 많이 발생하는 특정 질병에 대해 빠르게 진단하고 치료할 수 있는 길을 찾자는 것이다. 우리나라도 당뇨병, 고혈압, 위암, 간암과 관련된 SNP를 발굴하는 데에 정부 차원에서 주력하고 있다. SNP는 인종, 개인에 맞추어 진단하고 치료하는 맞춤의학의 효시라는 점에서 중요하다.

NGS와 DNA chip

NGS(next generation sequencing)은 과거에 십여 년 이상 걸려 완성해야 하던 인간게놈 조사를 불과 몇 주일 안에 가능하도록 만든 새로운 DNA sequencing 기술이다. 이 방법에 의하면 각 개인의 유전자 염기서열을 보다 빠르게 분석할 수 있으므로 표준서열과 비교함으로써 질병의 유무 등을 빠르고 정확하게 알아낼 수 있다. 그리고 이를 통해 개인별 맞춤 신약 등을 개발할 수 있는 기반이 된다. DNA chip은 분석하고자 하는 유전자를 작은 슬라이드 위에 모아 탐침으로 조사하는 기구이다. 그리고 그 결과를 통계 분석하여 특정 질병의 유무, 발병 가능성 등을 미리 조사할 수 있다.

유전자 재조합의 활용

앞에서 언급한 것과 같이 유전자 재조합을 통해 interferon이나 interleukin, insulin과 같은 의약품을 좀 더 쉽고 값싸게 대량으로 제조할 수 있다. 그 외에도 유전자 재조합의 기술을 한 단계 발전시켜 형질전환동물을 만들어냄으로써 인간에게 필요한 물질이나 장기 등을 얻어낼 수 있다. 식물에서는 유전자 재조합 기술을 형질전환식물을 얻거나 식물육종학에 이용하기도 한다. 또한 GMO라고 불리우는 유전자변형산물을 통해 식량문제의 해결책을 제시하기도 한다.

가장 큰 성취는 유전자 재조합 기술을 사람에게 직접 적용할 수 있게 되었다는 것이다. 유전자 치료가 바로 그것인데 고장난 유전자 대신에 건강한 유전자를 사람에게 직접 넣어주는 것이다. 다만 아직은 고장난 유전자를 그대로 둔 채로 건강한 유전자를 넣어주는 수준이지만 앞으로 기술이 더욱 발달하면 완전히 치환하는 단계까지 발전할 수 있을 것으로 기대한다.

유전공학이란 말 그대로 유전자를 목적에 따라 임의로 조작하는 생명과학의 한 분야를 말한다. 즉 유용한 유전자는 임의로 붙여주고 질병에 관련된 유전자는 잘라내어 버리는 과정을 통하여 목적에 맞는 유전자를 조작해내는 것이 유전공학의 핵심이라 할 수 있다. 유전자의 화학적 구조와 기능이 밝혀지고 난 후 유전학이 급속적으로 발전함에 따라 실질적으로 의학이나 농업, 산업에도 많이 이용되기 시작하였다. 이렇게 이론적인 유전학이 실생활에 응용되는 공학을 유전공학이라 한다. 유전자를 옮겨 주거나 바꾸어준다는 의미에서 유전자 치료는 유전공학을 사람에게 직접 응용한 사례라고도 할 수 있다.

유전공학을 처음으로 이용하게 된 사례로는 앞서 말한대로 insulin의 대량생산을 들 수 있다. 인체의 혈당량을 유지시켜주는 역할을 하는 insulin이 유전적인 결함으로 인해 제대로 분비되지 못하게 되는 경우가 있는데, 이러한 경우 잘 알려진 대로 당뇨병이 된다. 초기에는 동물의 췌장에서 insulin을 직접 추출하여 사용하는 방법밖에 없었기에 그 희소성과 비싼 가격 때문에 제대로 치료를 받지 못하고 죽는 환자가 다수였다. 그러나 1978년부터 유전공학을 이용하여 insulin 유전자를 대장균에 넣어 대량 생산할 수 있게 되었고, 상품화된 당뇨병 치료제가 "Humulin"이라는 이름으로 1983년 시판되기 시작하면서 유전공학이 의약 및 산업에 이용되는 시초가 되었다. 지금은 insulin뿐만 아니라 interferon 같은 항암제도 대량 생산하게 되어 유전적 질병을 치료하는 데 이용할 수 있게 되었다.

생각해봅시다

1. Polymerase chain reaction(PCR) 의 원리를 설명하시오.
2. PCR이 산업에 응용되는 예를 3가지만 설명하시오.
3. Sanger의 dideoxy chain termination에 의한 DNA sequencing 원리를 설명하시오.
4. DNA sequencing을 자동화 시킨 원리를 설명하시오.
5. Southern, northern, western방법들을 조사하고 이들을 서로 구별하시오.
6. mRNA를 분리하고 이로부터 cDNA를 합성하는 과정을 설명하시오.
7. RFLP에 대하여 설명하시오.

제 4 부

유전질환의 이해

제 12 장 유전성 질환

상염색체 우성 및 열성 유전질환의 특성을 이해하고, X-연관 열성질환과 X-연관 우성질환의 주요 특성을 설명한다. 멘델의 유전법칙과 일치하지 않는 유전질환(미토콘드리아 질환, UPD)을 소개한다. 가족에게 유전질환과 관련된 정보를 제공함에 있어 건강전문가들의 역할을 설명한다.

유전성 질환은 크게 3가지로 분류된다. (1) 단일 유전자 질환(멘델의 유전 법칙을 따름), (2) 염색체 질환(염색체의 구조적 결함), (3) 미토콘드리아 유전질환(멘델의 유전 법칙을 따르지 않는 질환)들이다.

단일 돌연변이 유전자에 의한 질환이나 염색체 이상에 의한 질환들은 거의 모두 유전적으로 결정된다. 단일 돌연변이 유전자는 멘델식 유전 방식에 의하여 유전되므로 그 병의 유전 양식, 즉 상염색체 우성(autosomal dominant), 상염색체 열성(autosomal recessive), 반성 유전(X-liked: 우성 또는 열성) 등을 밝힘으로써 알 수 있다.

세포질이나 미토콘드리아 유전은 흔하지 않은 유전 양식으로, 수정 때 정자의 미토콘드리아는 난자로 들어갈 수 없어 수정란은 미토콘드리아를 모성 배우자(maternal gamete)로부터만 받게 된다. 따라서 미토콘드리아 유전자의 변이에 의한 질환은 모계 유전 양식을 취하고, 이것은 멘델의 유전 법칙을 따르지 않는다. 오늘날 우리는 인간의 유전법칙이 Mendel이 생각했던 것보다 훨씬 더 복잡하다는 사실을 밝혀내었다. 여기서는 유전성 질환에 대해 살펴보기로 한다.

멘델의 유전 법칙

오스트리아의 성직자 Mendel은 유전자나 염색체에 관해 아무것도 알려진 것이 없는 1800년대 중반에, 완두콩을 이용하여 7년간 잡종실험을 계속한 끝에 유전과 관련된 몇 가지 법칙을 발견하였다.

멘델은 노란껍질 완두콩과 녹색껍질 완두콩을 혼성재배 했는데, 그 결과 뜻밖에도 모두 노란껍질 콩이 나온 것이었다. 얼른 보기에는 녹색 완두콩은 이런 결과에 아무런 영향을 미치지 않는 것으로 보였다. 그러나 멘델이 이 잡종 콩을 다시 교배했더니 3/4은 노란껍질 콩, 1/4은 녹색껍질 콩이 나왔다. 멘델은 자손에게서 좀 더 자주 표출되는 특성을 "우성(dominant)"이라 부르고, 그렇지 않은 것은 "열성(recessive)"이라 불렀다. 그리고 우성인자의 특성만 자손에게서 표출된다는 우성유전(dominant inheritance)의 법칙을 밝혀내었다.

부모는 염색체를 통해서 자손에게 유전정보를 전달한다. 염색체의 특정 부위에 어떤 특성(예를 들면, 머리카락의 색깔)이 서로 다른 표현(예를 들면, 검은색과 갈색)을 하게 되는 유전인자가 위치하는데, 이것을 대립유전자(alleles) 또는 대립형질이라고 부른다. 이 대립유전자에는 우성과 열성이 있다. 예를 들면, 사람의 머리카락 색깔은 검은색이 우성이고 갈색이 열성인데, 검은색과 갈색은 대립유전자인 것이다. 멘델의 완두콩 실험에서 노란색은 우성이고, 녹색은 열성인데, 노란색과 녹색은 대립유전자인 것이다. 일반적으로 우성인자는 알파벳의 대문자로 표현하고, 열성인자는 소문자로 표현한다.

인간은 한 특성에 관해 부모로부터 한 쌍의 대립유전자를 물려받게 된다. 만일 양쪽 부모에게서 동일한 대립유전자가 전달되면 동질접합(homozygous)이 이루어지고, 상이한 대립유전자가 전달되면 이질접합(heterozygous)이 이루어진다. 예를 들어, 아버지와 어머니 모두에게서 검은색 머리(B)의 대립유전자가 전달되면 자녀의 머리 색깔의 대립유전자는 BB로서 동질접합이다. 반면, 아버지로부터는 검은색(B)의 대립유전자를 물려받고, 어머니로부터는 갈색(b)의 대립유전자를 받게 되면 자녀의 머리 색깔의 대립유전자는 Bb로서 이질접합이 된다. 이질접합의 경우 단지 한 개의 대립유전자만 자녀의 특성에 영향을 미치는데, 이것을 우성인자라고 부른다. 영향을 미치지 않는 대립유전자는 열성인자라고 부른다.

머리 색깔은 우성유전의 한 예이다. 검은색 머리(B)의 대립유전자는 우성이고, 갈색 머리(b)의 대립유전자는 열성이다. 양쪽 부모로부터 모두 우성인자를 받은 경우(BB)와 한쪽 부모로부터는 우성인자를, 또 다른 쪽 부모로부터는 열성인자를 받은 경우(Bb)는 두 경우의 유전적 구성이 다를지라도 자녀의 머리 색깔은 검은색으로 표현된다. 반면, 양쪽 부모로부터 모두 열성인자를 물려받은 경우(bb)에는 열성 특성이 표현되어 자녀의 머리 색깔은 갈색으로 나타난다. 이것을 우성-열성 유전법칙(dominant-recessive inheritance)이라 부른다.

머리카락의 색깔처럼 우리 눈으로 관찰할 수 있는 특성을 표현형(phenotype)이라 부르고, 눈에는 보이지 않지만 특수한 유전자의 결합에 의한 유전소질을 인자형(genotype) 또는 유전자형이라 부른다. 인자형은 신장이나 체중, 지능 등이 어떻게 표현될 것인지에 대한 아동의 잠재력을 의미한다. 표현형은 신장이나 체중, 지능 등이 실제로 어떻게 표현되는가 하는 아동의 실제 모습과 행동을 의미한다. 표현형은 신장, 체중, 머리 색깔과 같은 신체적 특성뿐만 아니라 지능, 창의성, 성격과 같은 심리적 특성도 포함한다. 표현형은 인자형의 잠재력과 그 잠재력이 실현될 수 있는 범위를 설정해 주는 환경과의 상호작용에 의한 것이다. 예를 들면, 동일한 신장의 인자형을 가진 두 아동의 경우, 한 아이는 키가 크고, 다른 아이는 키가 작을 수 있다. 반면, 인자형이 다른 경우라도 표현형은 동일할 수 있다.

상염색체 우성 유전질환

일반적으로 정상 유전인자는 비정상 유전인자에 비해 우성이다. 즉, 대부분의 유전병은 열성인자에 의한 것으로, 우성인자에 의한 유전병은 매우 드물다. 우성인자에 의한 유전병의 경우, 보균이 가능한 열성인자에 의한 유전병의 경우와는 달리 반드시 발병하게 되어 있다. 그리고 발병하면 대개의 경우 자녀를 낳을 때까지 오래 살지 못하기 때문에 이 유전자 형질은 영원히 사라지게 된다. 이것이 우성인자에 의한 유전병이 드문 이유이다. 그러나 때로는 이 상황이 뒤바뀌어져서 비정상 특성이 우성인자에 의해 전달되는 경우가 있다. 헌팅턴병, 연골무형성증, 마르판증후군, 가족성 고콜레스테롤혈증이 그러한 경우이다.

1) 헌팅턴병

헌팅턴병(Hungtington's disease)은 드물게 발생하는 4번 염색체의 우성 유전질환으로 점진적으로 진행되는 치명적인 퇴행성 질환이다. 아동기, 청년기, 성인기까지는 별 문제가 없다가 중년기가 되면서 신경세포가 손상되기 시작해 환각, 망상, 우울증, 성격변화를 포함한 정신 장애와 근육이 무력해지는 운동기능 장애가 나타난다. 헌팅턴병 환자는 팔다리를 흐느적거리며 걷기 때문에 마치 춤을 추는 것과 같다하여 헌팅턴 무도병이라고도 부른다. 자손의 50%에 유전된다.

① 병태생리

염색체 4번 장완 결함에 의해 발생하는 상염색체 우성 유전 질환으로 부계에서 유전되는 경우 질병이 더 잘 발현한다.

② 증상

무도성 운동이 가장 특징적인데, 얼굴과 상지에서 서서히 시작하여 얼굴을 찡그리고, 상지가 뒤틀리며, 시간이 지나면서 몸통과 사지가 더욱 심하게 뒤틀리며, 춤추는 듯이 걷는다. 헌팅턴병의 진단은 질병의 가족력과 임상 증상에 기초해 내려진다. 이 질환의 3대 특성은 우성 유전, 춤추는 듯한 움직임, 치매이다. 헌팅턴병은 평균 15년 정도에 걸쳐 서서히 진행되지만 점차로 신체적, 정신적으로 자신을 돌볼 수 없게 되고, 걷는 것이 불가능하고 음식물을 삼키지도 못하며, 인지적 기능을 완전히 상실하게 되어 결국에는 사망하게 된다.

③ 치료

헌팅턴병은 대증적으로 관리한다. 발병 후 15년 내에 상태가 악화되고 폐렴, 패혈증, 심질환과 같은 합병증으로 사망한다. 헌팅턴병은 춤추는 듯한 움직임 때문에 손상의 위험이 크기 때문에 신체 손상을 예방하는 간호가 필요하다.

2) 마르판 증후군

① 병태생리

염색체 15번의 장완에 있는 fibrillin 유전자 결함에 의해서 발생되며, 상염색체 우성으로 유전되지만, 새로운 돌연변이에 의하여 산발적으로 발생하기도 한다.

② 증상

골격, 심장, 눈 등 중간엽 조직의 형성 장애를 초래하고, 이환된 아동의 사지는 가늘고 길어 거미손(spider fingers)처럼 보인다. 치골로부터 발바닥까지의 길이가 치골로부터 두정까지의 길이보다 긴 것이 특징이며, 양팔의 길이가 키보다 크다. 긴머리증(dolichocephaly), 뺨 저형성, 안구 함몰, 하악후퇴증, 아래로 처진 안검열을 가지는 비정상적인 얼굴 모양을 한다.

근육은 이완되어 있고, 관절은 신전이 심하다. 가장 흔한 눈의 장애는 수정체가 전위되는 것이고, 고도의 근시가 발생한다.

대동맥과 폐동맥의 혈관 중막이 선천적으로 약하여 대동맥의 확대, 대동맥 판막과 승모 판막 부전증, 중격 결손, 그리고 대동맥 내막의 탄력 섬유의 균열로 박리 동맥류가 생겨서 합병증으로 사망할 수 있다. 흉곽의 이상, 척추 후만증이 나타날 수 있다.

③ 치료

과대 성장을 막기 위하여 사춘기에 호르몬 치료를 시행할 수 있다. 대동맥확장증은 β-아드레날린 차단제로 심장 부담을 줄일 수 있다. 심장내막염을 예방하기 위해 치과 치료나 외과적 처치를 할 때 항생제를 예방적으로 투여한다.

상염색체 열성 유전질환

건강해 보이는 사람도 열성인자에 의한 질병의 보유자일 수 있다. 열성인자에 의한 유전성 질환은 양쪽 부모로부터 같은 열성인자를 물려받은 경우에만 나타난다. 예를 들어, 한쪽 부모만 결함이 있는 열성인자를 갖고 있는 때에는 자녀에게서는 그 결함이 나타나지 않는다. 그러나 그 자녀들의 자녀는 그 결함을 나타낼 수도 있고 보유자일 수도 있는 확률이 반반이다.

친척끼리 결혼하는 근친혼은 혈통을 보존한다는 의도에서 옛 왕조시대에 흔히 있는 일이었다. 그러나 오늘날에는 근친혼을 지양하고 있다. 그 이유는 같은 조상으로부터 물려받았을지도 모르는 열성인자로 인한 유전병을 줄이기 위한 것이다. 우리 전통사회에서 행해졌던 '백리 밖의 결혼', '동성동본금혼'과 같은 결혼관행들도 열성인자끼리의 결합을 방지하고, 건강한 자녀를 출산하고자 하는 우생학적 목적에 근거한 것이다.

1) 낭포성 섬유증

낭포성 섬유증(Cystic Fibrosis)은 점액, 침, 땀을 생산하는 선(gland)에 이상이 생겨 신체가 너무 많은 점액을 만들어내고, 이것이 폐, 간, 췌장 등의 소화기관에 쌓이게 된다. 낭포성 섬유증 환자는 호흡기 질환에 잘 걸리고, 땀에 염분이 지나치게 많아 쉽게 탈수현상을 일으킨다. 새로운 항생물질의 발견으로 낭포성 섬유증 환자의 수명이 10년 정도 연장되었는데, 이들의 평균 예상 수명은 30세 정도이다.

선천성 대사 이상 장애

1) 페닐케톤뇨증

페닐케톤뇨증(phenyldetonuria, PKU)은 가장 대표적인 아미노산 장애이다. 빈도는 전 세계적으로 12,000명 당 1명으로 추정되나 발생률은 인종과 민족에 따라 상당한 차이가 있다. 가장 높은 발생을 보이는 곳은 북유럽과 미국의 백인이며 아프리카, 유태인, 일본 지역은 발생률이 낮다.

① 병태생리

페닐알라닌(phenylalanine)은 성장을 위해 필요한 필수 아미노산이며, phenylalanine hydroxylase라는 효소에 의해 정상 대사과정에서 티로신(tyrosine)으로 전환된다. PKU를 가진 신생아는 효소 활성의 선천적인 결핍으로 이런 전환 능력이 결여되어 혈액 속에 phenylalanine이 축적된다. Phenylalanine은 tyrosine으로 전환되지 못하고, 비정상 대사산물인 phenylpyruvic acid과

필수 아미노산과 비필수 아미노산

필수 아미노산	비필수 아미노산	기타
인간의 체내에서는 합성할 수 없어 아미노산 식품에서 섭취해야 함	체내에서 합성할 수 있는 아미노산	기타 아미노산 단백질
트립토판 리신 페닐알라닌 발린/류신/이소류신 트레오닌 메티오닌 히스티딘	글리신 세린 글루타민 프롤린 티로신 시스테인(시스틴) 알라닌 아스파르트산 아르기닌	콜라겐 타우린 카리니틴 렉틴 글루타민산 카제인 락토페린

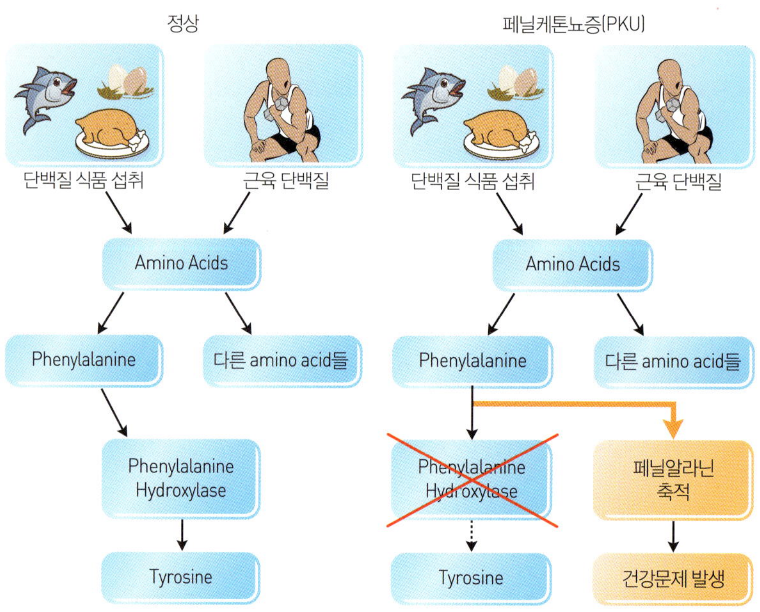

페닐케톤뇨증의 발생기전

phenylacetic acid라는 물질을 생성하여 소변으로 배출된다. 이런 phenylalanine과 비정상적인 대사산물이 뇌에 지나치게 축적되면 진행성 정신지체를 나타낸다. 또한 tyrosine은 멜라닌 색소를 합성하고 갑상선 호르몬 생성, epinephrine합성에 관여하는데, PKU 신생아는 tyrosine의 결핍으로 멜라닌 색소 결핍 증상을 나타낸다.

② 증상

Tyrosine은 멜라닌 색소 생성, epinephrine, 갑상선 호르몬 합성에 필요하다. phenylalanine이

tyrosine으로 전환되지 못하면 색소 침착 결여로 금발의 머리, 푸른 눈 등의 외모를 가지게 된다. 치료하지 않으면 영아는 영양실조가 되고 발진, 습진 등이 나타난다. 생후 6개월 이후 예측 불가능한 이상 행동을 보이는데 깜짝 놀라거나 소리를 지르거나 머리를 부딪치는 등의 정신분열증적인 증상을 보인다. 불안정, 경련, 지남력 장애, 자극에 대한 반응 결여 등 중추신경계 질환에서 나타나는 증상을 나타낸다. 정신지체와 발달지연을 나타내는 행동 양상을 보이게 되는데 운동발달 지연, 언어 발달 지연, 사회성 발달 저하 등 전반적인 성장 발달이 지연된다. 소변과 땀에서는 phenylacetic acid에 의해 곰팡이 냄새가 난다. 치료받지 못한 아동의 약 80%가 비정상적인 뇌파검사 결과를 보인다.

③ 검사

- **Guthrie test**: 혈중 페닐알라닌의 농도를 측정하는 검사로 발뒤꿈치에서 혈액을 채취해 검사한다. 빠르면 생후 24시간 이내에 검사할 수 있으나 모유나 조제유의 수유를 시작한 후인 생후 72시간 이후에 하는 것이 바람직하다. 페닐알라닌은 우유에서 발견되며 이것의 대사산물은 수유를 시작한 후 증가하기 시작하므로 대사산물의 혈중 농도가 상승되기 전에 검사를 하면 진단이 어렵다. 따라서 생후 24시간 이내에 검사를 한 경우 생후 10~14일에 반복검사를 실시하고, 생후 1~2개월에 소변 및 혈액검사를 통해 확진한다. Guthrie test가 생후 3~4일에 시행되었을 때 phenylalanine 수치가 4~6 mg/dL 이면 추정 양성으로 의심할 수 있으나 이 경우에도 단지 20~30명 중 1명만이 진짜 양성이다. 생후 1~2개월에 혈중 페닐알라닌이 10 mg/dL 이상이면 확진한다.
- **소변검사**: 소변 내에 phenylpyruvic acid가 존재하면 10% 염화제2철($FeCl3$)과 반응하여 녹색 침전을 형성한다. 생후 6주경에 방금 젖은 기저귀에 test stick을 눌러보아 색깔을 확인한다. 녹색을 보이면 양성 반응으로 페닐케톤뇨증으로 진단할 수 있다.

④ 치료 및 간호

- **phenylalanine 섭취 제한**: phenylalanine 함유량이 낮은 특수 조제분유 제제 즉, Lofenalac, Phenyl-Free, PKU1, PKU2 등의 제품을 먹인다. Lofenalac은 페닐알라닌을 0.4% 함유하고 무기질과 비타민을 함유한 균형 잡힌 조제유이다. 모유는 페닐알라닌을 적게 함유하므로 혈중 농도를 확인해가면서 모유만 먹이든지 분유와 같이 먹이든지 할 수 있다. 생후 3개월 전에 치료가 시작되면 뇌손상을 최소화할 수 있다. 일생동안 혈중 페닐알라닌 농도를 8 mg/dL 이하로 유지할 것을 권고한다. 페닐케톤뇨증 임부가 임신 중에 저페닐알라닌 식이를 먹지 않았을 경우 정신지체 아동이 태어날 확률이 95%로 보고되고 있으며, 또한 임신이 되기 몇 달 전부터 저페닐알라닌 식이를 권고하고 있다.
- **성장에 필요한 phenylalanine의 공급**: 페닐알라닌은 필수 아미노산으로 조직의 성장과 회

복을 위해 반드시 식이를 통해 제공해야 하는 단백질이다. 따라서 혈중 농도를 확인해가면서 아동의 성장에 요구되는 적절한 페닐알라닌이 공급되어야 성장장애, 빈혈, 저단백혈증을 예방할 수 있다.

가족에게 식이요법에 대해 교육한다. 고기, 생선, 닭고기, 우유, 유제품에는 페닐알라닌이 많이 함유되어 있으므로 과일, 채소, 곡류, 빵 등을 먹도록 한다. 6세까지는 페닐알라닌 혈중 농도를 8 mg/dL 전후로 유지하고 그 이후부터 사춘기까지는 8~10 mg/dL로 유지시키는 것이 바람직하다. 다른 유전질환에서와 마찬가지로 가족에게 유전상담과 추후관리가 시행되어야 한다.

2) 갈락토스혈증

갈락토스혈증(galactosemia)은 갈락토스 분해효소의 결핍으로 탄수화물 대사 장애를 야기하는 유전질환이다. 상염색체 열성으로 유전되며 발생빈도는 출생아 50,000~100,000명 중 1명이다.

① 병태생리

간세포 내에서 정상적으로 갈락토스(galactose)와 락토스(lactose)는 포도당(glucose)으로 전환된다. 갈락토스혈증에서는 갈락토스 분해효소인 galactose-1-phosphate uridyltransferase의 결핍 혹은 galactokinase의 결여로 전환 경로의 첫 단계가 결여된다. 인체는 galactose와 lactose를 사용할 수 없기 때문에 체내에 galactose와 그 대사산물인 galactose-1-phosphate가 각 장기에 축적되어 증상이 나타난다.

② 증상

유제품 섭취나 모유수유직후 구토를 동반하며 설사, 영양실조, 간비대, 황달, 성장발달 지연, 수유곤란, 보챔, 기면 증상을 보인다. 또한 이런 증상들은 신생아기에 빈혈, 패혈증 등을 야기한다. 신생아기에 진단받지 못하거나 치료하지 않아 혈액 속 galactose의 농도가 증가하면, 뇌 손상, 간 손상, 신장 손상, 눈의 손상으로 정신지체, 간경변, galactosuria, 아미노산뇨, 백내장 등을 보이고 결국은 간 경변으로 사망할 수 있다.

③ 검사

- Beutler test: 결손효소를 측정하는 방법으로 혈중 galactose와 그 대사산물인 galactose-a-phosphate가 증가된다. 신생아 선별검사에서 galactose 1-phosphate uridyltransferase에 대한 효소분석(enzyme essay)을 포함시킨다고 해도 갈락토스혈증이 galactokinase 효소의 결핍에 의해 야기된다면 발견하기 어려울 수 있다.

④ 치료 및 간호

갈락토스를 제거한 식이요법(galactose-free diet)이다. 조기에 진단되어야 하며 임상 증상으로 이 질환이 의심되면 곧바로 갈락토스가 함유되지 않은 유당제거 특수분유를 먹이도록 한다. 갈락토스가 없는 식이는 Nutramigen, 고기 제제, 콩 제제이다. 우유, 치즈, 버터 등 일반적인 유제품이나 우유가 함유된 모든 식품들은 엄격히 제한해야 하며, 영아가 성장함에 따라 부모에게 우유와 유제품을 피하도록 하고, 건조시킨 우유를 포함한 어떤 식품도 먹이지 않도록 교육한다. 정신지체는 조기 진단과 계속적인 식이 관리에 의해 예방할 수 있다.

3) 테이삭스병

테이-삭스병(Tay-Sachs disease)는 유태인(Ashkenazi 유태인)에게 주로 발생하는 유전성 대사질환으로, 지질의 축적으로 인해 중추신경계의 점진적인 파괴를 유발하는 지질침착질환(lysosomal storage disorder)이다.

1881년 영국의 안과의사 Warren Tay에 의해 처음으로 소개되었고, 몇 년 후 미국의 신경과 의사 Bernard Sachs에 의해 Tay-Sachs disease라 명명되었으며, 대부분의 환자가 동유럽의 유태인에서 나타나는 것으로 알려지게 되었다.

발생빈도는 확실하진 않지만 일반적으로 300,000명 중 1명이고, Ashkenazi 유태인에서는 3,600명 중 1명으로 나타난다. 남녀의 차이는 없으며, Ashkenazi 유태인과 프랑스-캐나다의 혼혈인에게 주로 발생된다. 테이삭스병은 출생 시에는 정상으로 보이지만 6개월부터 발달지체 현상을 보이고, 대개 초등학교에 입학하기 전에 사망한다.

① 병태생리

상염색체 열성으로 유전되며, 지질대사에 있어 중요한 분해 효소인 hexosaminidase A의 결핍으로 인해 중추신경계에 GM2 gangliodise가 축적되고, 신경계의 퇴화로 진행된다. 테이-삭스병은 3가지 유형으로 나눌 수 있는데, 제1형(Infantile)은 효소가 전혀 없는 경우로, 유아기에 증상이 나타나며 가장 보편적이고, 제2형(Juvenile)과 제3형(Adult)은 효소의 부분적인 결핍으로 소아기에서 성인기에 걸쳐 증상이 나타난다.

② 증상

- 제1형(Infantile): 출생 시에는 정상이며, 생후 3~6개월에 발병하여 빠른 속도로 진행되어 2~4세에 사망한다. 중추신경계 증상으로 점진적인 근긴장도 저하와 운동신경의 약화가 나타나고 여러 형태의 발작이 나타난다. 안과적 문제로 안구진탕, 시선이 고정되고 한 곳을 응시하며 특징적인 눈의 붉은 반점(cherry red spot)이 나타나고 12~18개월경 실명할 수 있다.

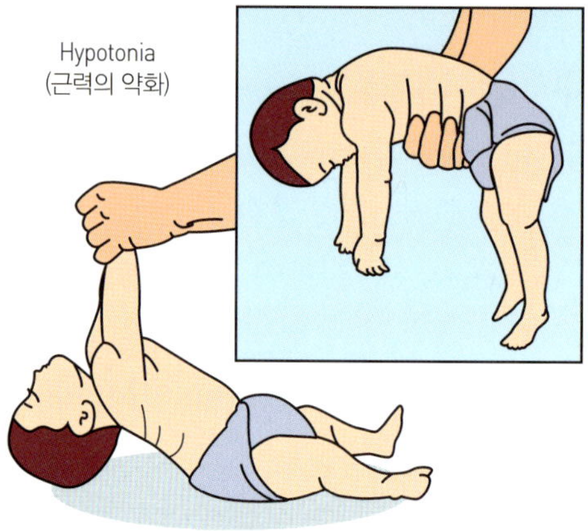

근력의 약화

- **제2형(Juvenile)**: 2~6세에 발병하고, 5~15세경 사망한다. 중추신경계 증상으로 진행성 운동실조, 치매, 발작이 나타나고, 안과적 문제로 색소성망막염이 나타난다.
- **제3형(Adult)**: 청소년기에서 30대 중반에 증상이 나타나고, 개인마다 증상이 다양하게 발현되며, 시간이 지남에 따라 증상이 나빠진다. 처음에는 기분의 변화나 재치가 없어지는 등의 난해한 증상을 보이다가 점차 신경학적 증상으로 근력의 약화, 떨림, 경련, 운동조정 능력 부족과 함께 인격 장애가 나타난다.

③ 진단

테이-삭스병은 가족력과 임상 증상을 고려하여 진단할 수 있다. 배양된 피부조직과 혈액(백혈구)에서 hexosaminidase A 효소가 배출된다.

④ 치료 및 간호

특별한 치료는 없고, 환자와 가족에 대한 가능한 지지적인 치료방법이 적용된다.

4) 선천성 부신 증식증

부신피질에서 안드로겐의 과다분비에 의해 일어나는 질환들은 선천성 부신 증식증(congenital adrenal hyperplasia, CAH), 부신성기 증후군(adrenogenital syndrome, AGS), 선천성 부신피질 과형성증(congenital adrenocortical hyperplasia, CAH) 등으로 다양하게 알려져 있다. 부신선의 과기능의 원인은 다양하며, 아동에서 가장 흔한 원인은 선천성 부신성기 과형성증(CAH)인데, cortisol의 생합성을 위하여 필요한 여러 가지 효소들의 선천성 결핍에 의한다. CAH는 상염색체 열성으로 유전되거나 종양 혹은 산모가 부신피질 호르몬을 복용하여 일어날 수 있다.

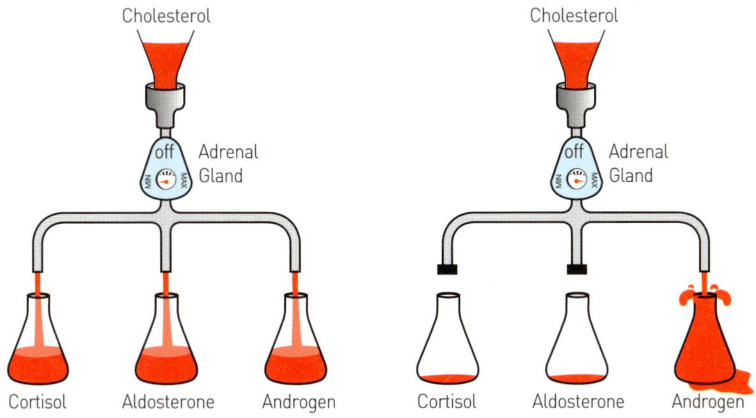

부신피질의 Androgen 과다 분비

① 병태생리

태생기 동안 cortisol의 생합성 장애는 부신선의 과형성을 자극하여 부신피질 호르몬의 생산을 증가시키는 결과를 초래한다. cortisol 전구물질과 안드로겐 분비의 양적인 증가는 효소 결핍으로 일어난다. 생화학적 결핍에는 6가지 중요한 형이 있는데, 안드로겐의 생산과다로 여아

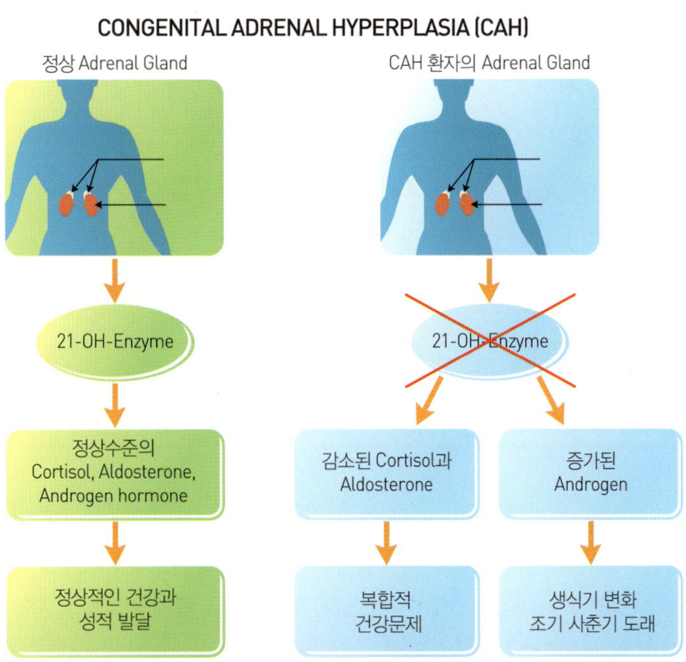

선천성 부신피질 과형성증의 병태생리

에서는 불명확한 여아 생식기와 남아에서는 생식기의 조기발육이 일어나는 원인이 된다.

남아, 여아 모두에서 길이 성장이 촉진되어 골단 폐쇄가 조기에 나타나 결국에는 작은 키가 된다. CAH의 다른 형태는 안드로겐의 과잉생산에서 오는 결과는 아니나 다양한 정도의 저알도스테론증 혹은 고알도스테론증 등의 원인이 된다.

생화학적 결핍의 대부분은 21-hydroxylase의 부분 혹은 완전 결핍이다. 부분 결핍의 경우 Na을 보존하기 위해 충분한 aldosterone이 생성되고, 부신피질 부전의 징후를 막기 위해 적절한 cortisol이 생산된다. 완전 결핍 혹은 염분 소실형의 경우는 aldosterone과 cortisol이 불충분하게 생산된다. 그래서 mineralocorticoids와 glucocorticoids를 즉각적으로 대체하지 않으면 순환성 허탈이 발생한다.

② 증상

임상 증상은 초기에 신생아의 성의 결정을 어렵게 하는 선천성 기형, 부신기능 부전이나 고혈압의 징후와 증상에 기초를 둔다.

③ 진단

결정적 진단은 선천성 부신성기 과형성의 대부분에서 17-ketosteroid치가 상승되는 것을 증명하여 확진한다. 혈액의 전해질은 Na와 Cl의 감소와 K 증가를 나타낸다. 성별 구분을 위하여 핵형분석은 불명확한 생식기의 어느 경우에서도 항상 실시할 수 있다.

④ 치료 및 간호

초기의 의료적 행위는 진단의 확인과 유전자형에 따른 아기의 성별 결정이다. 양쪽 성 모두에서 cortisone을 부신피질 자극 호르몬의 비정상적인 과다 분비를 억제하도록 투여한다. cortisone은 뇌하수체 전엽의 부신피질 자극 호르몬의 분비를 억제한다. 그러므로 부신피질 호르몬의 분비를 감소하여 진행 중인 남성화 현상을 억제한다.

여아에서 남성화 현상의 징후 및 증상이 점진적으로 사라지고 초기의 과도한 수직적 성장은

부신성기 과형성증의 임상 증상

- 여아 : 남성화, 음핵 비대(작은 음경처럼 보인다), 음순융합(음낭과 비슷한 낭과 같은 구조), 보통 융합된 음순에 의하여 폐쇄된 질 구멍
- 남아 : 생식기 조기 발육, 생식기 비대(조발성 내성기 체구증), 빈번한 발기
- 치료 안 된 상태 : 성적 조숙, 외성기의 비대, 겨드랑이, 치골, 얼굴, 등의 털의 발달, 저음의 목소리, 여드름, 근조직의 현저한 증가(성인 남성으로의 신체적인 변화), 선형적 성장의 가속화, 조기 골단폐쇄(사춘기 말에 작은 키), 여아에서 유방발육 없음, 남아에서 고환은 작은 상태로 유지됨

감소된다. 사춘기는 적절한 시기에 정상적으로 나타난다. 이러한 아동은 스트레스 시에 cortisol 생산을 할 수 없으므로 감염, 발열, 혹은 다른 스트레스 동안 용량을 증가시킬 필요가 있다.

갑작스러운 응급상황인 경우는 즉시 정맥 혹은 근육으로 주입한다. 염류손실형 CAH 환아는 식염과 aldosterone 대체물의 공급이 요구된다. 여성의 치료는 남성화의 정도에 따라 다른데 음핵의 크기의 감소, 음순 분리, 질구의 성형 등 재형성술이 필요할 수 있다. 이것은 신체적으로 수술에 견딜 수 있는 영아기 이후 실시할 수 있고 되도록 빨리 아동이 비정상적인 생식기를 알지 못하는 연령에 실시한다. 일반적으로 성형수술은 단계적으로 시행되며 훌륭한 외모적 결과를 나타낸다. 불행하게도 CAH를 가진 대부분의 아동들은 출생 즉시 진단, 치료되지 않으므로 그들의 유전적 성과 일치하지 않는데 의문을 가질 수 있다.

일부의 경우 여아가 남성화된 성기를 가진 경우 남아로 성 결정을 내리기도 한다. 이러한 상황에서는 배정된 성과 유전자 표현형이 일치하도록 아동을 남아로 계속 양육시키는 것이 바람직하다. 수직적 성장과 초기의 남성적 사춘기 변화를 가져오기 위하여 호르몬 대체가 요구된다. 수술은 보통 여성기관의 제거와 만족할 만한 성적 관계를 위한 음경의 재구성을 위하여 실시된다. 이러한 경우 수정 능력은 없다. 남아는 보통 남성화 현상이 나타나는 초기 청소년기까지 진단이 지연된다.

3) 적혈구성 빈혈

적혈구성 빈혈(Sickle-cell Anemia)은 주로 아프리카인들에게서 발견되는 유전병이다. 다른 지역에서보다 아프리카에서 이 병의 발병률이 높은 이유는 아프리카에는 말라리아가 빈발하는데, 적혈구성 빈혈 보균자는 말라리아에 잘 걸리지 않기 때문이다. 바꾸어 말하면, 말라리아에 대한 면역력은 적혈구성 빈혈 보균자라는 불이익을 능가하는 유전학적 이점이 있다는 것이다.

일반적으로 적혈구는 원반모양이지만 적혈구성 빈혈의 경우 그 모양이 낫(sickle)과 비슷하

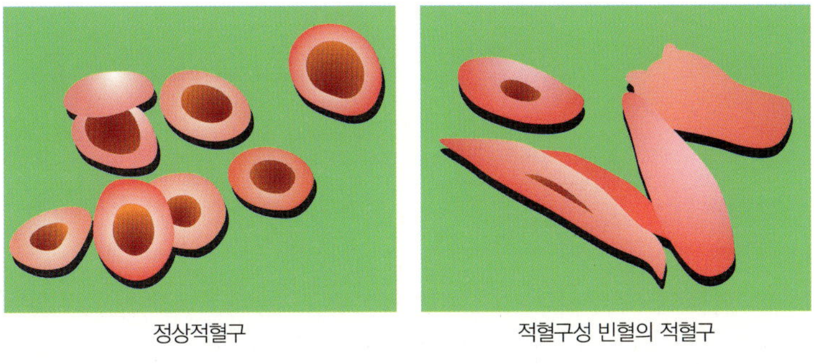

정상 적혈구와 적혈구성 빈혈의 적혈구

다. 적혈구 속의 비정상적 헤모글로빈이 적혈구의 모양을 변형시킨 것이다. 이 모양의 적혈구는 정상 적혈구보다 수명이 짧기 때문에 적혈구의 수가 모자라 빈혈의 원인이 되고, 신체로 산소를 운반하지 못하기 때문에 목숨을 잃게 된다. 적혈구성 빈혈이 있는 경우 아동기에 심장병이나 신장병으로 죽게 되고, 특히 폐렴이나 호흡기 질환에 걸리기 쉽다.

생각해봅시다

1. 멘델의 법칙을 따르는 유전질환을 3개만 찾아서 설명하시오.
2. 헌팅턴병의 유전자를 밝히기 위한 역사적 노력에 대해 조사해 보시오.
3. 낭포성 섬유증(cystic fibrosis)의 증상들을 말해 보시오.
4. 페닐케톤뇨증(PKU)을 가진 신생아에 대한 적절한 조치 방법을 말하시오.
5. Beutler test란 어떤 것인지 설명하시오.
6. 특정한 인종에만 나타나는 유전질환의 예를 들어 보시오.
7. 동남아시아 지역에 유난히 적혈구성 빈혈 환자가 많은 이유를 말하시오.

제 13 장 반성유전에 의한 질환

상염색체가 아닌 성염색체에 위치한 유전자에 의한 세대간 물림을 반성유전이라 부른다. 반성유전에 의한 유전질환들의 병리학적 특성과 증상들에 대해 알아보기로 한다.

X-linked 유전질환

인간의 어떤 특성은 성염색체에 위치해 있는 유전인자에 의해 결정되는데, 이것을 반성유전(sex-linked inheritance)이라고 한다. 반성유전의 대부분은 X 염색체에 들어 있는 열성인자에 의한 것이다. 적색과 녹색을 구별 못하는 색맹은 반성유전의 한 예이다. 여성의 성염색체는 XX이고 남성의 성염색체는 XY이다. 만약 남성의 X 염색체가 색맹의 열성인자를 갖고 있다면 이 남성은 색맹으로 판명될 것이다. 왜냐하면 남성의 Y 염색체에는 색맹의 대립유전자를 수정해 줄 유전인자가 없기 때문이다. 반면 X 염색체가 두 개인 여성의 경우 하나의 X 염색체에 색맹 유전자가 들어 있다 하더라고 색맹이 되지 않는다. 왜냐하면 다른 한쪽의 X 염색체가 정상이라면 우성인 정상 유전자가 색맹 유전자보다 우세할 것이기 때문이다. 따라서 여성의 경우는 두 개의 X 염색체가 모두 색맹유전자를 갖고 있지 않다면 색맹이 도지 않는다.

그 외 반성유전의 예로는 혈액이 응고되지 않는 병인 혈우병, 근육이 점점 위축되는 병인 근위축증, 망막의 능력이 감퇴하여 밤에는 물건을 식별하지 못하는 증상인 야맹증 등이 있다.

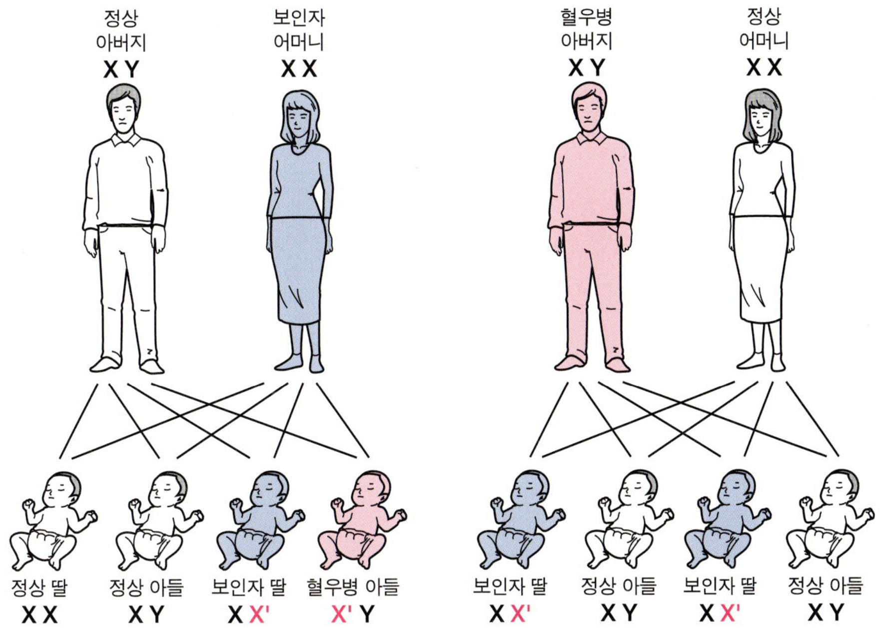

혈우병의 유전 양식

1) 혈우병

혈우병은 혈액응고 인자의 유전적 결핍으로 발생하는 질환으로 가장 흔한 유형은 혈우병 A(classic hemophilia, Ⅷ인자 결핍증)와 혈우병 B(Ⅸ인자 결핍증)이다. 그 외 Ⅺ 응고인자 장애로 생기는 C형 혈우병은 상염색체 열성으로 유전된다. C형 혈우병은 매우 드물며 A형과 B형 혈우병보다 증상이 경하다.

① 병태생리

혈우병(Hemophilia)의 약 80%는 성 연관(X-linked, Xq28) 열성유전으로 남성에게 발병하며 유성의 경우는 보인자가 되거나 태아상태에서 사망하는 경우가 많다. 혈우병의 20~30%는 가족력 없이 자연 돌연변이로 발생기도 한다. 발생 빈도는 출생 남아 7,000~10,000명당 1명 정도이다.

② 증상

주된 증상은 멍, 잦은 코피 및 사춘기의 월경과다 등이다. 관절은 출혈로 붓고 통증이 생기며, 위장관이나 비뇨기계에서도 출혈이 일어나서 소변이나 대변에 혈액이 섞여 나올 수 있다. 또한 베인 상처나 발치, 수술한 부위에서 출혈이 쉽게 멈추지 않는다.

가장 특징적인 출혈은 혈관절증(hemarthrosis)으로 무릎, 발목, 팔꿈치에 흔하게 나타난다. 출혈 초기에는 관절이 붓고 열감이 있으며 통증을 호소한다. 출혈이 반복되면서 만성화되면 관절 변형과 장애를 초래한다.

③ 진단

응고검사(혈소판 수, 출혈시간, PT, aPTT) 및 Ⅷ, Ⅸ 응고인자의 결핍을 확인한다. 응고시간과 활성화 부분 트롬빈플라스틴 시간(activated partial thromboplastin time, aPTT)가 정상치보다 2~3배 연장된다.

④ 치료 및 간호

혈우병의 치료는 우선적으로 출혈이 생기지 않도록 외상을 예방하고 부족한 응고인자를 보충해주어야 한다. 중증 혈우병 환자의 치료에는 출혈 즉시 부족한 응고인자를 채워주는 보충요법과 혈우병성 혈관절증의 발생을 늦추거나 막는 유지요법이 있다. 세계보건기구는 모든 출혈을 막고 만성적인 혈관절증을 막기 위한 최선의 방법으로 일 년에 46주 이상 응고인자를 보충하는 유지요법을 권고하고 있다.

최신의 치료로 유전자 치료가 시도되고 있는데, 생체 내 유전자 운반이나 유전조작 세포(gene-engineered cell)의 헤르페스 재이식을 통해 유전자를 운반하여 Ⅷ, Ⅸ인자 단백을 분비하도록 하는 유전자 치료법이 연구 진행 중에 있다.

2) 근이염양종(Duchenne muscular dystrophy)

근이영양증은 아동기에 가장 광범위하게 나타나는 근육의 발육이상질환으로, 근섬유가 퇴행함에 따라 운동부전과 기형을 유발하는 진행성 질환이다.

① 병태생리

근이영양증은 다양한 유전방식으로 전달된다. 반성 열성유전을 하는 듀시엔느형 근이영양증은 남아에게만 나타나고, 여아는 보인자로 다음 세대의 아들에게 질병을 전달한다. 듀시엔느형 근이영양증의 발생 빈도는 3,000~5,000명당 1명 정도로 근이영양증 중에서 가장 많다.

근이영양증을 유발하는 유전인자의 변화는 골격긴 단백질인 디스트로핀(dystrophin)의 형성장애로 나타난다. 디스트로핀은 근세포막을 안정시키고 보강하는 작용을 한다. 디스트로핀이 결핍되면 세포 내로 유입된 Ca++에 의해 단백효소가 근육구조 내의 단백질을 분해하여 근육세포의 재생을 방해한다. 이렇게 재생된 근섬유는 작고 비효율적이어서 수축과 이완을 잘 할 수 없다.

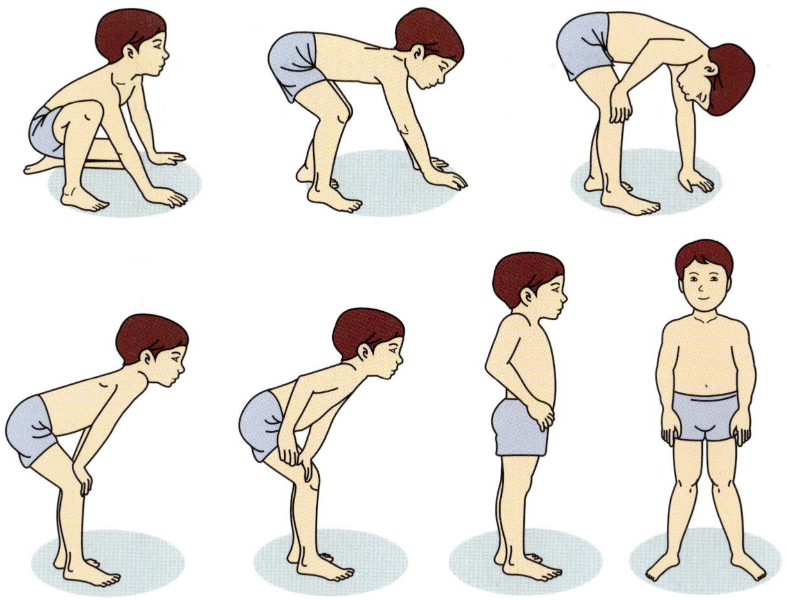

Gower 징후

② 증상

증상이 나타나기 전부터 아동의 근육세포는 이미 괴사가 시작되어 심한 근위축이 있다. 하지의 골격근부터 운동력이 상실되어 사지로 퍼져나가고 둔부, 무릎, 발, 척추까지 영향을 미친다. 정상 아동에 비해 앉기, 걷기, 서기 등과 같은 운동발달이 느려진다. 대부분이 걷기 시작하면 증상이 발견된다. 특징적인 증상인 운동발달 지연은 3~4세경에는 근력저하가 나타나 달리기, 계단 오르기, 자전거 타기 등에 어려움이 있다. 아동은자주 넘어지고, 앉은 자세에서 일어날 때 Gower 징후가 나타난다. 결국 심장과 폐의 합병증으로 사망한다.

③ 진단

근전도(EMG) 검사 시, 아동이 약하게 힘을 주면 신경전달 속도는 정상이나 운동단위 전위의 진폭과 지속시간이 단축되는데, 근육병의 전형적인 소견이다. 근생검 상 근섬유화, 지방침윤, 근섬유 지름이 짧아짐 등을 확인할 수 있다.

④ 치료 및 간호

근이영양증의 근본적인 치료 방법은 없다. 가능한 한 침범된 근육의 위축을 늦추고, 침범되지 않은 근육의 기능을 유지하는 지지적 치료를 한다. 근육기능이 더 약해지는 것을 방지하고 삶의 질을 향상시키기 위해 물리치료를 한다. 근육세포 이식과 유전자 치료가 연구되고 있다.

3) Fragile X syndrome

이 증후군은 성염색체 열성 유전을 하며, 취약 부위가 X 염색체 장완의 말단 부위인 Xq27.3에 있다. 발생 빈도는 남아 2,000명당 1명, 여아 1,000명당 1명꼴이다. 지능 저하의 가장 흔한 원인으로서 남성의 약 30%, 여성의 약 10%에서 이 증후군이 발견된다. 현재 fragile X의 진단은 Xq27.3 부위 DNA의 삼핵산 반복 서열(trinucleotide repeat expansion)이 증가되어 있는 분절을 증명하는 DNA 검사로 하고 있다.

주된 임상 증상으로 남아에서 지능 저하, 큰 고환, 긴 얼굴, 튀어 나온 턱, 크고 뚜렷한 귀 등의 특징적인 얼굴을 보이나 fragile X를 가지고 있는 여성은 대개 다양한 정도의 지능 저하만을 보인다.

유전 형태는 단일 유전자의 유전 형태와는 달리 fragile X 부위의 FMR-1 유전자에 세 가지 범주의 확실한 DNA 변이가 일어나는데, 정상, 선변이(premutation), 그리고 증상을 나타내는 완전 변이(full mutation)의 경우로 나뉜다.

삼핵산 반복 서열이란, 염색체에 존재하는 염기 배열이 삼핵산 단위로 반복되어 있는 경우이다. FMR-1 유전자의 경우, 정상 상태에서는 FMR-1 유전자 5 untranslated region에 삼핵산 CGG 반복 서열이 약 50 copy 미만 정도이나, 선변이의 보인자란 삼핵산 반복 서열이 약간 증가한 경우이다. 여자의 경우 조기 난소 기능 부전, 남자의 경우 운동 실조와 진전(ataxic tremor)이 동반되기도 한다.

유전이 될 때 이런 선변이 상태는 불안정해서 몇 세대에 걸쳐 증가되며, 여성으로부터 전달될 때에는 크기가 점차로 커지나 남성으로부터 전달될 때에는 그대로 남게 된다. 이렇게 변이가 여성에 의하여 전달되고, 일반적으로 200~2,000 copy 이상 삼핵산이 증가되면 임상적으로 지능 저하를 동반하는 전형적인 fragile X 증후군이 초래된다.

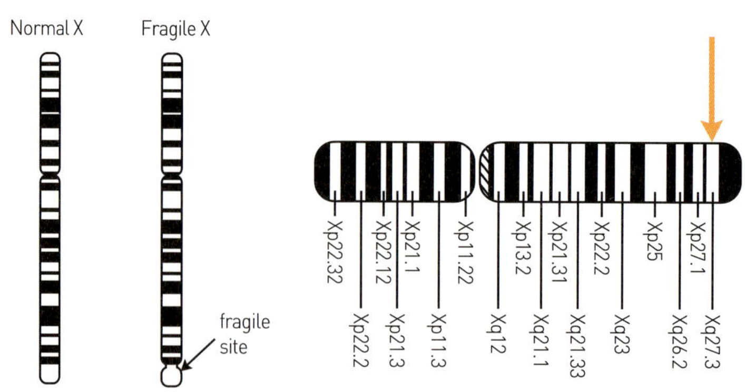

Fragile X 증후군

생각해봅시다

1. X-linked 질환에 속하는 것들을 나열하시오.
2. 혈우병의 증상과 진단 방법을 설명하시오.
3. 우리나라의 근무력증 환자 실태를 조사해 보시오.
4. 근무력증 환자 중 DMD 환자와 BMD 환자를 구별하여 설명하시오.
5. Gower 현상에 대하여 설명하시오.
6. Fragile X syndrome의 원인과 증상을 설명하시오.
7. X-linked에 반하여 Y-linked 질환의 빈도는? 그리고 그 이유는?

제 14 장 이수성(Aneuploidy)

염색체 수가 정상을 벗어나 많거나 적음으로써 유발되는 각종 질환들에 대해 원인과 증상, 병리학적 특성, 그리고 치료에 대해 알아보도록 한다.

배수성(Euploidy)

세포 안에 들어 있는 염색체의 수, 즉 23개를 단배수(haploidy, n)라고 하는데, 정상 세포는 2배수(diploidy, 2n), 즉 46개이다. 단배수의 정확한 배수에 따라 3배수(triploidy, 3n) 또는 4배수(tetraploidy, 4n) 등이 있으며, 이를 polyploidy라고도 한다.

이수성(Aneuploidy)

배수성 수에서 벗어난 것을 말한다. 염색체 이상의 가장 흔한 원인은 감수 분열이 잘못되어(비분리, nondisjunction) 생식세포 내로 염색체가 하나 더 들어가거나 하나 적게 들어가서 수정란이 삼염색체(trisomy)나 홑염색체(monosomy)로 되는 것이다.

이 중 삼염색체가 홑염색체보다 많은데, 상염색체에서는 Down 증후군(21 trisomy)이 가장 흔하며, 성염색체에서는 triple X 증후군(47, XXX 또는 super female)이나 Klinefelter 증후군(47, XXY) 등이 비교적 흔히 볼 수 있다. 성염색체의 monosomy인 45, X인 경우, 임신 초기에

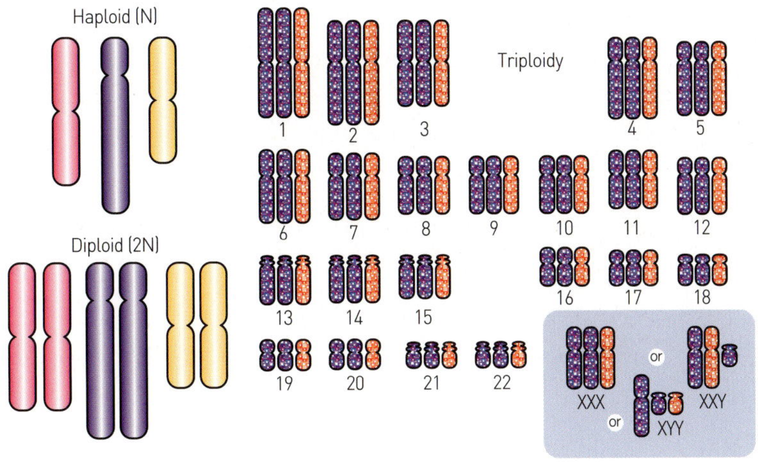

Euploidy

유산되지 않고 생존하게 되면 Turner 증후군이 되며, YO(45, Y)는 생존하지 못한다.

때로는 모자이크 현상(Mosaicism)이 일어날 수 있다. 보통 수정란의 분열 과정에서 비분리될 때 야기되는데 이로 인하여 한 수정란에서 유래한 한 개체 내에 두 가지(또는 그 이상) 계열의 세포가 나타나는 것을 모자이크 현상이라고 한다. 또, 세포 분열의 후기에 한 염색체가 각 극으로 도달하지 못한 후기 지체(anaphase lag)도 모자이크 현상을 초래할 수 있다.

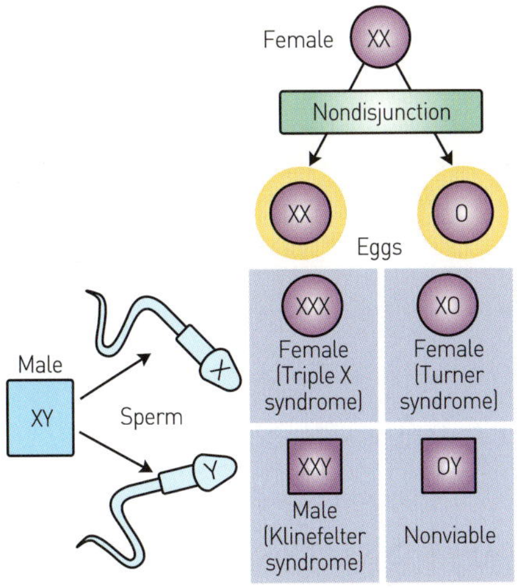

이수성(aneuploidy)

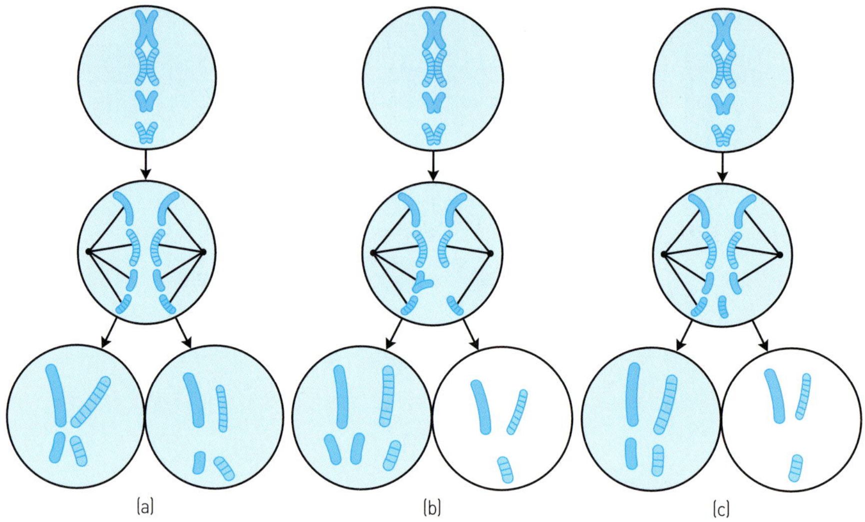

Mosaicism

1) 다운 증후군(21 trisomy syndrome)

21 삼염색체는 가장 흔히 볼 수 있는 상염색체 삼염색체 증후군으로, 출생 빈도는 생존 출산아 약 600~800명당 1명꼴이며, 남녀의 비는 비슷하고, 인종 차는 없다.

임산부의 연령이 높을수록 그 빈도가 높아져, 45세 이상에서는 46명당 1명의 비율로 나타난다. 한국에서는 임산부 전 연령에서 약 1/800의 빈도를 보인다.

① 염색체 이상

- **21 trisomy**: 이는 다운 증후군의 약 95%를 차지하고 있으며, 전형적인 임상 증상을 나타낸다. 21번 염색체가 정상보다 1개 더 많다.
- **전좌형 다운 증후군**: 다운 증후군의 약 4%에서는 46개의 정상 염색체 수를 보이나, 이는 전좌(주로 Robertsonian translocation, rob)로 온 것이다. 대부분 D군과 G군의 acrocentric chromosome끼리 전좌가 잘 일어나는데, 이 중에서 14번과 21번 염색체 장완의 전좌, 즉 t(14q21q)와 G군과 G군 간의 전좌 중에서는 2개의 21번 장완끼리의 전좌인 t(21q21q)가 비교적 흔하고, 드물게는 t(13q21q)와 t(21q22q)도 있다. 최근에는 분염 방법의 발달로 각 염색체의 전좌된 세부 부위까지 확실히 알 수 있으며, 컴퓨터를 이용함으로써 그 조작이 많이 편해졌다. 전좌형은 30세 이하의 임산부에서 태어난 다운 증후군 환아의 9%에서 발견된다.

대부분의 전좌는 배우자(gamete) 형성 시에 새로 생기는 것이지만, 약 1/2에서는 표현형

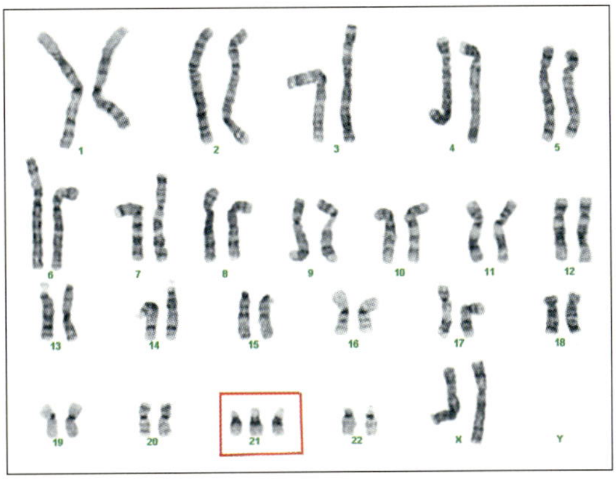

다운 증후군

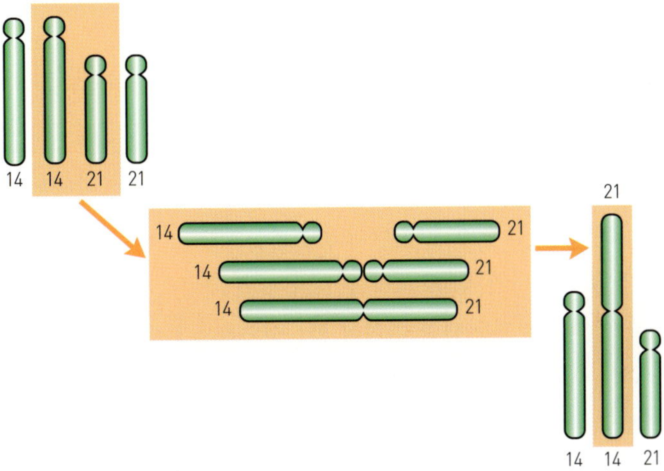

다운 증후군 핵형

은 정상이지만 균형 전좌(balanced translocation)를 가진 부모로부터 유전되므로 전좌형 다운 증후군의 부모는 반드시 염색체 분석을 실시해야 한다. 어머니가 보인자인 경우에는 세 가지 형의 자녀가 생길 수 있다. 즉, 표현형과 핵형이 모두 정상인 아이, 표현형은 정상이나 균형 전좌의 보인자, 그리고 다운 증후군(전좌된 21 삼염색체)의 아이이다.

다운 증후군 환아에서 핵형이 정상인 경우가 있는데, 이는 은폐된 전좌(hidden translocation)에 기인한 것으로, 21번 염색체의 일부분이 다른 염색체에 전위된 것이다.

- Mosaic 증후군: 다운 증후군의 약 1%에서 볼 수 있으며, 염색체 수가 46개인 정상 세포와 47개인 21 삼염색체의 세포 집단이 혼합되어 개체가 구성되어 있다. 정상 세포가 많을수록 표현형은 정상에 가까우며, 특이한 임상 증상과 지능 장애가 경하다.

신생아 다운 증후군의 주요한 증상(Hall's criteria)

증상	비율(%)
근력 저하	80
약한 Moro 반사	85
관절의 과굴곡	80
뒷목의 덧살	80
납작한 얼굴	90
안검열 외상방 경사	80
귀의 이상	60
골반의 형성 장애	70
새끼손가락의 형성 장애(만지증)	60
단일 손금	45

② 임상 증상

임상 증상은 핵형상 삼염색체나 전위형에서 모두 비슷하나 mosaic형에서는 경미하다. 임상 증상은 지능 저하, 특이한 외모와 손발이 특징이다.

인종 간에 차이가 없으나 다만 Brushfield 반점이 차이점이다. 즉, 백인종의 경우 청록색 눈의 홍채의 외하방 1/3 부위에 회백색의 반점이 35~85%에서 보이는 데 반하여, 암갈색 눈에서는 볼 수 없다.

신생아 다운 증후군에서는 근력 저하와 짧고 덧살이 많은 목을 보이는 것이 특징이다. 손은 작고 폭이 넓으며, 손가락이 짧다(brachydactyly). 손바닥에는 원선이 있고, 새끼 손가락의 가운데 마디가 없거나(single crease) 짧고, 안쪽으로 굽어져 있다(clinodactyly).

다운 증후군에서는 약 40%의 환자에서 선천 심기형(심실중격결손, 방실관 결손 등)이 동반된다. 2~3%에서는 십이지장 폐쇄가 동반된다. 사시, 근시, 백내장, 눈물샘 장애에 의한 결막염 등 안과 문제가 자주 동반된다. 청력 장애도 자주 동반되는데, 신경성 난청뿐만 아니라 잦은 중이염으로 전도성 난청도 동반된다. 감염, 특히 호흡기 감염이 빈번하다. 이런 이유로 T 림프구의 기능 이상 때문이라고 한다. 또 백혈병의 발병률이 높아 급성 림프모구 백혈병이 정상인에 비하여 15배, 급성 골수성 백혈병의 발생은 12배가 높은데, 신생아기가 지나면 주로 급성 림프모구 백혈병이 많다.

또, 신생아에서 일과성 골수 증식증이 호발하여 선천 백혈병과 감별이 어려울 때도 있으나, 대개 생후 4개월까지는 저절로 좋아진다. 성장과 발달 장애가 동반되어서 저신장을 보이며, 2~4세경에 걷기 시작하고 언어 사용은 4~6세경에 시작되나 재활 훈련에 따라 개인차가 크다.

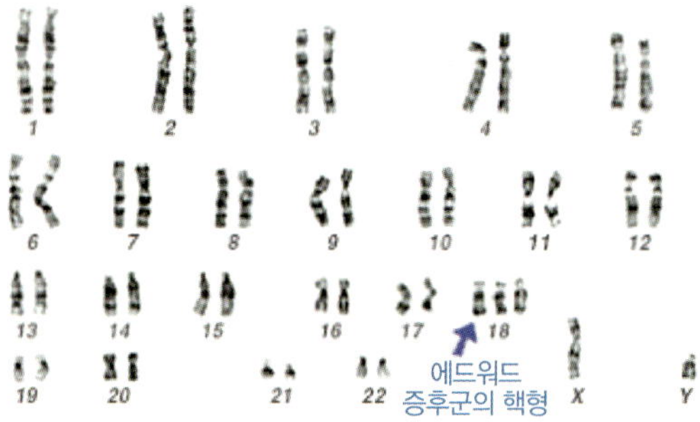

Edwards 증후군 핵형

③ 진단

임상 증상을 보고 95% 이상에서 다운 증후군을 의심할 수 있으나, 신생아에서, 특히 모자이크 현상인 경우는 확진이 어려울 수 있다. 이때는 세포 유전학적 검사를 통한 염색체 분석으로 확진할 수 있다.

산전 진단으로는 35세 이상의 임산부에서 융모막 채취나 양수 천자를 통한 염색체 분석을 권한다. 35세 이하에서는 산전 선별 검사로 진단한다. 태아가 다운 증후군인 경우에서는 임신부의 혈청 α-fetoprotein(AFP) 농도가 낮고 unconjugated estriol이 저하되며, human chorionic gonadotropin이 증가하는 경향을 보이므로 이를 종합하여 결정한다. 일단 선별 검사로 다운 증후군이 의심되면 세포 유전학 검사로 확진한다.

④ 치료

다운 증후군의 특수 치료법은 없으나 환아의 건강 유지를 위한 지침은 다음과 같다.

- 생후 6개월 이내 심초음파를 포함한 심장 검진 실시
- 생후 8개월에 tympanogram을 포함한 청력 검사 실시
- 갑상샘 저하증에 대한 신생아 선별 검사와 주기적인 T4, TSH 검사
- 1세, 4세에 안과 검진 실시
- 3세 이후에 목의 신전과 굴곡 시의 경부 측면 방사선 검사 실시
- 정기 예방 접종 실시 등

2) Edwards 증후군(18 trisomy syndrome)

두 번째로 흔한 상염색체 삼염색체 증후군으로 출생아 약 8천 명당 1명꼴로 발생되며, 남녀의 비는 1:4로 여아에 더 많다. 거의 모두가 심기형을 가지고 있어 95%가 1세 이내에 사망하고

약 10%만이 1년 동안 산다. 그러나 mosaic인 경우는 오래 살 수도 있다.

어머니의 연령이 높을수록 발생 빈도가 높으나 재발률은 낮다. 핵형은 47, XX(또는 XY) +18이며, 전위형 및 mosaic형이 있다.

임상 증상은 지능 저하, 특이한 외모와 손발의 특징적인 모양(집게 손가락이 가운데 손가락 위에, 새끼 손가락이 넷째 손가락 위에 덮인 손 모양과 짧고 뒤로 굴곡된 큰 발가락, 발바닥이 배 밑같이 생긴 흔들의자바닥발 또는 첨족 등)이며, 심기형으로 VSD, PDA가 있다.

3) Patau 증후군(13 trisomy syndrome)

출생아 약 2만 명당 1명의 빈도로 나타나며, 남녀의 비는 비슷하다. 사산 또는 영아기 사망이 많으며, 출생아도 겨우 1년을 살기 어렵다. 재발률은 낮으나 어머니가 고령일수록 그 빈도가 높다.

핵형은 47 XX(또는 XY) +13이 대부분을 차지하나 13, 14, 15번 염색체의 전좌형과 mosaic형이 있다.

임상 증상은 모세혈관종, 작은머리증, 구순과 구개열, 소안구증, 낮은 변형 귀, 소악증, 전전뇌, 무취뇌, 중앙부 두피 결손, 결손증, 농아, 배꼽 탈출, 심기형, 다낭신, 다지증, 합지증, 손톱의 형성 부전, 단일 손금, 손가락의 굴곡 변형, 발육 부전 등이 있다.

그 밖의 삼염색체 증후군으로는 8 trisomy mosaic, 9 trisomy mosaic, 22 trisomy 등이 있으며, 생존 가능한 염색체 이상 증후군은 대부분이 mosaic형이다.

성염색체 이상

성염색체 이상은 남성의 경우, 여분의 X 염색체를 갖게 되어 XXY, XXXY로 표현되는 클라인펠터(Klinefelter) 증후군과 여분의 Y를 갖게 되어 XYY, XYXY, 또는 XYYYY로 표현되는 초웅(supermale) 증후군이 있다. 여성의 경우는 X 염색체가 하나 밖에 없어 XO로 표현되는 터너(Turner) 증후군과 여분의 X 염색체를 갖게 되어 XXX, XXXX, 또는 XXXXX로 표현되는 초자(superfemale) 증후군이 있다. 그리고 X 염색체 결합(Fragile X) 증후군은 X 염색체의 결함으로 인해 발생하는데, 남성과 여성 모두에게서 나타난다.

1) 클라인펠터 증후군

클라인펠터 증후군은 남성적 특성이 약하고, 사춘기에 가슴과 엉덩이가 커지는 등 여성적인 2차 성징이 나타난다. 일반적으로 남성의 경우 유방암의 발병률이 매우 낮은데 비해, 클라인펠터 증후군의 남성은 유방암 발병률이 20배나 높다. 고환이 미성숙하여 정자를 생산하지 못하기 때문에 생식불능이다. 지능이 낮은 경우가 많은데, 특히 언어지능이 떨어진다. 이러한 결함들은 여분의 X 염색체가 많을수록 더욱 현저하다.

2) 터너 증후군

터너 증후군은 난소가 기능을 제대로 하지 못해 여성 호르몬이 부족하고 여성 호르몬의 부족으로 사춘기가 되어도 2차 성징이 나타나지 않으며 생식능력이 없다. 언어지능은 정상이지만 공간지각 능력은 평균 이하인 경우가 많다. 당뇨병, 연소자형 관절염, 작은 키(단신)가 보편적인 특성이다. 갑상선 질환, 결핵성 피부염, 류머티즘성 관절염, 골다공증의 발병률이 높다.

유전상담

유전상담은 유전성 질병이 있거나 유전성 질병의 위험성이 있는 개인이나 가족에게 질병과 관련된 문제점 및 예방에 대해 설명하고 상담하는 것으로 유전상담간호사, 의사, 유전학자에 의해 이루어진다. 최근 여러 유전성 질병에 대한 유전자 검사가 개발되었고 치료법도 계속 개발되고 있으므로 유전상담간호사는 유전상담을 통해 유전의 위험성을 확인하고 예방할 수 있도록 가족을 지지하고 교육해야 한다. 또 유전성 질환을 가진 사람에게 정확한 정보제공을 통해 질병에 대처할 수 있도록 도와야 한다.

유전상담은 상담자와 가족 간에 정보를 나누는 의사소통 과정으로 상담의 목적은 유전성 질병을 가진 개인이나 가족이 합리적인 결정을 내리도록 도와주는 것이지 그들을 대신하여 결정을 내리는 것은 아니다. 어디까지나 시간을 놓치지 않고 적절한 대응책을 가족과 의료인이 함께 찾는 데 있다.

유전상담 및 유전자 검사와 관련해 고려해야 할 몇 가지 사항이 있다. 첫째, 유전검사를 누가 결정하는가이다. 35세 이상 임산부에게 적극 권장되는 양수천자검사라도 임산부가 원하지 않으면 강제로 시술할 수 없고, 아무런 건강 문제가 없는 임산부라도 검사를 희망하는 경우 못하게 막을 수 없다. 유전검사는 전적으로 개인적 결정을 따를 수밖에 없다. 둘째, 유전자 검사 결과가 부정적일 때 누가 낙태를 결정하는가의 문제이다. 부모가 결정권을 가지고 있지만 낙태는 개인의 결정을 벗어나 사회적, 법적 문제와 결부되어 있다.

생각해봅시다

1. 상염색체 우성으로 유전되는 질병을 나열하시오.
2. 페닐케톤뇨증의 원인과 증상을 설명하시오.
3. 반성열성으로 유전되는 질병을 나열하시오.
4. 배수성과 이수성을 비교하시오.
5. 다운 증후군의 원인과 증상에 대해 설명하시오.
6. 성염색체 이상에 의한 대표적인 질병을 나열하시오.

제 5 부

다양한 건강문제와 유전

제 15 장 정신행동장애와 유전

정신행동장애에 대한 유전적 기여도를 소개하고, 유전적 원인을 찾는 데 있어 장애가 되는 요인들을 살펴본다. 자폐증 발생에 있어 유전적 기전을 설명하고, 우울증 발생과 관련된 특정 뇌 부위와 신경전달물질의 변화에 대한 최신 정보들을 알아본다. 또한 중독의 발생에 기여하는 것으로 고려되는 유전적 요인을 파악하고, 알츠하이머 질환의 병리적 기전과 관련된 유전적 요인을 공부한다.

정신장애(mental disorders)는 가족 내 경향성이 있는 것으로 알려져 왔으며, 최근 들어 전장유전체연관분석연구(genome wide association study, GWAS)와 같은 새로운 기술의 발전으로 인해 주요 정신질환에 영향을 미치는 유전자 변이들이 밝혀지고 있어, 앞으로 유전학의 발전은 정신장애의 진단과 치료에 효과적으로 기여할 것으로 생각된다. 유전자 검사(genetic testing)는 의료인이 환자를 진단하고 가족 간의 유전적 위험 요소를 확인하는 데 도움을 준다. 실제로 DNA 검사는 헌팅턴병(Huntington disease)이나 취약한 X증후군(fragile X syndrome)과 같은 단일유전자 관련 신경정신질환 및 발달장애를 진단하는 데 사용되고 있다. 최근 들어 전장유전체연관분석을 통해 밝혀지고 있는 질병과 상관성을 보이고 있는 특정 유전자들은 이전에 학자들이 질병과의 관련성을 의심하지 않았던 생물학적 경로를 새롭게 부각시키고 있다.

유전자가 직접적으로 행동을 조절하는 것은 아니나, 유전자는 인간의 발달 및 성장에 영향을 미치는 단백질 합성에 관여한다. 이렇듯 유전자의 변이가 사람의 행동에 미치는 영향에 대한 연구를 하는 새로운 학문분야를 행동유전학(behavioral genetics)이라 한다. 특히 다른 사람과의 상호작용이 발생하는 환경적 요인을 고려하면 많은 유전자들이 행동에 상당한 영향을 미치고 있다는 것을 알 수 있다. 유전자와 환경, 행동의 상호작용은 매우 복잡하며 특정 행동에 대한 유전적 소인은 시간의 흐름과 성장환경, 식습관 등 환경의 변화에 따라 변화될 수 있다.

이 장에서는 자폐증(autism spectrum disorder, ASDs)과 주의력결핍과잉행동장애(attention deficit hyperactivity disorder, ADHD), 정동장애, 중독 장애, 인격 장애 및 알츠하이머병에 대한 유전적 영향에 대하여 살펴볼 것이다.

자폐증(Autism)

자폐증은 전 세계 인구 중 약 1억 명이 앓고 있는 질환으로, 출생하는 아기 100명 중 1명이 이환되는 비교적 흔한 질환이다. 그러나 자폐증의 증상이 매우 다양하기 때문에 실제 이환율은 측정하기 어렵다. 자폐증은 광범위성 발달장애(pervasive developmental disorder, PDD)에 속하며, 주로 사회적 관계와 언어 발달에 어려움을 겪고 반복적인 이상행동을 보이며 관심 있는 어떤 일에 과도한 집착을 보인다. 자폐증의 3가지 주요 증상은 사회적 상호작용(social interaction) 장애, 커뮤니케이션 장애, 제한된 관심과 행동의 반복인데, 이 3가지 증상이 모두 나타나야 자폐증으로 진단을 내린다. 자폐증 치료제를 만들기 어려운 것은 그만큼 자폐증 원인이 셀 수 없이 다양하기 때문이다. 같은 자폐증이라 하더라도 영향을 받은 영역에 따라 증상이 다양하고 심각성의 범위가 넓다.

자폐증 환자의 약 90%는 유전자의 돌연변이 때문에, 나머지 약 10%는 기형유발 물질에 노출된 것과 같은 환경적 요인 때문에 발생하는 것으로 알려져 있다. 일란성 쌍둥이의 경우 자폐증 발생의 일치율이 70~90%이며, 이란성 쌍둥이의 경우 일치율이 약 10%로 보통 사람들보다 훨씬 높은 위험률을 보여 유전적 영향이 높다는 것을 입증한다. 자폐증 진단 시 적어도 3대의 가족력을 조사하여야 하는데, 특히 행동적, 언어적 문제가 있는 친인척이 없는지 가족에게 반드시 물어봐야 한다. 대부분의 자폐증은 원인이 분명하지 않기 때문에 어떠한 정신행동적 장애라도 관련이 있을 수 있으므로 알코올 중독이나 다른 중독성 장애 또는 사회적, 정신의학적 문제에 대한 가족력을 묻고 기록하여야 한다. 그러나 헌팅턴병과는 달리 자폐증에 대한 감수성을 높이는 특이 유전자는 아직까지 확실히 밝혀지지 않았다. 자폐증의 발생에는 임신 기간 동안 valproic acid나 terbutaline, thalidomide와 같은 약물에 대한 노출이나 납이나 수은 등 환경적 요인 또한 관여된다. 자폐증의 증상들은 대부분 아이들에게 천천히 나타나는데, 30% 정도는 18~24개월에 나타나기도 한다.

1) 유전자와의 관련성

최근 전장유전체연관분석연구에서 자폐증과 관련성이 보이는 많은 유전자들이 발견되었는데, 이들은 대개 시냅스(synapse) 형성이나 이온통로, 신경전달물질, 신경세포의 부착 및 조절에 관여하는 단백질을 코딩(coding)하는 유전자들이다. 이러한 단백질들은 뉴런(neuron) 사이에 전기적 또는 화학적 신호 전달에 중요한 역할을 한다. 자폐증의 경우 다른 정신질환들에 비해 상대적으로 높은 유전 비율을 보여주고 있기 때문에 유전적 요인에 대한 연구들이 활발한 편이다. 이 장에서는 자폐증과 관련된 유전자로 여러 연구에서 보고되고 있는 SHANK2 유전자와 TPH1 유전자에 대해서 살펴보고자 한다.

2) SHANK2 유전자

Shank 단백질은 시냅스의 구조 형성에 주요한 역할을 하는 스캐폴드 단백질(scaffolding protein)이며 신경세포 수상돌기에서 다른 여러 단백질들과 상호작용하면서 시냅스 신호전달에 중요한 역할을 하는 것으로 알려져 있다. 최근 들어 SHANK2 유전자의 변이가 자폐증 환자에게서 발견되었다는 연구보고들이 발표되면서 SHANK 유전자와 자폐증과의 관련성이 크게 대두되고 있다. SHANK family에 속하는 유전자는 크게 SHANK1, SHANK2, SHANK3의 세 가지가 있는데, 이 유전자들에 의해 생성되는 Shank 단백질들은 신체에서의 분포 및 단백질 도메인의 구조가 조금씩 다르며 대부분 신경세포와 상피세포에 존재하는 것으로 알려져 있다. SHANK2 유전자는 SH3 and multiple ankyrin repeat domains protein 2라는 단백질을 코딩하는 유전자로 11번 염색체에 위치해 있으며 기억을 관장하는 뇌 부위인 해마(hippocampus)에서 주로 발견된다.

자폐증 환자에서 나타나는 SHANK2 유전자 변이는 결손(deletion)과 격자이동(frameshift) 변이인데, 실험용 쥐에게 이를 모방하여 SHANK2 유전자의 6번과 7 엑손을 삭제한 결과 Shank2 단백질이 제거된 쥐(Shank2 Knockout mice)가 만들어졌다. 이 Shank2 knockout 쥐는 사회적 상호작용과 의사소통이 손상된 행동을 보였고 학습 및 기억능력 또한 저하되고 불안한 행동이 증가하였으며, 과잉행동(hyperactivity)과 반복행동(repetitive behavior)의 증가를 보였다. 이는 사람에게서 나타나는 자폐증과 관련된 대표적 증상들과 매우 유사한 것으로 SHANK2 유전자의 돌연변이는 자폐증과 관련성이 매우 높다는 것을 시사한다. 특히 Shank2 knockout 쥐는 Shank2 단백질이 많이 발현되는 해마에서의 신호 전달(basal synaptic transmission) 및 시냅스의 미세 구조의 변화는 없는 것으로 확인되었으나, N-methyl-D-aspartate(NMDA) 수용체에 의한 신호전달의 감소 및 NMDA 수용체를 통한 신경세포 내에서의 단백질 신호전달 체계가 손상되어 있는 것으로 확인되었다. 아울러 해마 SC-CA1(Schaffer collateral-CA1) 시냅스에서의 장

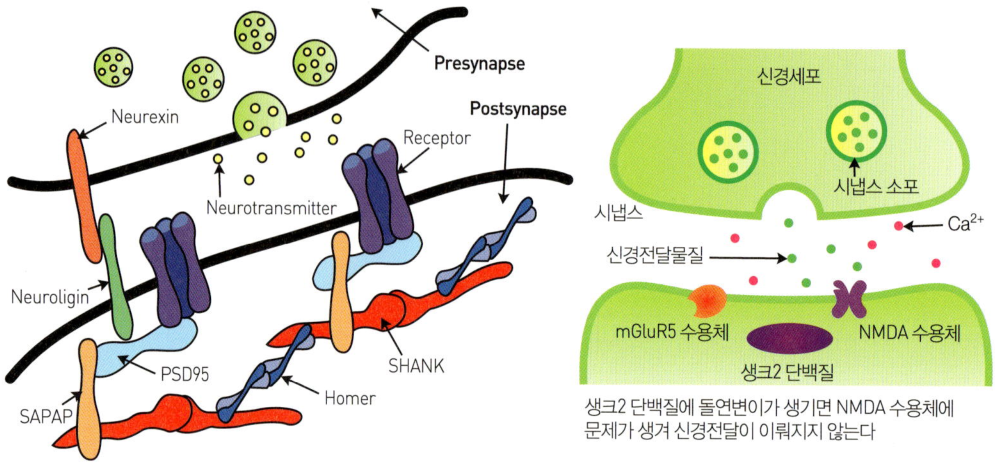

시냅스에서의 Shank2 단백질 기능

기강화(long-term potentiation)와 장기저하(long-term depression)와 같은 시냅스 가소성이 모두 손상되어 있는 것으로 나타났다.

NMDA 수용체는 흥분성 신경전달물질인 글루타메이트(glutamate) 특이적 수용체이다. NMDA 수용체에 글루타메이트가 결합이 되면 칼슘이온이 세포 내로 들어와 시냅스의 효능(efficacy)를 증강시키는 일련의 과정을 유발하게 된다. 이는 학습효과 및 발달시기의 경험에 의존적인 시냅스의 형성 및 발육, 뉴런 세포의 글루탐산 분비 조절에 관여한다. 따라서 NMDA 수용체의 기능이 저하되면 학습 및 기억능력의 저해, 불안행동의 증가, 과잉행동과 반복행동의 증가와 함께 뇌졸중, 신경질환 및 자폐증과 같은 정신장애를 가져오게 되는 것이다.

3) TPH 유전자자폐증 환자의 혈중 세로토닌(serotonin) 농도가 증가되어 있다는 것은 이미 많은 연구에서 보고되었으며, 실제 세로토닌은 자폐증의 바이오마커(biomarker)로 이용되고 있다. 세로토닌은 태아의 뇌가 처음 형성될 때 뇌 구조의 구성에 관여하며 감정, 행동, 관계형성, 대화와 관련된 기능을 수행하는 신경전달물질이다. 세로토닌은 필수아미노산의 하나인 트립토판(tryptophan)으로부터 생체 내에서 합성되는데 트립토판이 트립토판 수산화효소(tryptophan hydroxylase, TPH)에 의해 5′-히드록시트립토판(5-hydroxytryptophan)으로 전환되고 이것이 디카복실라아제(decarboxylase)에 의해 세로토닌으로 합성된다. 이 과정에서 TPH는 생합성 속도를 조절하는 주요 효소로 작용하는데 TPH1과 TPH2의 2가지 동형(isoform)이 있다. TPH1 단백질을 코딩하는 TPH1 유전자는 11번 염색체에, TPH2 유전자는 12번 염색체에 위치하고 있으며 사람에서 TPH1과 TPH2는 아미노산 서열의 약 71%가 유사한 것으로 밝혀져 있다. 이 두 유전자의 발현상의 특성을 살펴보면 TPH2 유전자는 주로 뇌에서 발현되는 반면, TPH1 유전

자는 태아기에는 주로 뇌에서 활발히 발현되다가 출생 후에는 위장관과 같은 말초조직에서 주로 발현되는 특성이 있다.

정동장애: 우울증과 양극성장애

정동장애는 주로 기분의 장애가 주축이 되는 정신장애로, 주요우울장애(major depressive disorder, MDD)와 조증(mania), 양극성 장애(bipolar disorder, BPD) 등이 포함된다. 전형적으로 우울증만 있는 사람들은 조증이 없으나 조증이 있는 대부분의 사람들은 우울 삽화가 있다. 이를 양극성 장애(또는 조울증)라 한다. 정동장애가 있는 환자들은 가족이나 친척들 중에 정동장애 환자가 있는 경우가 많다.

주요우울장애는 남성보다 여성에게 2배 더 많이 발생하며, 전체적인 유전율(heritability)은 약 50%로 추정되고 있다. 일등친(first degree relatives) 중에 우울증 환자가 있는 경우 우울증의 발생은 2~3배 더 높아지며 이 근친이 다양한 우울삽화를 가지고 있는 경우 위험은 훨씬 커진다. 우울증에 대한 명확한 원인은 아직 밝혀지지 않았으나, 다양한 유전적, 환경적, 사회적 요인이 관여하는 것으로 알려져 있다. 특히 생체아민가설(biogenic amine hypothesis)은 우울증이 뇌의 특정 주요 부위에서 세로토닌이나 노르에피네프린(norepinephrine)과 같은 모노아민의 결핍에 기인하는 것으로 보고 있다. 이 가설은 역으로 조증은 대뇌에서 신경전달물질을 과잉 생산함으로써 발생하는 것으로 제안하고 있으나 우울증과 조증을 설명하기에는 상당히 단순하다는 단점이 있다.

양극성 장애는 조증과 우울이 서로 순환해서 나타나는 것이다. 이는 일상생활에 큰 지장을 초래하고, 높은 자살률과 관련이 있어 주요 정신장애로 간주되고 있다. 일생에서 양극성 장애를 가질 위험은 약 1%이다. 조증 삽화는 적어도 1주 동안의 고조되거나 쉽게 짜증나는 기분을 가지는 것으로 빠른 생각과 언어압박(pressured speech) 증상을 동반한다. 이들은 정신병을 경험할 수 있으며 정상적으로 일하거나 사회인으로 생활하는 데 어려움이 있다. 양극성 장애의 발병에 유전적 요인이 기여하는 정도는 꽤 높은 편이며, 약 60~85%의 유전성이 있다고 알려져 있다. 양극성 장애를 가진 일등친이 있는 경우 양극성 장애의 위험이 약 10배 높으며 단극성 우울을 가질 위험은 3~4배 정도 높은 것으로 알려져 있다. 일란성 쌍둥이에서 일치율은 약 40%이다. 양극성 장애와 주요우울장애는 환경과 유전적 요인이 상호작용하여 발생하는 복합요인 질환의 일종이다.

1) 환경적인 위험인자(environmental risk factors)

어떤 환경적 요인이 정동장애의 위험을 높이는지에 대하여 명확하게 알려져 있지는 않다. 대마초, 알코올과 같은 약물의 사용은 정신장애 환자들에게 흔하며 약물의 사용이 장애를 촉진하였는지 정신장애가 약물의 사용을 촉진시켰는지는 알기가 어렵다. 환자들은 자신을 괴롭히는 심리적 증상에 대처하기 위해 스스로 약물을 복용한다. 중독성에 대해 명확한 유전적 영향이 있는 것은 잘 알려져 있으나, 현재까지는 이러한 약물 사용과 정동장애의 발병에 관련된 임상적인 정보가 거의 없는 상태이다.

2) 유전자와의 관련성

전장유전체분석연구(Genome Wide Association Study)를 통하여 양극성 장애의 표적 치료를 위한 새로운 대상을 발견하기 위한 노력이 진행되고 있다. 이 분야의 연구자들은 양극성장애를 각각 작은 효과를 가지고 있는 많은 유전자에 의하여 야기되는 다유전적 질환(polygenic disorder)으로 보고 있다. 이러한 연구들은 양극성장애가 왜, 어떻게 일어났는지 더욱 잘 이해할 수 있게 할 뿐만 아니라 이를 치료할 수 있는 좋은 방법 또한 찾는 것을 목표로 하고 있다. 양극성장애 관련 유전적 요소에 대한 연구의 예로 세로토닌 전달체, 세로토닌 수용체, 도파민 수용체 및 아드레날린 알파2 수용체 유전자들이 연구되고 있다.

3) SERT 유전자

세로토닌 전달체[5-hydroxytryptamine transporter(5-HTT) 또는 serotonin transporter(SERT)] 유전자는 17번 염색체에 위치하여 있으며 35 kb에 달하는 14개의 엑손으로 구성되어 있다. SERT 유전자가 코딩하는 단백질인 세로토닌 전달체는 시냅스 간극으로 분비된 세로토닌(5-hydroxytryptamine, 5-HT)을 시냅스 전 신경세포로 재흡수하여 신경전달을 종결하는 역할을 한다. 세로토닌 전달체의 활성이 증가하면 재흡수되는 세로토닌이 증가하여 시냅스 공간 사이의 세로토닌이 감소하므로 우울함을 느끼기 쉽다. 반대로 세로토닌 전달체의 활성이 감소하면 시냅스 공간 사이의 세로토닌이 증가하여 우울함을 덜 느낄 수 있다. 세로토닌은 뇌의 시상하부 중추에 존재하며 신경 세포에서 분비되는 신호전달물질로 식욕, 통증, 수면, 항우울 등의 기능을 조절하고 행복을 느끼게 해준다. 이러한 기능에 문제가 있을 시 식욕부진, 통증, 우울증, 수면부족 등의 이상증세가 나타나게 된다. 따라서 항우울제 중 세로토닌 운반체를 억제하여 시냅스 공간 내 세로토닌 증가시켜주는 선택적 세로토닌 재흡수 억제제(selective serotonin reuptake inhibitors, SSRIs)는 가장 많이 사용되고 있는 약제이다.

SERT 유전자의 전사조절부위(promoter)에 있는 세로토닌 수송체 관련 전사조절부위(5-HTTLPR, serotonin-transporter-linked polymorphic region) 다형성은 1990년대에 발견되어 지금까지 많은 연구가 이루어져왔다. 5-HTTLPR은 삽입(insertion)에 의한 보다 긴 *l* 대립유전자(long allele)와 결손(deletion)에 의한 보다 짧은 *s* 대립유전자(short allele)의 다형성이 있다. *l* 대립유전자와 *s* 대립유전자는 서로 다른 전사효율을 가진다. SERT 유전자를 합성시키는 능력 즉, 전사효율은 *l* 대립유전자가 *s* 대립유전자보다 높아 *s* 대립유전자에 비해 더 많은 단백질 즉 세로토닌 운반체를 생산한다. 세로토닌 운반체가 많아지면 재흡수되는 세로토닌의 양이 많아지는데 이는 적정량의 세로토닌 수치를 유지하기 위해서 세로토닌의 분비량의 증가를 유도하게 된다. 결과적으로 *s* 대립유전자를 가진 사람은 *l* 대립유전자를 가진 사람보다 우울증에 이환될 가능성이 높아진다.

5-HTTLPR 대립유전자의 분포는 인종에 따른 차이가 있다. 아시아인에서는 *s* 대립유전자의 빈도가 약 80%로 우세하고 백인에서는 *l* 대립유전자의 빈도가 약 60%로 우세하다. 한국인은 *s* 대립유전자의 빈도가 75%이며 일본인은 80%의 빈도를 가진다. 이렇게 인종에 따라 다른 대립유전자의 빈도는 SSRIs에 대한 치료반응도에도 영향을 미친다. 5-HTTLPR 다형성은 SSRIs에 대한 약물 치료반응도와 상당한 연관성이 있는 것으로 보고되고 있는데, 백인에서는 *l* 대립형질을 가지는 사람이 SSRIs에 대한 치료반응이 더 좋은 반면 아시아인에서는 *s* 대립형질을 가지는 환자들이 더 좋은 반응을 보였다. 이는 서로 상반된 결과로 보이지만, 어느 인종이라도 그 인구집단 내에서 더 많은 빈도를 나타내는 5-HTTLPR의 대립형질을 가지는 군이 SSRI에 대하여 치료반응이 더 좋다는 점에서 동일한 결과이기도 하다.

4) HTR1A 유전자

세로토닌과 결합하는 세로토닌 수용체(5-HT receptors, HTR)는 지금까지 14종류가 밝혀졌으며, 특히 세로토닌 1A형 수용체(5-HT1A)는 가장 먼저 발견되었고 불안과 우울장애의 병태생리와 연관이 많아서 정신약물학에서 차지하는 비중이 매우 크다. HTR1A 유전자는 5번 염색체에 위치하며 이 유전자의 전사조절부위에 위치하는 C-1019G(rs6295)는 흔히 발생하는 단일염기다형성(single nucleotide polymorphism)이다. G 대립유전자를 보유한 사람은 C 대립유전자를 보유한 사람에 비해 우울증이나 조현병(schizophrenia)에 이환될 가능성이 큰 것으로 보고되어 있다.

5) BDNF 유전자

뇌신경성장인자(brain-derived neurotropic factor, BDNF)는 새로운 신경세포의 성장과 분할

을 촉진하고 생존을 돕는 물질로 모든 뇌세포에서 생성되고 뇌세포가 활성화될 때 분비된다. 뇌에 있는 여러 신경보호단백질 중 하나인 BDNF는 나이가 들수록 감소하나 운동을 하면 분비량이 증가하는 것으로 알려져 있다. BDNF는 우울장애의 병태생리에서 중요한 물질이며 세로토닌과 밀접한 관계가 있다. 분비된 BDNF는 수용체인 TrkB와 결합하여 노르에피네프린, 도파민, 세로토닌과 같은 신경전달물질의 생성을 촉진하고 이러한 신경전달물질은 더 많은 BDNF를 분비하도록 촉진하는 BDNF 순환 구조를 가진다.

BDNF 유전자의 대표적인 단일염기다형성인 G196A(rs6265)는 아미노산 서열의 66번째 위치에서 발린(valine)이 메티오닌(methionine)으로 치환되므로 Val66Met으로 표현하기도 한다. Met 대립유전자를 가진 사람은 Val 대립유전자를 가진 사람보다 출생 시 해마의 크기가 작고 활동이 위축되어 있으며 시냅스에서 BDNF 분비의 감소로 인해 시냅스 형성도 저하되어 해마의 연관기억 기능이 저하되는 것으로 나타난다. 또한 BDNF와 세로토닌은 시냅스 가소성(synaptic plasticity)을 조절하며 세로토닌은 BDNF의 발현을, BDNF는 세로토닌의 성장과 생성을 향상시키는 등 서로 촉진하는 역할을 하는데 BDNF의 분비가 감소하면 세로토닌이 감소하여 스트레스에 더욱 과민하게 반응하며 우울증의 위험이 커지는 것으로 보인다.

6) D2R 유전자

양극성장애 관련 유전적 요소에 대한 연구의 예로 도파민 D2 수용체(dopamine D2 receptor, D2R) 유전자에 대한 연구를 들 수 있다. 도파민은 카테콜라민성 신경전달물질로 감정조절이나 동기부여, 보상인지능력에 관여하는 중요한 물질이다. 도파민의 생산 또는 사용과 관련된 유전자는 기분장애의 발현에 중요한 역할을 한다. 예를 들면 도파민의 생성이 저하되어 발생하는 파킨슨 질환(Parkinson's disease) 환자에게 우울은 흔히 나타나는 증상이다. 또한 도파민성 약물은 전형적 항우울제를 대신하여 우울이 있는 환자를 치료하는 데 사용되어왔다. 도파민과 양극성장애사이의 관계를 조사한 14개의 연구를 통한 메타분석의 결과 DRD2 변이와 양극성장애는 상당한 관련성이 있는 것으로 결론이 났다.

중독

중독(addition)이란 어떤 특정한 기호, 습관 또는 행동에 지나치게 몰입함으로써 쾌락적 만족감을 얻기 위해 반복적으로 자신을 내맡기는 상태이다(미국중독의학협회, 2012). 일반적으로 중독은 물질사용장애(substance use disorders)로 이해되었으나 최근에는 특정 행위에 대한 집착을 내포하는 행위 중독의 개념까지 포함하고 있다. 물질사용장애는 조절이 되지 않는 약물의 사용으로 약물에 대한 내성이 높아진 징후가 보일 때 의존적이라고 여겨지며 약을 중단했을 때 금단증상을 경험한다. 행위중독은 기분을 변화시키기 위해 특정한 활동이나 사건에 중독되는 것이며 대표적인 예로 인터넷, 도박, 일, 쇼핑 중독 등이 있다.

중독 장애를 지닌 사람들은 다른 질환을 동시에 가지고 있는 경우가 많다. 여러 조사결과에 의하면 물질에 중독된 사람들은 정신질환을 가질 확률이 3배나 더 높고, 미국의 경우 인구의 13%가 니코틴에 중독되어 있는데 이들 중 정신질환을 진단받은 사람은 30~70%로 훨씬 높았다. 이렇듯 중독과 정신질환의 문제가 얽혀져 있어 유전적 원인의 차이를 알아내는 연구가 어려운 실정이다. 특히 알코올 의존(Alcohol Dependence)은 유전자와 환경이 관여하는 복합적인 문제로 의존성이 생길 때까지 음주를 하여야 의존성이 생기므로, 알코올 의존에 환경적인 요인이 관련된다는 것은 분명하다. 유전적 인자가 관련되어 있다는 것도 분명한데, 알코올 중독에 대한 유전의 예상치는 남, 녀 모두 50~60% 정도이며, 알코올 중독자인 일등친 근친이 있는 사람은 없는 사람보다 알코올 중독에 대한 위험이 3~8배 더 높다. 이 단원에서는 알코올 의존성과 관련된 유전자들을 살펴보고자 한다.

1) 알코올 의존성과 유전자와의 관련성

상당한 수의 아시아인이 알코올을 마실 때 얼굴 붉어지고 때때로 구토를 하는데 이러한 반응은 체내에서 에탄올(ethanol) 분해 시 중요한 역할을 하는 제 2 알데히드 탈수소효소(Aldehyde dehydrogenase-2, ALDH2)의 부족에 의하여 야기되는 것이다. 일본에서 시행된 한 연구에 의하면 이 효소의 변이는 일본인들의 41%에서 볼 수 있었으나 알코올중독자에게서는 오직 2%에게서만 발견되었다. 알코올 대사는 간에서 2단계로 일어나는데 1단계는 알코올 탈수소효소(alcohol dehydrogenase, ADH) 효소에 의해 에탄올이 아세트알데히드(acetaldehyde)으로 전환되는 과정이며, 2단계는 알데히드 탈수소효소(aldehyde dehydrogenase, ALDH)효소에 의해 알데히드가 물과 아세테이트로 분해되는 것이다.

2) ADH 및 ALDH 유전자

ADH에는 모두 6가지 종류가 있는데 알코올의 간대사는 주로 ADH2에 의해 일어난다. ADH2 유전자에는 ADH2*1, ADH2*2 및 흑인에게만 발견되는 ADH2*3의 대립유전자가 있는데 ADH2*1 대립유전자를 가지고 있는 경우 ADH2*2 대립유전자를 가지고 있는 경우에 비해 알코올 의존의 발생 위험성이 3배 높은 것으로 보고되고 있다. ALDH2는 미토콘드리아에 존재하는 효소로, ALDH2*1 대립유전자를 가지고 있는 경우에 비하여 ALDH2*2 대립유전자를 가지고 있는 경우 ALDH 효소의 활성도가 저하되어 체내에 아세트알데히드가 축적될 가능성이 높으며 따라서 알코올 의존의 가능성이 낮아지는 것으로 알려져 있다.

3) DRD2 유전자

알코올 중독을 포함한 물질남용은 보상결핍(reward deficiency) 가설과 관련이 있는데, 인간의 보상 경로에 한 개 혹은 그 이상의 기능적 문제를 일으킬 만한 유전적 요소를 지닌 사람들은 그렇지 않은 사람들보다 자연적(평균적)인 보상(자극)에 만족을 못하여 더 많은 보상(자극)을 위해 알코올과 같은 물질을 남용하게 된다고 한다. 이는 보상 경로의 자극을 추구하는 하나의 방법인 것이다. 이러한 보상 경로에서 보상의 주요한 화학적 전달자가 도파민(dopamine)이다. 그리고 실질적으로 알코올중독과 도파민계와의 관련성에 대한 실제적인 증거들이 나타나면서 이러한 체계에서의 유전자들이 알코올 중독의 주요 후보 유전자로 강력한 주목을 받게 되었다.

도파민의 수용체는 D1부터 D5까지 5종류가 있는데, 그 중 D2 수용체(DRD2) 유전자에 있는 *Taq*1a 다형성은 중독과의 관련성이 높은 것으로 보고되고 있다. DRD2 유전자는 11번 염색체에 위치해 있고 8개의 엑손과 7개의 인트론으로 구성된다. *Taq*1a(또는 C32806T) 다형성은 아미노산 서열에서 713번째 자리에 글루타치온(glutathione, Glu)이 리신(lysine, Lys)으로 치환되는 것으로 이를 A1 대립유전자(713Lys)와 A2 대립유전자(713Glu)로 표시한다. A1 대립유전자와 알코올중독과의 상관성이 높은 것으로 알려져 있다.

A1 대립유전자는 DRD2 유전자의 발현을 감소시키고 그 결과 도파민과의 결합이 저하되어 뇌 내 도파민 활성을 저하시키게 된다. 따라서 도파민의 신경전달이 충분하지 않아 더 많은 보상(자극)을 필요로 하게 되어 약물의 남용 또는 중독이 발생하게 되는 것이다. 이렇게 A1 대립유전자는 강박적-충동적-탐닉적 행동에 취약성(음식, 알코올, 흡연 등)을 가지며 강화, 보상기전과 연관이 있는 질환군과 관련 가능성이 있다. 발생할 수 있는 질병으로는 조현병, 주의력결핍과잉운동장애(ADHD), 자폐증, 외상 후 스트레스장애 등이 있다.

한 연구에 의하면 심각성의 정도로 알코올 중독자들을 구분하였을 때, A1 대립유전자의 빈

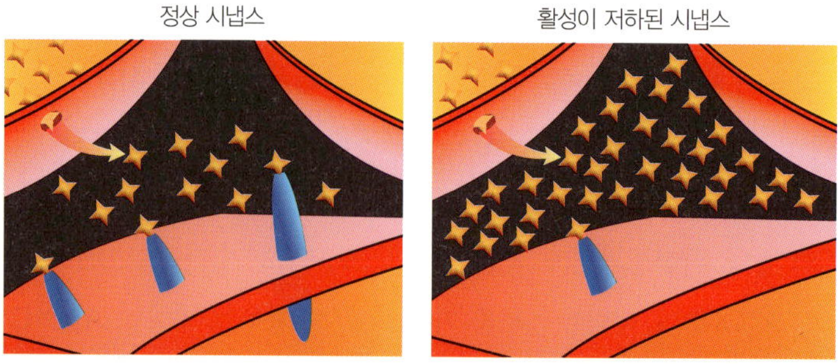

도파민 활성에 따른 시냅스의 차이

도가 중독이 경한 군에서 61.3%이었고 심각한 군에서는 91.2%인 것으로 나타나 *Taq*1a가 중독의 발생을 결정하는 주요 유전자라기보다는 조절 유전자로 작용하는 것으로 생각되고 있다.

4) DRD4 유전자

도파민 D4 수용체(DRD4) 유전자의 변이는 탐색 추구성향(novelty seeking)과 관련이 있다. 탐색 추구 성향이 높을수록 충동에 적극적으로 반응하고, 새로운 자극에 대하여 보다 탐색적이고 신속히 반응하며 안정적인 행동이 결여된 특성을 보이게 된다. 도파민 수용체의 특정 부위의 반복 횟수가 증가하면 할수록 도파민과 수용체의 결합력이 떨어지므로 신체는 도파민을 적게 받아들이게 되고 이러한 도파민의 공급 부족으로 호기심, 탐구심들의 성향이 높아져 더 많은 도파민을 얻으려는 성향을 보인다. 이런 현상이 탐색 추구 성향을 가지는 요인이 된다는 보고가 있으며 또한 일정한 부위의 돌연변이에 의해서도 탐색추구 성향이 영향을 받게 된다.

5) SERT 유전자

세로토닌 전달체는 세로토닌을 재흡수하는 역할을 한다. 앞서 정동장애 관련 유전자에서 보았듯이 5-HTTLPR은 *l* 대립유전자와 *s* 대립유전자가 있으며 *s* 대립유전자는 전사효율이 적어 세로토닌 재흡수가 감소된다. 따라서 시냅스 공간 사이의 세로토닌이 증가하여 반사회적이며 공격적, 충동적인 성향을 보이며 반복적인 폭력 행동을 보일 수 있다.

이 밖에도 GABA나 아세틸콜린과 같은 신경전달물질을 코딩하는 유전자들이 알코올 의존과 관련성이 있는 것으로 보고되고 있다. GABA는 주요 억제성 신경전달물질로 더 많이 있을수록 또는 더 많은 GABA 수용체를 가질수록 더 작은 자극이라도 시냅스를 통해 전달이 가능해진다. GABA 유전자의 변화가 알코올 중독성 관련 행동변화(예: 불안감소, coordination 감소, 진정증가)에 관련되어 있으며, $GABA_A$ 수용체는 5개의 하부단위로 구성되어 있으며, 이는 $GABA_A$ 수용체가 적절히 작용하는 데 관여하는 유전자가 많아 기능을 감소시키거나 증가시킬 수 있는 기회가 많음을 의미한다. 아세틸콜린은 기억, 보상, 학습 기전에 관련된 전형적인 흥분성 신경전달물질이다. 약물 의존성과 관련있는 다른 유전자 그룹은 내인성 아편유사 시스템(endogenous opioid system, EOS)과 관련있는 유전자들이다. EOS는 엔도르핀(endorphin)과 같이 모르핀(morphine)이나 헤로인(heroin)에 의한 반응과 유사한 반응을 만들어 내는 물질로 구성된다. 날트렉손(naltrexone)과 같은 약물은 EOS의 활동을 막기 때문에 알코올 중독의 치료에 사용한다. μ-opioid 수용체를 코딩하는 유전자 OPRM1과 이 유전자의 변이는 알코올 중독과 관련 있는 것으로 보고되고 있다.

인격 장애(Personality Disorders)

인격 장애는 개인의 문화 내에서 기대되는 것과는 달라 고통을 초래하는 감정과 행동의 장애로써 일상생활을 유지하기 어렵게 한다. 인격 장애는 청소년기 또는 성인 초기 동안에 주로 나타나며 일반적으로 약물과 치료에 잘 반응하지 않아서 평생 지속되는 문제이다. 증상의 특징은 사람들마다 다르나 사람의 일생에 있어 일관되게 계속해서 나타난다. 미국 성인의 10~15%는 적어도 하나의 인격 장애의 분류에 속한다고 알려져 있다.

인격 장애 관련 유전자가 알려진 것이 많이 없었으나 GWAS 연구의 결과 일부 관련된 유전자가 보고되었다. 그러나 인격 장애에 대한 유전적 요인이 기여하는 바를 명확히 밝히기 위해서는 시간이 더 필요할 듯 하다. 인격 장애에 기여하는 유전자를 연구하는 데 있어서 주요 문제 중 하나는 명확한 표현형을 구분하는 것이 어렵다는 것이다. 학자들은 인격 장애의 특징들을 어떻게 분류하여 표현형을 구분할 것인지 논쟁하고 있다. 명확한 표현형이 있어 이를 각각 다르게 분류하는 것은 유전 연구를 용이하게 만든다. 그러나 여러 학자들은 일부 핵심 인자는 공통으로 가져가고, 여러 다른 측면을 분류하는 방법을 지지하고 있다.

정상 인격의 특징은 유전성이 강한데, 30~60%의 성격 차이가 유전자에 기인한다고 알려져 있다. 부모님이 수줍어하며 내성적이라면 소리가 크고 외향적인 경우의 부모님일 때보다 자녀가 더욱 수줍어하며 내성적인 경향이 있다. 물론 이렇게 단순한 것이 아니다. 많은 가족들에서 아이들의 정상 인격 내에서 다양한 인격들을 보인다. 같은 가족의 자녀들은 또한 유사한 환경적 요소를 함께 공유한다. 많은 전문가들이 환경적 요소가 자녀의 인격에 큰 영향을 주지 않을 것으로 보고 있으나 이러한 의견을 강력히 반대하는 전문가들도 많다.

일부 인격 장애는 많은 연구가 이루어져 왔는데, 특히 Cluster A 인격 장애는 상당한 유전적 요소가 존재함이 밝혀졌다. Cluster A 인격 장애에는 편집성, 분열성, 분열형 인격 장애가 있다. 유전성은 정상 인격의 유전과 마찬가지로 30~60%로 보고되었고, 특히 반사회적 인격 장애의 유전성은 75~80%로 보고되었다.

인격 장애의 유병률에 관한 통계 결과는 유의해서 해석해야 하는데, 특히 경계성, 반사회적 인격 장애는 정확한 진단이 어려우므로 더욱 조심하여야 한다. 행동을 기반으로 진단되며 반드시 진단 기준을 엄격히 따르는 것은 아니다. 의료인들은 인격 장애를 정확히 진단하기 위해서 환자를 상당한 기간 지켜보아야 하며 과거력을 정확하게 수집하여야 한다.

결론적으로 유전은 인격 장애 발생 위험에 상당한 영향을 주는 것으로 보인다. 작은 부분이지만 여전히 중요한 역할을 하는 비유전적 요소인 환경적 위험인자 또한 존재한다. 물질 남용, 행동 장애, 반사회적 인경 장애와 같이 다양한 문제를 가지고 사람은 특이 유전적 연결을 찾는 과정을 어렵게 만든다. 그렇지만 우리는 GWAS 연구의 결과가 인격 장애의 병태생리와 취약

성을 이해하는 데 중요한 역할을 할 것으로 기대하고 있다.

알츠하이머 질환(Alzheimer's disease)

알츠하이머 질환(Alzheimer's disease, AD)은 치매를 일으키는 가장 흔한 퇴행성 뇌질환으로 1907년 독일의 정신과 의사인 알로이스 알츠하이머(Alois Alzheimer) 박사에 의해 최초로 보고되었다. 만성적이고 진행성이며 퇴행성인 뇌의 질환으로 두 개 이상의 인지영역이 점점 쇠퇴하는 치매의 한 형태이다. 아밀로이드-베타 단백질(β-amyloid protein, Aβ), 타우 단백질(tau)과 같은 이상 단백질이 뇌 속에 쌓이면서 뇌 조직이 쪼그라들고 뇌 신경세포가 죽어나가는 질환으로 65세 이후 발병이 90% 이상이다.

알츠하이머 질환의 특징적인 조직학적 소견은 세포 외 침착물인 신경반(neuritic plaques, NPs)과 신경섬유매듭(neurofibrillary tangles, NFTs)이다. 이들은 주로 해마와 대뇌 피질에 밀집되어 있다. 신경반의 주요 구성 성분은 아밀로이드 베타 단백질(amyloid β protein, Aβ)이며, 이는 전구단백질인 아밀로이드 전구 단백질(amyloid precursor protein, APP)의 분할로 생성된다. Aβ는 뇌의 반점과 혈관에서 관찰되는 울퉁불퉁한 단백질로 혈관의 기형 또는 폐쇄 신경원의 폐쇄를 야기하여 바이러스 감염과 뇌혈관 장애와도 관련이 있다. 아밀로이드 신경반은 신

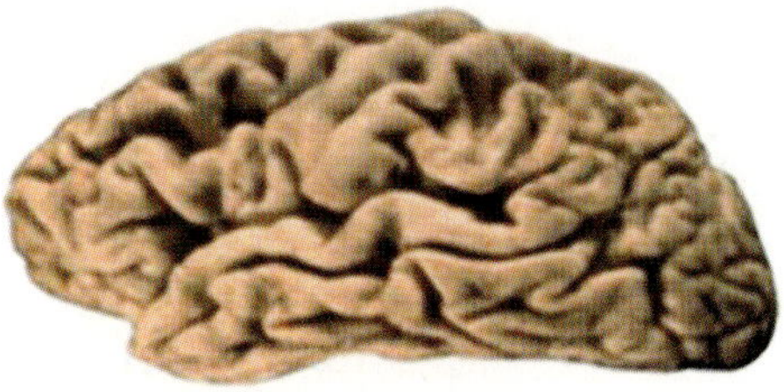

알츠하이머병 환자의 뇌

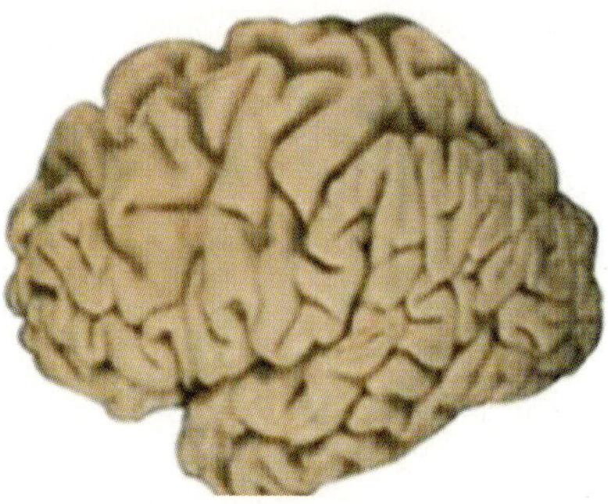

정상인의 뇌

알츠하이머병 환자의 뇌와 정상인의 뇌

경원섬유와 함께 뇌의 정상적인 뉴런 기능을 간섭하며 비정상적으로 많아지면 염증반응을 일으켜 궁극적으로 신경원을 죽게하는 세포 손상을 야기하는 것으로 추정된다.

1) 유전자와의 관련성

신경섬유매듭은 이중나선섬유(paired helical filaments, PHFs)로 구성되어 있으며 세포체나 세포돌기의 미세관 관련 단백질(microtubule-associated protein, MAP) 중 하나인 tau 단백질(MAPtau)의 비정상적인 인산화로 형성된다. 이렇게 tau 단백질의 나선구조화가 되면 신경세포 내 대사 변화가 일어나 세포 자살을 야기한다. APP 유전자는 21번 염색체에 위치하는데 돌연변이가 60세 이전에 일어나는 가족성 조기발병 알츠하이머 질환(early onset Alzheimer disease : EOAD)과 관련이 있다. 그러나 이는 5% 미만의 소수이며 70% 이상의 대다수의 가족성 EOAD는 다른 두 유전자 이상과 관련이 있다. 그 중 하나는 presenilin 1 단백질을 코딩하는 S182 유전자로 14번 염색체에 위치한다. 다른 하나는 presenilin 2 단백질을 코딩하는 STM2 유전자로 1번 염색체에 위치한다. 또한 19번 염색체에 유전자가 있는 apolipoprotein E(apoE) 유전자 다형성의 유전양상은 60세 이후에 발병하는 후기발병 알츠하이머 질환(late onset Alzheimer's disease : LOAD)에 걸릴 위험성과 그 발병 연령에 관련이 있음이 알려졌다.

2) APP 유전자

아밀로이드 전구 단백질을 코딩하는 APP 유전자는 21번 염색체에 위치해있다. 이 유전자는 18개의 엑손으로 구성되며 16, 17번째의 엑손에 아밀로이드 베타(Aβ)의 정보가 있다. APP의 분할로 만들어지는 Aβ는 정확히 규명되어 있지 않으나 두 가지 경로가 있다. 하나는 효소들에 의해 APP의 Aβ 부분이 세포 밖으로 잘려 나오는 분비 경로(secretory pathway)이며 다른 하나는 이를 세포 내로 함입하여 처리하는 lysosomal-endosomal pathway로서 이것이 주된 경로로 추정된다. 분비 경로에 관여하는 단백질 분해효소로 아미노산 결합을 절단하는 부위에 따라 각각 α, β, γ-secretase가 있다. 이중 β, γ-secretase가 39~43개의 아미노산을 갖는 Aβ를 만들어낸다. 실제 신경반에서 발견되는 Aβ는 아미노산 40개의 Aβ40과 42개인 Aβ42의 두 가지가 있다. 아미노산의 수가 많을수록 섬유화 성향(fibrillogenic)이 강해 신경반이 더 잘 형성되는데, APP 유전자에 돌연변이를 가진 경우 아밀로이드 전구물질인 APP가 대량생산되며 Aβ42의 생산이 많아진다. 많이 보고된 APP 돌연변이로 717번째 아미노산이 발린(valine)이 이소루신(isoleucine)으로 치환된 돌연변이가 있다.

3) Presenilin 1(PS1)과 presenilin 2(PS2) 유전자

프리시닐린 1(presenilin 1, PS1)과 프리시닐닌 2(presenilin 2, PS2)는 각각 14번, 1번 염색체에 존재하며 12개의 엑손으로 구성되어 있다. 이들은 아미노산 서열의 약 67%가 유사하다. Presenilin 유전자의 돌연변이는 섬유화 성향이 높은 Aβ(42,43)의 생산을 높인다. 9번 엑손이 제거(deletion)된 돌연변이 유전자는 아밀로이드-베타의 분비량을 증가시켜 알츠하이머병을 야기한다. 이러한 presenilin 돌연변이는 조기발병 가족성 알츠하이머병의 50% 이상의 원인이 되는 것으로 보고되고 있다.

4) Apolipoprotein E4(ApoE 4)

아포지단백질 E(apolipoprotein E, ApoE) 유전자는 19번 염색체에 위치한다. APOE는 지질대사에 관여하고 혈장과 뇌척수액 지단백과도 연관되어 있으며 콜레스테롤의 수송과 대사에 관여하는 혈장 단백질이다. ApoE는 뇌 속의 콜레스테롤과 결합하여 축적이 되면 아밀로이드-베타 단백질이 과량 생성되어 아밀로이드성 신경반을 유발할 수 있다. ApoE 유전자는 e2, e3, e4의 세 가지 주된 대립유전자로 되어 있는데, 이중 e4 대립유전자는 인종에 관계없이 후기발병 알츠하이머 질환의 주요 위험인자이다. ApoE 유전자의 e4 대립유전자를 2개 가진 사람은 알츠하이머 질환의 위험성이 1개인 사람보다 5배, 없는 사람보다 17배 높으며 80세 이전에 알츠하이머가 발생할 확률이 90%에 달한다.

ApoE 유전자의 e2와 e3 대립유전자는 신경방어적 기능(neuroprotective function)을 갖고 있다. e2와 e3 대립유전자는 tau 단백질이 microtubule의 tubulin과 결합하는 부위에 결합하여 microtubule의 안정성을 강화시키는 등 신경돌기의 성장을 촉진하며 tau 단백질이 이중돌기나선(PHF) tau로 되는 과정을 억제한다. 반면에 e4 대립유전자는 tau 단백질의 tubulin 결합부위에

알츠하이머 질환의 유전적 위험인자 요약

Type	Genetic transmission	Gene locus	Protein	Mechanism
Familial EOAD	Autosomal	Chromosome 21	APP	APP,Aβ42의 과잉생산
	dominant	Chromosome 14	Presenilin 1	Apoptosis, Oxidative stress
	대다수	Chromosome 1	Presenilin 2	Aβ42의 수준 증가 Apoptosis
Familial 그리고 산발적 LOAD	복합적	Chromosome 19	APO-E4	Aβ 제거능 감소 Aβ40의 축적 PHF*tau* 형성증가

EOAD, early onset Alzheimer's disease; LOAD, late onset Alzheimer's disease.

결합하지 않아 불안정성을 띠며 tau 단백질 나선구조화에 따른 NFT 형성, 신경세포 내 대사 변화로 세포사멸(apoptosis)을 초래한다. 또한 e4 대립유전자는 APP를 활성화하여 Aβ 청소율을 감소시키고 Aβ 축적을 촉진하여 NP의 형성을 야기하기도 한다.

생각해봅시다

1. 자폐증의 행동적 특성과 진단 기준을 서술하시오.
2. 자폐증의 유전적 기전을 요약하시오.
3. 주요 우울장애를 가진 일등친이 있는경우 우울장애가 발생할 확률은 약 몇 퍼센트인가?
4. 세로토닌과 도파민은 뇌에서 어떤 작용에 의해 양극성 장애의 발병과 관련이 있는지 서술하시오.
5. 정신질환이 있는 사람들에게서 중독 장애가 흔히 발생하는 이유는 무엇인가?
6. 인격 장애가 가족내 경향성이 높은 이유는 무엇인가?
7. 알츠하이머 질환과 관련된 유전자를 유전양식과 기전을 들어 설명하시오.

제 16 장 심혈관계 질환과 유전자 다형성

심혈관계 질환에 기여하는 유전적 요인을 서술하고, 관상동맥질환의 발병과 악화에 있어 어떻게 유전과 환경이 상호작용하는지 설명한다. 한편 고지혈증의 발생기전과 관련된 유전적 요인에 대해서도 알아볼 것이다. 단일유전자(monogenic)에 의한 뇌졸중과 다인자성(multifactorial) 요인에 의한 뇌졸중을 비교하고, 고혈압 발생과 관련된 유전자를 찾는 것이 왜 어려운지 설명하도록 한다. 몇몇 부정맥 및 심근병과 관련된 유전적 요인에 대해 공부할 것이다.

심혈관계질환(cardiovascular disorder, CVD)의 발병이나 예방에 있어 환경적인 요인들이 중요한 역할을 한다는 것은 잘 알려진 사실이다. 그러나 특정 가족 또는 집안에서 심혈관계질환이 높게 발병하는 가족력이 있다는 것 또한 임상에서 흔히 볼 수 있는 상황으로 심혈관계질환의 위험성을 결정짓는 데 유전적 요소들이 중요한 역할을 한다는 것을 알 수 있다. 특히 관상동맥질환과 고혈압은 대표적인 다유전자 질환(common complex disorder)으로서 다양한 유전자의 돌연변이들이 발병 및 질환의 중증도와 연관되어 있다. 이와는 달리 가족성고지혈증, 긴 QT증후군 등은 단일 유전자의 돌연변이에 의하여 야기되며 일반적으로 멘델 유전의 법칙을 따른다. 이 장에서는 관상동맥 질환 및 고지혈증, 뇌졸증, 고혈압, 부정맥, 심근병증과 관련 있는 유전자들에 대하여 소개할 것이다.

관상동맥질환과 죽상동맥경화증

관상동맥질환(coronary artery disease, CAD)은 전세계적으로 가장 흔한 사망 원인 중 하나로, 주요 발생원인은 죽상동맥경화증(atherosclerosis)이다. 죽상동맥경화증은 동맥의 내층에 지방과 콜레스테롤의 축적으로 이루어진 죽상경화판(atherosclerotic plaque)이 생기는 것으로, 혈관 내경이 좁아져 혈액의 흐름을 막게되고 파열 시 혈전이 쉽게 생성된다. 죽상동맥경화증의 발병은 식이와 혈중 지질농도, 고혈압, 유전 등이 관련되어 있는데 유전적 요인이 약 50%가 관련되어 있는 것으로 알려져 있다.

1) 죽상동맥경화증과 유전자와의 관련성

죽상동맥경화증은 주로 동맥의 가장 안쪽부분인 혈관의 내벽에서 발생하는데, 내막장애(endothelial dysfunction), 지방축적, 활성산소종(reactive oxygen species, ROS)의 생성, 저밀도지단백(low-density lipoprotein, LDL)의 산화, 염증 반응 등이 관련되어 있다. 이러한 발생과정에 관련된 수많은 단백질들을 생각해보면 유전적 요소들이 관여하는 복잡한 과정을 이해할 수 있을 것이다. 예를 들어 죽상동맥경화증의 발생 과정 중 염증에 관여하는 유전자만 봐도 인터루킨(interleukin), TNF(tumor necrosis factor), TNF 수용체, 세포부착관련 분자(ICAM-1, VCAM-1, PECAM), chemokine, chemokine 수용체(CS3CR1, MCP-1), CRP, RNFS4 등이 있다. 이와 같이 죽상동맥경화증은 많은 다양한 유전자들이 함께 작용하여 발생하며, 각각의 단일유전자는 단지 적은 영향만을 끼칠 뿐이다. 그러므로 앞으로의 유전 연구는 수천 개의 DNA markers(보통 SNP)를 이용하여 대규모의 표본에서 시행될 필요가 있다.

죽상동맥경화증과 관련된 여러 유전자들 중 대표적으로 아포지단백 E(Apolipoprotein E, ApoE)를 만드는 정보를 지닌 ApoE 유전자를 상세히 살펴보자. ApoE는 초저밀도 지단백(very-low-density lipoproteins, VDRL)의 구성성분으로 혈중 콜레스테롤의 운반과 제거에 관여하는 주요 단백질이다. 콜레스테롤은 왁스와 비슷한 지방물질로 혈액과 잘 섞이지 않아 혈액 내에서 지질단백질에 둘러싸여 지단백 콜레스테롤이라는 형태로 운반된다. 지단백질 콜레스테롤의 종류에는 혈관 벽에 쌓여 죽상경화증을 유발하는 일명 나쁜 콜레스테롤인 저밀도지단백 콜레스테롤(LDL cholesterol)과 콜레스테롤을 간으로 운반하여 배설하는 고밀도지단백 콜레스테롤(HDL cholesterol)이 있다. ApoE는 세포의 LDL 수용체와 결합하여 혈중 콜레스테롤의 제거에 관여한다. ApoE는 229개의 아미노산으로 구성된 당단백질로 이를 코딩하는 정보를 가지고 있는 ApoE 유전자는 19번 염색체에 위치하고, 대립유전자(alleles)로는 e2와 e3, e4를 가진다. 가장 흔한 대립유전자는 e3이다. APOE 유전자의 e4 또는 e2 대립유전자를 가진 사람은 그렇지 않은 사람들 보다 관상동맥질환의 위험성이 높으며, 더 높은 수준의 혈중 LDL 수

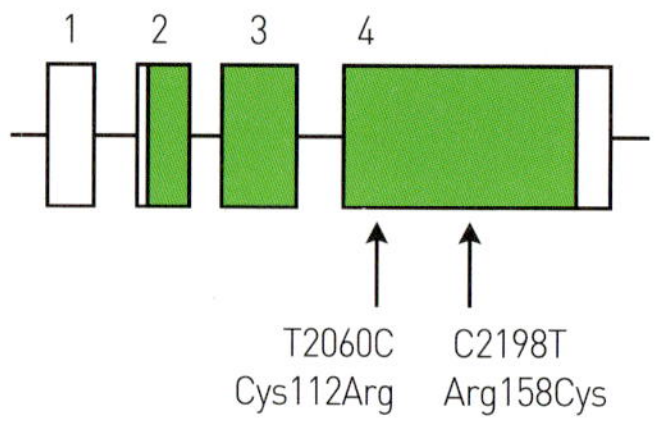

Allele	aa Position	
	112	158
ε 2	TGC (Cys)	TGC (Cys)
ε 3	TGC (Cys)	CGC (Arg)
ε 3	CGC (Arg)	CGC (Arg)

A. ApoE 유전자의 구조 및 대립유전자의 위치 B. APOE 유전자 대립유전자의 종류 및 구성(aa, amino acids)

치를 보이는 것으로 보고되고 있다. ApoE 유전자의 e4 대립유전자는 다른 대립유전자들보다 LDL 수용체와의 결합 능력이 좋아 정상보다 LDL을 혈중으로부터 빠르게 흡수하게 되어 세포 내 콜레스테롤 증가와 함께 LDL 수용체 감소를 가져온다. 이는 혈장 LDL 콜레스테롤을 더욱 증가시키며 혈관질환의 위험률을 높인다. 이러한 ApoE e4의 다형성은 아시아인보다 백인에게 많이 나타나고, 특히 핀란드인의 50%가 이러한 대립유전자를 보여서, 혈관질환의 위험률이 아시아계 사람에 비해 매우 높은 편이다.

2) 죽상동맥경화증의 환경적 위험 요인

환경적 위험요인은 죽상동맥경화증의 발병에 있어 어떤 유전자가 관여하는지 결정짓기 매우 어렵게 만든다. 실험실 내의 환경에서는 환경적 요인들을 통제할 수 있지만 각자 다른 환경 속에서 살아가는 사람들을 연구할 때에는 생활방식을 정확하게 모니터링 하기가 힘들다. 죽상동맥경화증의 위험과 직접적으로 연관되어 있는 흡연을 예를 들어 보자. 매일 20개피 이상 담배를 피우는 남자 흡연자는 비흡연자보다 심근경색의 위험이 약 3배 정도 높고, 여자흡연자의 경우 6배 높은 것으로 알려져 있다. 흡연은 혈액 내 일산화탄소를 증가시켜 직접적으로 동맥벽을 손상시키며 고밀도지단백(high density lipoprotein, HDL)을 감소시키고, LDL을 증가시킨다. 또한 동맥을 더욱 딱딱하게 만들며 혈전 생성의 가능성이 높아진다.

고지혈증

고지혈증(hyperlipidemia)은 혈중에 필요 이상의 많은 지질성분이 있어, 이들이 혈관벽에 축적되거나 염증을 일으켜 심혈관계 질환을 유발하게 되는 것으로 총 콜레스테롤 220 mg/dL 이상, 중성지방 150 mg/dL 이상인 상태를 말한다. 일차성 고지혈증은 유전적 요인에 의한 질환으로 지질단백지질분해효소(lipoprotein lipase, LPL)의 선천적인 결핍이나 부족, LDL 수용체의 결핍 등으로 발생하며, 이차성 고지혈증은 동물성 지방과 콜레스테롤의 과다섭취와 같은 식습관, 스트레스, 비만, 질병 등과 관련하여 발생한다.

지질단백지질분해효소는 중성지방(triglyceride)이 글리세롤과 지방산으로 대사되는 과정에서 중요한 촉매 역할을 한다. 지질단백지질분해효소를 만드는 유전정보를 지니고 있는 LPL 유전자는 8번 염색체에 위치하며 10개의 엑손으로 구성되고, 현재까지 약 60여개의 유전자다형성(genetic polymorphisms)이 보고되어 있다. LPL 유전자에서 발견되는 가장 대표적인 돌연변이는 LPL 유전자의 6번 엑손에서 발견되는 N291S로 지질단백지질분해효소의 291번째 아미노산이 아스파라긴(asparagine)에서 세린(serine)으로 치환되는 것이다. 이러한 돌연변이는 지질단백지질분해효소의 활동을 감소시켜 고지질혈증 또는 심혈관 질환의 위험을 높이는 것으로 알려져 있다. LPL 유전자에서 발견되는 또 다른 돌연변이로 2번 엑손에 위치한 Asp9Asn은 지질단백지질분해효소의 9번째 아미노산을 아스파르트산(aspartate)에서 아스파라긴(asparagine)으로 치환시킨다. 이 돌연변이에 의해 아스파라긴으로 아미노산이 대치된 경우 지질단백지질분해효소의 활동성이 약 18% 정도 감소하는 것으로 알려져 있으며 이는 고중성지방혈증을 유발시키는 중요인자로 작용한다.

1) 가족성 고콜레스테롤혈증

가족성 고콜레스테롤혈증(Familial Hypercholesterolemia, FH)은 단일유전자 질환으로 상염색체 우성으로 유전된다. 일반인 약 500명 중 1명은 가족성 고콜레스테롤혈증과 연관된 유전자 변이의 이형접합적(heterozygous) 특성을 지니는데, 이들은 일반적으로 혈장 콜레스테롤 수준이 300~400 mg/dL이며 관상동맥질환 위험률도 일반인들보다 높은 편이다. 남성의 경우 이형접합자를 지닌 사람의 약 50%가 60세 이전에 심근경색증으로 사망하며, 여성은 약 15%가 60세 이전에 사망하는 것으로 알려져 있다. 동형접합자(homozygous)를 가진 사람은 가족성 고콜레스테롤혈증 발병의 위험이 더욱 심각하여 콜레스테롤 수준이 600~1200 mg/dL까지 올라가고, 치료받지 않으면 대부분이 30세 이전에 사망한다.

콜레스테롤은 세포막의 중요한 구성성분으로 음식을 통하여 섭취할 수 있고 간에서 합성되기도 한다. 콜레스테롤은 소장에서 유미미립(chylomicron)의 형태로 중성지방과 함께 흡수되어 VLDL 및 LDL, HDL과 같은 지질단백질(lipoproteins) 형태로 혈액을 통해 운반된다. LDL 수용체는 세포 표면 단백질로 LDL과 결합한 후 세포 내 이입(endocytosis)의 과정을 거쳐 LDL을 세포 내로 들여온다. 가족성 고콜레스테롤혈증은 유전적 요인에 의하여 LDL 수용체의 발현 및 활성이 감소되어 발생한다. LDL 수용체가 적다면 콜레스테롤은 혈액 내에 축적되며 혈관벽에 죽상경화판(atherosclerotic plaque)을 생성하게 된다. LDL 수용체(LDLR) 유전자는 19번 염색체에 위치하며, LDLR 유전자의 돌연변이는 대체(substitution) 또는 결손(deletion), 스플라

LDLR 유전자 돌연변이의 분류

Class	돌연변이	설명
Class 1	null mutation	단백질 생성 불가
Class 2	transport defective mutation	단백질 생성 과정에서 소포체와 골지체 사이 운반중단
Class 3	binding defective mutation	LDLR과 LDL사이의 결합 불가
Class 4	internalization defective mutation	LDLR이 세포 표면으로 이동하여 LDL과 결합할 수는 있으나 세포 내로 이입되지 못함
Class 5	recycling defective mutation	LDLR의 재생과정 결함

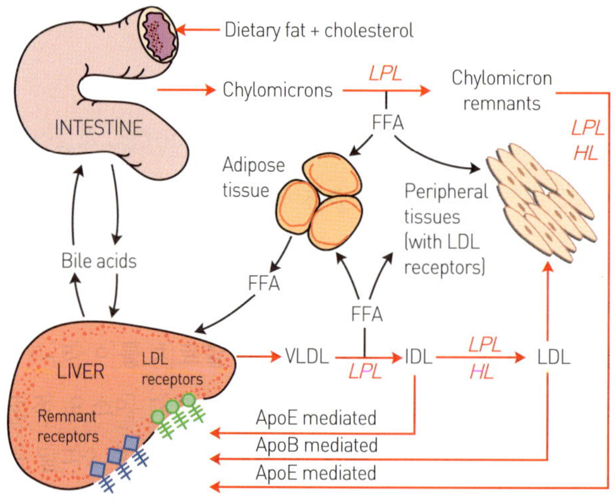

지질의 흡수 및 대사, 배설(LPL, lipoprotein lipase; HL, hepatic lipase; FFA, free fatty acid)

이싱(splicing) 등 1,000여 가지 이상의 돌연변이가 지금까지 확인되었으며 이들은 5가지로 분류될 수 있다.

가족성 고콜레스테롤혈증 환자를 위한 치료의 첫 단계로 저지방 식이가 권장되나 식단의 수정은 LDL 수준을 10% 정도밖에 낮출 수 없어 일찍부터 약물요법을 시작하여야 한다. 담즙산 결합 수지는 담즙산 농도를 저하시켜 콜레스테롤의 장내 재흡수를 감소시켜 간을 통해 재순환되는 것을 막는다. 이는 간세포에서 콜레스테롤이 담즙산으로 전환되는 것을 증가시키며 콜레스테롤이 감소하면 간에서 더 많은 LDL수용체를 만들어 내어 콜레스테롤 수준이 약 15~20% 정도 낮아진다. HMG-CoA 환원효소 억제제(reductase inhibitors)(예: "statin"약물로 atorvastatin, rouvastatin, simvastatin)는 가족성 고콜레스테롤혈증의 초기 치료약물이다. 동형접합자를 가진 어린이들은 적극적으로 치료받아야 하며 콜레스테롤 흡수 억제제(예: ezetimibe)를 복용하며 더 나은 개선을 위해서는 LDL 분리반출법을 이용한다. LDL 분리반출법은 투석과 유사한 과정으로 혈액내 LDL을 제거하는 것이다.

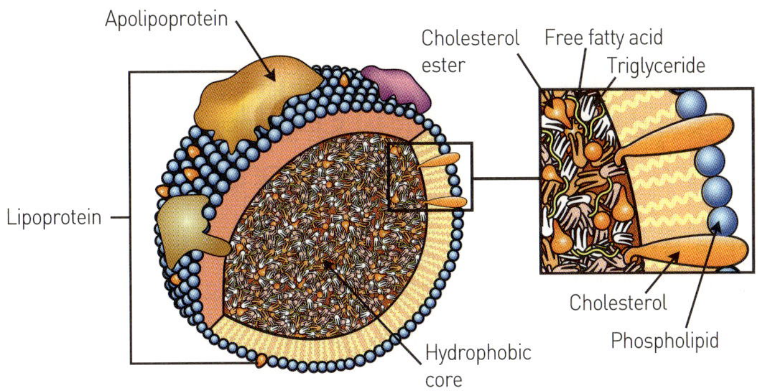

아포지단백질의 구조

뇌졸중(stroke)

동맥혈관에 지방이 축적되었거나 염증반응과 동맥 경화가 일어났을 때 심장만이 영향을 받는 것은 아니다. 뇌에서도 허혈(ischemia)과 경색(infarction)이 일어난다. 뇌졸중은 사망률과 이환률이 높은 질환으로 대부분의 환자에게 비가역적인 장애를 야기한다. 뇌졸중을 포함한 모든 혈관질환에 있어 유전적 요소가 중요하다는 것은 명백하다. 뇌졸중의 가족력이 있는 사람은 없는 사람보다 위험이 2~3배 높으나, 어떠한 유전적 변화가 뇌졸중의 발병 가능성을 높이는지는 아직까지 명확히 밝혀지지는 않았다.

뇌졸중은 일반적으로 허혈성과 출혈성으로 나뉠 수 있는데 발병 원인은 다양하다. 예를 들어 출혈성 뇌졸중은 정맥기형, 소낭성 동맥류, 뇌 내 소혈관 질환 등이 주요 원인이며, 허혈성 뇌졸중은 죽상동맥성 혈전이나 심장 색전에 의해 발생된다. 이와 같이 뇌졸중의 표현형이 다양하고 고혈압이나 고지혈증, 당뇨병과 같이 관련된 질환이 많으며 흡연이나 알코올 중독 등 환경적 위험요인도 높아 뇌졸중 관련 유전자를 파악하는 것은 무척 어려운 일이다. 뇌졸중 환자의 약 75%가 허혈성이며 혈전으로 인한 뇌 내 혈액 흐름의 감소로 발병하고, 나머지 25%가 출혈성으로 혈관이 터져 발병한다. 뇌내출혈의 경우 뇌졸중 가족력이 있는 경우 발생 위험율이 2~6배 높아진다. 그러면 뇌졸중을 유발할 수 있는 유전적 요인에 대하여 살펴보자.

우선 허혈성 뇌졸중의 병태생리는 관상동맥질환의 병태생리와 유사하기 때문에 죽상동맥경화증 관련 유전자가 뇌졸중에도 관련될 수 있는 것은 당연하다. 허혈성 뇌졸중만 고려한다면 앞에서 언급한 죽상동맥경화증 관련 유전자를 포함할 수 있지만 출혈성 뇌졸중은 전혀 다르다. 몇몇 연구에 따르면 ApoE 유전자의 e4 대립유전자를 가진 사람은 출혈성 뇌졸중 후 예후가 나쁘다는 것으로 나타났다. 2차성 뇌졸중의 주요한 원인인 고혈압이 있는 사람은 뇌졸중 위험이 4~6배 높다. 고혈압은 죽상동맥경화증을 야기하며 정맥의 벽을 직접적으로 약화시켜 허혈성 또는 출혈성 뇌졸중 모두의 가능성을 높인다.

1) 유전자와의 관련성

약 1%도 안 되는 소수의 뇌졸중이 단일유전자의 변이로 일어나는데 주로 어린이에게 잘 나타난다. 파브리병(Fabry disease)이나 미토콘드리아 장애는 뇌졸중을 야기할 수 있다. 성인에게 나타나는 질환으로 CADSIL(cerebral autosomal dominant arteriopathy with subcortical infarcts and leukoencephalopathy)이 있다. 이 질환은 주로 30~40대 성인에게 나타나며 편두통을 겪다가 결국에는 치매가 나타난다. 엘러스-단로스 증후군 제4유형(Ehlers-Danlos type 4) 및 마르팡 증후군(Marfan syndrome), 섬유근육형성이상(fibromuscular dysplasia)은 단일 유전자, 결합조직 질환으로 대동맥박리 및 동맥류, 뇌졸중 등의 위험성을 증가시킨다.

파브리병은 선천적인 지질대사의 이상증으로 지방 대사에 필요한 알파-갈락토시다제 A(alpha-galactosidase A) 효소를 만들지 못하여 야기된다. 알파-갈락토시다제 A는 *GLA* 유전자에 의해 만들어 지는데, 이 유전자는 X 염색체에 위치하고 있다. 파브리병은 X 연관 열성유전질환이며, 지금까지 약 370여개의 돌연변이가 *GLA* 유전자에서 발견되었다. 이러한 파브리병은 효소대체치료가 가능하지 않다. 임상연구에 의하면 뇌졸중을 경험한 젊은 성인의 5%가 파브리병을 진단받은 적은 없으나 *GLA* 유전자에 변이가 있음이 보고되었다.

미토콘드리아 질환 중 하나인 멜라스 증후군(MELAS: mitochondrial encephalomyopathy, lactic acidosis, stroke like episodes)은 뇌졸중을 일으킬 수 있는 또 다른 단일유전자 질환이다. 멜라스 증후군은 진행성 신경퇴행성 장애로 미토콘드리아성 뇌병증, 젖산산증, 그리고 뇌졸중양 사건의 소견이 복합적으로 나타나는 질환이다. 이는 미토콘드리아 DNA의 돌연변이에 의해 유발되는 문제로 어머니로부터 유전된다. 멜라스 증후군은 미토콘드리아의 기능 손상 정도에 따라 증상이 다양하게 나타나는데 특히 산소와 에너지 요구량이 높은 중추신경계, 근육, 심장 등에서 증상이 가장 먼저 발생한다. 아직까지 특별한 치료방법은 없으며 아르기닌(arginine)의 복용은 뇌졸중양 증상의 발현을 감소시킬 수 있는 것으로 알려져 있다.

제5응고인자 라이덴(Factor V Leiden)을 만드는 F5 유전자의 돌연변이는 혈전 생성의 위험률을 증가시키는 대표적인 유전질환이다. 유럽인 조상이 있는 사람들의 3~8%가 F5 유전자의 이형접합자(heterozygote)를 가지고 있으며, 5000명 중에 1명이 동형접합자(homozygote)를 가지고 있는 것으로 보고되고 있다. F5 유전자에 발생한 돌연변이는 응고반응의 약화를 막아서 과다응고 상태를 일으킨다. 제5응고인자 라이덴 단백질의 변성이 있는 경우 대뇌의 정맥내 혈전 생성의 위험률이 약 8배 높아진다. 경구피임약을 복용하고 있는 여성은 제5응고인자 라이덴 유전자의 변이가 없어도 뇌졸중의 위험이 증가하므로 더욱 주의하여야 한다. 이와 같이 혈전

형성이 과도하게 되는 다른 예로 prothrombin, antithrombinⅢ, 단백질C, 단백질 S등을 코딩하는 유전자들에서 발생하는 돌연변이 등이 있다. 이들 유전자 돌연변이는 허혈성 뇌졸중, 심부정맥혈전, 심근경색의 위험성을 증가시킨다.

고혈압(Hypertension)

고혈압은 전세계적으로 이환율이 매우 높은 질환으로, 정상혈압은 수축기 혈압이 120 mmHg 미만, 이완기 혈압이 90 mmHg미만이다. 고혈압의 원인은 다양하나 발병 기전에 중요한 역할을 하는 것은 레닌-안지오텐신-알도스테론 시스템(renin-angiotensin-aldosterone system, RAAS)이다. 신장에서 비정상적으로 분비된 레닌(renin)은 안지오텐시노겐(angiotensinogen)을 안지오텐신 I(angiotensin Ⅰ)으로 전환시키고 이는 다시 안지오텐신 II(angiotensin Ⅱ)로 전환되어 동맥의 수축 및 알도스테론(aldosterone)의 분비를 촉진시킨다. 알도스테론은 체내에 염분과 수분을 정체시켜 순환 혈액량을 증가시키므로 말초혈관의 저항을 증가를 통해 혈압을 상승시킨다. 또한 스트레스를 받는 경우 교감신경계가 자극되어 심장 박동수, 심장 수축력, 혈관 수축이 증가하면서 심장 박출량, 말초혈관저항이 증가하여 고혈압이 유발된다.

고혈압은 원발성 또는 속발성으로 발생되는데, 약 90~95%의 고혈압이 원발성이며 이는 서로 상호작용하는 다양한 유전자의 돌연변이들의 조합과 과다한 식염섭취 또는 음주, 흡연, 스트레스 등 환경적 요인의 상호작용에 의해 발생한다. 일반적으로 양쪽 부모가 모두 고혈압이 있는 경우 자녀의 약 46% 이상(2명 중 1명)에서, 양친 중 한쪽만 고혈압이 있는 경우 자녀의 약 34%(3명 중 1명)에서 고혈압이 발생하는 것으로 알려져 있으며, 성실하고 꼼꼼하고 신경질적인 이른바 스트레스 성격이 고혈압을 일으키기 쉬운 것으로 알려져 있다. 속발성 고혈압은 말초혈관 저항성이나 신장질환, 내분비질환과 같은 다른 질환의 결과로 나타나는 것이다. 예를 들면, 만성사구체신염, 신우신염과 같은 신장질환은 신장의 염증성 변화로 레닌-안지오텐신-알도스테론 시스템(RAAS)을 자극하여 고혈압을 유발한다. 고알도스테론증, 갑상선기능항진증, 부갑상선호르몬 부전증과 같은 호르몬 불균형을 가진 사람들 또한 속발성 고혈압이 발생할 수 있다.

고혈압은 대표적인 다인자성 유전질환으로 가족력이 있다는 것은 잘 알려져 있지만, 얼마나 많은 유전적 요인이 또 얼마나 많은 환경적 요인이 영향을 발휘하는 지는 아직까지 명확히 밝혀지지 않았다. 유전자-환경 상호작용(gene-environment interaction)은 같은 유전형을 가진 두 사람이 다른 표현형을 나타낼 수 있다는 것을 시사한다. 예를 들어 같은 유전자형을 가지고 있어도 고나트륨 식이를 섭취하거나 나이가 많고 레닌-안지오텐신-알도스테론 시스템에 작용하는 약물을 복용하고 있는 사람은 저나트륨 식이를 섭취하고 나이가 적고 약물을 복용하지 않는 사람과는 혈압(표현형)이 다를 것이다.

1) 유전자와의 관련성

고혈압과 관련된 유전자들의 변이나 다형성은 유전자가 환경과 상호작용하는 방식에도 영향을 미친다. 예를 들어 RAAS 유전자의 변이는 고혈압에 대한 저나트륨식이의 치료효과에 영향을 미친다. 임상연구에 의하면 안지오텐시노겐(angiotensinogen, AGT) 유전자에서 고혈압의 발생과 관련성이 높은 것으로 알려진 G-6A(rs5051) 단일염기다형성의 경우 AA 유전자형을 지닌 사람은 저나트륨식이에 의해 상당한 혈압의 감소를 보이나, GG 유전자형을 가진 사람은 치료 효과를 볼 수 없는 것으로 나타났다. 고혈압 치료를 시작하기 전에 환자에게 이러한 정보를 주는 것은 시간도 아낄 수 있으며 임상적으로 더 나은 결과를 가져올 수 있다. 항고혈압제에 따른 효과도 유전자-환경 상호작용에 따라 개별적으로 차이가 날 수 있다.

원발성 고혈압에 대한 유전적 기전은 복잡하고 다양하지만 가족력이 있다는 것은 틀림이 없는 사실이다. 가족력을 조사하여 위험이 높은 사람들을 확인하는 것은 많은 사람들의 건강을 향상시킬 수 있으며, 대부분의 사람들에게 운동과 저나트륨 식이와 같은 간단한 예방법은 고혈압의 위험을 감소시킬 수 있다. 그러면 고혈압과 관련되어 있는 것으로 알려진 대표적인 유전자들에 대해서 알아 보도록 하자

2) STK39(Serine threonine kinase 39) 유전자

최초로 발견된 고혈압 감수성 유전자는 STK39 유전자로 22번 염색체에 위치한다. STK39 유전자에 의하여 발현되는 SPAK(Ste20-related proline-alanine rich kinase) 단백질은 콩팥에서 염분 이동을 조절하는데 중요한 신호전달물질이다. 이러한 SPAK 단백질을 코딩하는 STK39 유전자에 돌연변이가 있는 경우 콩팥 내 나트륨(NA^+)의 재흡수를 촉진시켜 체내 Na^+ 수치 및 혈액량을 증가시키는데 이를 통해 혈압이 상승하게 된다. 수축기 혈압은 약 3.3 mmHg, 이완기 혈압은 약 1.3 mmHg 증가하여 고혈압 위험을 3.3% 증가시키는 것으로 보고되고 있다.

3) 나트륨이뇨 펩티드 A(Natriuretic Peptide, NPPA) 유전자

나트륨이뇨 펩티드 A 유전자는 1번 염색체(1p36.21)에 위치한다. NPPA 유전자에 의해 코딩된 단백질인 나트륨이뇨 펩티드는 혈관을 이완시키고 소변을 통해 염분을 배출하는 단백질로 심장혈관의 항상성에 중요한 역할을 한다. NPPA 유전자의 C-terminal frameshift heterozygous deletion(c.456 - 457delAA)은 심방세동을 유발하고 고혈압 발병의 위험을 높이며, 혈전을 생성

하여 심근경색의 위험 또한 높아질 수 있는 것으로 보고되고 있다.

4) GNB3(Guanine nucleotide binding protein, G protein) 유전자

GNB3 유전자는 염색체 12번(12p13)에 위치해 있으며 11개의 엑손으로 구성되어 있다. GNB3 유전자는 G단백질의 β3 하부단위(subunit) 단백질을 코딩한다. G단백질은 세포막 수용체의 한 형태인 G-단백질 결합 수용체를 구성하는 주요 물질로, 혈관의 평활근 세포에서 리간드가 수용체와 결합하면 이 신호를 세포 내로 전달하는 과정에 관여한다. G 단백질은 α, β, γ 하부단위로 구성된다. GNB3 유전자의 다형성 중 10번 엑손에 위치한 단일염기다형성인 C825T은 고혈압과 관련성이 높은 것으로 나타났다. 연구보고에 의하면 C825T 단일염기다형성의 TT 유전자형을 가진 사람의 약 80%에서, TC 유전자형을 가진 사람의 약 40%에서 고혈압 발생의 위험성을 가지고 있었으며, T 대립유전자(allele)를 지닌 사람은 C 대립유전자를 가진 사람보다 고혈압과 비만일 확률이 2.2배 높은 것으로 나타났다.

부정맥

부정맥의 발생에 있어 유전적 요인은 큰 비중을 차지하고 있는데 주로 심장세포의 나트륨이온통로(Na^+ channel)나 칼슘이온통로와 같이 이온통로를 코딩하는 유전자들과 관련이 있어 이온통로병증(Channelopathy)이라고도 한다. 다른 변이들은 다른 표현형을 가져온다. 예를 들어 나트륨 통로 유전자인 SCN5A의 변이는 QT 연장증후군, 브루가다 증후군(Brugada Syndrome), 동정맥 전도 결함, 선천성 동기능부전증후군을 야기할 수 있다. 특정한 변이와 관련된 생리학적 영향은 다른 표현형을 보인다. 유전 원인의 다양한 부정맥이 있지만 우리는 흔히 볼 수 있는 심방세동과 전형적으로 유전되는 이온통로병증인 QT 연장증후군을 살펴볼 것이다.

1) 심방세동

심방세동(atrial fibrillation, AF)이 가족력이 있다는 것은 잘 알려져 있지만 유전의 영향을 얼마나 받는지는 아직까지 명확히 밝혀지지 않았다. 한 연구에 의하면 심방세동 환자의 약 5~15%에서 가족력을 보이며, 유전적 이질성 즉 다양한 유전자에 의해 복합적인 영향을 받는 것으로 보고되고 있다. 심방세동을 일으킬 수 있는 병태생리적 기전은 다양하며, 종종 호흡기 또는 심장 문제의 따른 2차적 증상으로 발생하기도 한다.

심장 내 구조변화는 후천성 심방세동을 일으키는데 이러한 구조적인 변화는 유전적 원인을 가진다. 예를 들어 심장 나트륨 통로의 α 하부단위를 코딩하는 SCN5A 유전자의 결함이 있을 경우 표현형으로 심방세동과 함께 확장된 심근병증을 가질 수 있다. 또한 심장의 칼륨통로를 코딩하는 유전자들인 KCNQ1, KCNE1, KCNH2 유전자에 발생한 변이들은 심방세동 뿐만 아니라 다른 심장리듬 장애도 일으킨다.

앞서 고혈압에서도 언급을 하였듯이 심방세동 역시 많은 유전자 변이에 의해서 조금씩 영향을 받으며 특정한 유전자 변이의 결합이 심방세동의 위험률을 높이게 된다.

2) QT 연장증후군

QT 연장증후군(long QT Syndrome, LQTS)은 심장 순환 내에 재분극을 지연시키는 질환군이다. 심전도 상 QT 간격의 길어짐을 볼 수 있다. 일반적으로 QT 간격이 길다는 것은 남성 기준 440 msec 이상, 여성 기준 460 msec 이상으로 보고 있다. 이러한 재분극의 지연은 치명적인 torsade de pointes라 불리는 다형성 심실성 빈맥으로 발전하여 위험한 상태가 되기 쉬워진다. 심각한 부정맥의 촉발요인으로 전해질 불균형, 수영과 같은 활동, 갑자기 시끄러운 소리, 서맥 등이 있다.

많은 다양한 유전자에서 발생한 변이들이 LQTS를 일으킬 수 있다. 예를 들어 LQT1은 칼슘통로 유전자 중 하나인 KCNQ1의 변이에 의하여 발생하며 LQTS의 약 42%를 차지한다. 나머지 45%는 LQT2로 다른 칼슘통로 유전자인 KCNH2의 변이로 나타난다. 다른 유형의 LQTS는 나트륨 또는 칼슘 통로와 연관되거나 그들의 하위유형이다. LQTS를 야기하는 많은 변이는 private mutation 변이로 한 사람 또는 일가 친척에게 나타나며 보통 사람들에게 잘 나타나지 않는다.

이렇듯 LQTS는 후천적으로 발생하기도 하나 LQTS의 증상을 출생 전에 볼 수 있는 선천성 LQTS도 있다. 표현형에 따라 Romano-Ward syndrome과 Jervell and Lange-Nielsen syndrome으로 나뉘어진다. Romano-Ward syndrome은 보통 상염색체 우성유전이며 QT 연장과 빈맥성 부정맥을 포함한다. Jervell and Lange-Nielsen syndrome은 상염색체 열성유전이며 QT 연장과 난청을 동반한 빈맥 부정맥을 포함한다.

심근병증(Cardiomyopathy)

심근병증은 심장근육이 약화되거나 병이 들어 부적절하게 혈액을 방출하게 되는 질환이다. 심근병증은 유전적 요인으로 인해 주로 발생하며 다른 많은 요인들 또한 발생에 기여하고 있다. 유전적 요인 이외의 요인으로는 알코올과 코카인 남용, 바이러스 감염, 영양불량, 임신, 말기 신장질환 등이 있다. 심근병증은 많은 다발성 계통을 침범하는 유전성 질환에 의해 야기되는데 이 장에서는 비대심근병증, 확장심근병증, 제한심근병증, 부정맥 유발성 우심실 형성 이상에 대해 논할 것이다.

임상적 유전 검사는 심근병증의 대부분에 적용 가능한 동시에 심근병증이 임상학적 증상과 징후에 기초하여 진단된다는 것 또한 중요하다. 의료인은 심근병증을 진단받은 사람에게 유전자검사(genetic testing)를 권하여 증상이 없는 가족 구성원 또한 특이 유전자 변이를 확인할 수 있도록 하고 있다. 이는 경제적으로도 효율적이다. 선별검사(screening)의 추천은 가족 구성원이 가족성 변이(family mutation)를 가지고 있는지에 따라 달라진다. 유전자 검사는 표현형이 가장 뚜렷하게 나타나는 구성원이 받는 것이 그 가족의 변이를 찾는 것을 쉽게 해준다.

1) 가족성 비대심근병증

가족성 비대심근병증(Familial Hypertrophic Cardiomyopathy, FHC)은 약 500명 중 1명 꼴로 나타나며 전세계적으로 가장 흔한 유전성 심장질환이다. 가족성 비대심근병증은 심장근육이 비대칭적으로 두꺼워져 심실 내 충만 및 심실수축의 기능적 장애가 발생하는 것이다. 좌심실 유출로의 폐쇄는 중격의 비대와 승모판막의 이동으로 일어난다. 가족성 비대심근병증 환자의 심장근육을 광학현미경으로 보면 심근세포의 해체를 볼 수 있을 것이다. 이러한 해체는 심장을 거치는 전기적 신호의 전달을 어렵게 하고 이는 심장리듬질환을 야기하게 된다.

가족성 비대심근병증은 심전도나 심초음파 상에 아무런 이상이 없이 발생한 좌심실 비대에 기초하여 진단된다. 이는 질환이 심장근육 자체의 질환임을 나타내며 예를 들어 전신 고혈압으로 인해 많은 양의 혈액을 박출하기 위해 근육이 비대해 진 것은 아니다. 가족성 비대심근병증은 상염색체 우성으로 유전되며 이는 또한 신종 유전자 변이(de novo mutation)에 의해 야기되기도 한다. 신종 유전자 변이는 다른 가족 구성원에게서는 볼 수 없으며 자식에게 처음으로 나타난 것을 말한다. 가족성 비대심근병증은 12개의 유전자에서 900개가 넘는 변이에 의해 발생하는 것으로 밝혀졌다. 이러한 유전자에는 β 미오신 중쇄(β-myosin heavy chain), 미오신결합단백 C(myosin binding protein C), 트로포닌 T(troponin T), 트로포닌 I, 트로포미오신(tropomyosin), 액틴(actin)과 같은 단백질을 코딩하는 유전자들이 있다.

가족성 비대심근병증의 발생에는 유전 이외에 다른 요인들도 관여하지만, 가족 중 한 명 이상이 가족성 비대심근병증을 보인다면 유전적 원인일 가능성이 높다. 따라서 3~4세대에 걸친 완벽한 가족력 조사가 필요하다. 가족성 비대심근병증은 주로 초기에 증상이 없는 편이며 발병 나이가 다양하고 감퇴발현적(reduced penetrance) 특징을 가지고 있다.

가족성 비대심근병증이 의심되는 경우 유전자 검사가 필요한 이유는 천식이나 불안 발작, 승모판 탈출증, 우울 등으로 오진될 수 있기 때문이다. 미국의 비대심장근육병협회(The Hypertrophic Cardiomyopathy Association)가 최근 약 3,000명의 가족성 비대심근병증이 있는 환자들을 대상한 조사한 결과 환자들 중 약 40%가 처음에는 가족성 비대심근병증 이외의 질환을 진단받았으며 일부는 정확한 진단을 받는데 약 35년이 걸렸다고 한다.

나이 어린 운동선수들의 갑작스런 심정지의 대표적인 원인은 가족성 비대심근병증으로, 30세 이전으로 갑작스런 심정지로 사망한 운동선수의 1/3 이상이 이 질환을 가지고 있었다. 가족성 비대심근병증 환자는 활동의 제한이 권장되며, 모든 신체활동을 자제해야 한다.

2) 가족성 확장심근병

가족성 확장심근병(Familial Dilated Cardiomyopathy)은 좌심실비대와 수축력 부족이 특징적으로 나타나며, 종국에는 심부전으로 인해 심장이식이 필요한 질환이다. 가족성 확장심근병은 주로 허혈성 심장질환에 의해 일어나며 감수성이 있는 사람들의 독소나 감염원에 대한 노출로 야기되기도 한다. 의료인은 임상적 증상은 있으나 아무런 원인이 발견되지 않을 때 특발성 가족성 확장심근병을 진단한다. 임상적 증상으로 심부전 증상인 흔히 울혈, 부종, 호흡곤란을 겪거나 감소된 심장 박출량으로 피로 등이 나타난다. 또한 부정맥, 심장전도계통의 문제, 혈전 또는 뇌졸중 등의 증상이 나타날 수 있다.

가족성 확장심근병은 2명 이상의 가족구성원이 영향을 받을 때 가족력이 있다고 말한다. 가족성 확장심근병의 약 20~50%가 유전성이며 일부 가족에게는 감퇴유전을 보이는 것으로 보아 가족력이 없다고 해서 질병이 유전되지 않음은 아닌 것으로 나타났다. 가족성 확장심근병을 야기하는 20개가 넘는 유전자들은 상동염색체 우성으로 유전되며 발병되는 나이 또한 다양하다. X연관 또는 상동염색체 우성으로 유전될 수도 있다. 가족성 확장심근병을 야기하는 대부분의 유전자는 근육원섬유마디 단백질을 코딩하는 유전자이다.

2009년 미국 심부전학회(the Heart Failure Society of America)는 진단을 받은 시기에 상관없이 가족성 확장심근병의 가족력은 반드시 사정되어야 하며 가족 구성원의 선별검사를 위해 유전자검사와 함께 유전상담을 받아야 한다고 권고했다. 모든 일도 근친은 심전도와 심초음파, 신체 검사, 부정맥 또는 무호흡과 같은 증상을 포함한 완전한 과거력 조사를 받아야 한다. 임상적 증상이 성인기까지 나타나지 않을 수 있으므로 규칙적인 간격을 두고 검사를 하는 것이 중요하다.

생각해봅시다

think

1. 심근경색으로 입원한 30대 환자가 자신이 비교적 젊은 나이에 이 질환이 발병된 것이 궁금하여 유전자 검사를 받고 싶어한다. 간호사로서 이에 대해 해줄 수 있는 설명은 무엇이겠는가?
2. 지질대사에 있어 아포지단백 E(ApoE)의 기능을 서술하고, ApoE 유전자의 대립유전자 종류 및 각각의 대립유전자와 관련된 질환을 서술하시오.
3. 가족성 고콜레스테롤혈증과 관련하여 LDLR 유전자의 돌연변이 종류를 요약하여 설명하시오.
4. 단일유전자 형태의 뇌졸중과 관련된 유전자는 무엇인가?
5. 고혈압 발생과 관련된 유전자들을 설명하시오.
6. 가족성 비대심근병증의 가족력이 있는 청소년이 고강도의 운동을 시작하기 전에 심장초음파검사(echocardiogram)를 받아보는 것이 중요한 이유는 무엇인가?

제 6 부

발생

제 17 장 남성생식기 구조

남성 생식기의 세부 구조를 살펴보고, 각 조직별 기능과 역할을 소개한다. 정관수술과 웅취 등 남성생식기와 관련된 용어들을 함께 공부하도록 한다.

생식기(reproductive organ)는 생식세포(germ cell)를 만들어내고 저장하며, 운반하거나 영양물질을 공급하면서 정상적인 수정과 착상, 발생이 가능하도록 도와주는 특수화된 기관이다. 비록 남성과 여성이 세부 구조적 차이가 있기는 하지만 전체적으로 생식기는 다음과 같이 기능적으로 나눠 볼 수 있다.

① **성선(genital gland)**은 생식세포를 만들어 내는 곳이다. 남성은 고환(testes)이, 여성은 난소(ovary)가 이에 해당한다.

② **생식관(genital duct)**은 성선에서 만들어진 생식세포를 이동시키는 관이다. 이동의 주목적은 배우자의 성세포를 만나는 것이지만 동시에 수정을 위해 필요한 정자의 운동력(mobility)과 수정력(capacity)을 부여하기 위한 것이다. 여성의 생식관은 수정란이 착상(implantation)하는 곳이기도 하다. 남성의 부고환(epididymis)과 정관(vas deferens), 요도(urethra)와 여성의 난관(oviduct), 자궁(uterus)이 여기에 해당한다. 사람은 다른 동물이나 조류와 구별하여 난관을 자궁관(uterine tube)이라 부르기도 한다.

③ **부생식선(accessory genital gland)**은 생식과정을 돕는 각종 분비물들을 만들어 내는 분비

선들이다. 남성의 정낭(seminal vesicle), 전립선(prostate), 요도구선(bulbourethral gland)이 이에 해당한다. 부생식선의 분비물은 영양분을 공급하고, 생식세포의 원활한 이동과 생명력을 부여하기 위한 것이다.

④ **외생식기(external genitalia)**는 외견상 남여의 차이를 뚜렷하게 만들어주는 것으로서 생식세포를 남녀 간에 운반하는 교접기관으로 사용된다. 여성은 비뇨기와 생식기가 완전히 분리되어 있는 반면 남성의 경우에는 비뇨와 생식이 동일한 외생식기, 즉 요도를 통해 이루어진다.

남성 생식기

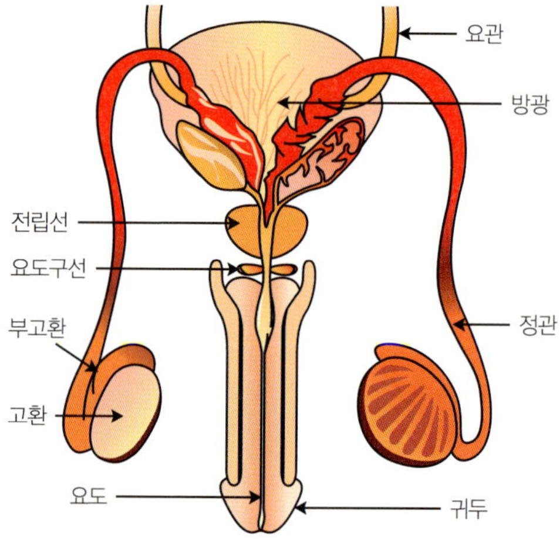

남성 생식기의 구조

고환(testes)

고환(testes)은 주름진 음낭(scrotum) 속에 들어 있으며 체외에 위치하고 있다. 크기는 약 3.8 × 2.7 × 2.1 cm의 작은 계란 모양이며 무게는 10g 정도이다. 고환을 testicle이라고 표시하기도 한다. 고환이 체외에 위치한 이유는 정자형성을 위한 최적 조건이 통상 체온보다 1~2℃ 낮은 35℃ 전후이기 때문이다. 그보다 높은 온도에서는 정자생산이 영향을 받는다. 고환의 가장 바깥을 덮고 있는 것은 얇은 장막인 고환초막(tunica vaginalis)이며 이 초막내에 섬유성의 두꺼운 고환백막(tunica albuginea)이 고환을 다시 한 번 둘러싸 내부를 보호하고 있다. 고환백막은 차차 안으로 함입되어 중격(mediastinum testis)을 형성함으로써 고환의 내부를 약 250개의 소엽(lobule)으로 나누는데 각각의 소엽내에는 꼬불꼬불한 곡정세관(convoluted seminiferous tubule)들이 들어있다. 이 곡정세관에서 정자(sperm)와 남성호르몬인 테스토스테론(testosterone)

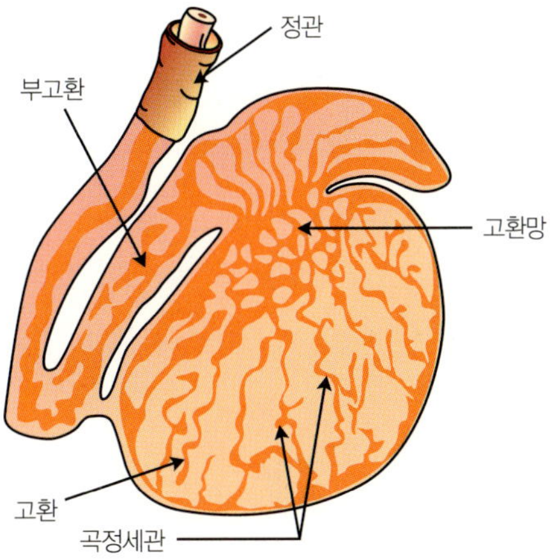

고환의 구조

이 만들어진다. 혼동하기 쉽기에 다시 설명하지만 영어로 testis는 단수, testes는 복수이다. 음낭은 고환을 보호하는 동시에 고환에서의 정자 생산을 위한 온도를 적절하게 조절해주는 기능을 한다. 고환은 발생초기에는 복강에 존재하다가 출생 2개월 전에 제 위치에 내려와 음낭에 자리잡게 되는데 평균 3~4%의 신생아가 고환이 제대로 하강하지 않는 정류고환증 또는 잠복고환증(cryptorchidism)이라 불리는 증상을 겪고 있다.

곡정세관

곡정세관은 전체를 펴면 1.6 km에 달할 정도로 길고 가느다란 튜브이다. 이 세정관내에서 매일 수천만개의 정자가 생산되고 있다. 곡정세관의 벽은 기저막(basal membrane)으로 둘러싸여 있고, 그 바로 안쪽에 지주세포(Sertoli cell)들이 마치 손에 손을 맞잡듯 결합하여 빙 둘러 위치해 있다. 지주세포는 발생하는 성세포들에 영양을 공급하고 보호해주는 세포이다. 이런 역할 때문에 지주세포를 간호세포(nursing cell) 또는 영양세포(nutrient cell)라고도 부른다. 상대적인 크기 때문에 발생중인 정자들은 지주세포에 여기저기 박혀서 발생하고 있는 것처럼 보이게 된다. 이 때문에 지주세포는 사실상 세포질을 관찰하기 어렵고 현미경으로 보면 크고 진한 핵만 관찰되는게 보통이다.

지주세포들 간의 결합은 강한 연접결합(tight junction)이다. 이 구조로 인해 외부로부터 독성물질이 곡정세관 안으로 들어갈 수 없다. 이 특수한 보호 구조를 혈고환막(blood-testes barrier)이라고 부른다. 남성이 감기에 걸리거나 알코올 등 약물에 노출되어도 곡정세관의 내부는 안전하며, 중요한 생식세포인 정자가 보호를 받을 수 있는 이유가 이것이다. 때때로 정액 속에서

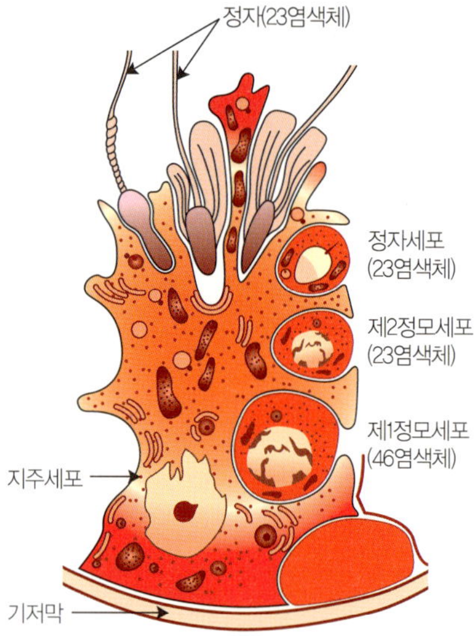

곡정세관과 간질세포

백혈구가 정자와 같이 관찰되기도 하는데 이는 염증이나 감기 등 질환이 있다는 것을 나타내는 지표이기도 하다.

기저막에서 가까울수록 미분화된 성세포이고, 곡정세관의 중앙에 가까울수록 분화가 진행된 정자의 모습을 하고 있다. 이렇게 해서 완성된 정자가 세관의 중앙에 다다르게 되면 한 꺼풀 벗겨지듯 배출되고, 그 전 단계의 세포들이 다시 정자로 최종 분화를 시작하게 된다. 고환에서 원시성세포가 정자로까지 완성되는 데 걸리는 시간은 약 64일이다. 한편 곡정세관들의 사이사이마다 간질세포인 레이디히 세포(Leydig cell)가 존재한다. 간질세포에서는 남성호르몬인 테스토스테론(testosterone)이 분비된다.

웅취

고환이 테스토스테론을 만들어내는 주요 기관이기는 하지만 사람은 고환말고도 간, 피부 등에서 약간의 테스토스테론을 만들어낼 수 있다. 따라서 고환을 제거하더라도 금방 여성화되지는 않는다. 그러나 돼지는 사람과 달라 남성호르몬을 전적으로 고환에서 만들어낸다. 따라서 고환만 자르면 수컷으로서의 특징을 모두 잃어버리고 만다. 돼지가 수컷으로서의 특징을 잃는다는 것은 더욱 부드러운 고기를 많이 생산해낸다는 것을 지칭하는 것이다. 더욱이 남성호르몬은 고기에 웅취, 즉 노린내(boar taint)만을 더해주기 때문에 농가에서는 이를 없애려고 갓 태어난 모든 수컷에게 거세 수술을 시술하는 것이 보편적이다.

정자의 이동

곡정세관에서 만들어진 정자는 직정세관(straight seminiferous tubule), 고환망(rete testis)을 차례로 거쳐 부고환에 다다른 다음 여기에 저장되게 된다. 부고환의 길이는 약 6 m 정도이다. 부고환(epididymis)에 도달한 정자는 이곳에서 약 3주간 머무르면서 운동력(mobility)과 수정력(capacitation)을 동시에 획득하게 된다. 결국 정자가 만들어져 부고환을 떠날 때까지 전체적으로 약 84일 정도가 소요되는 셈이다. 정자는 사정될 때 약 45 cm 길이의 꼬불꼬불한 정관(vas deferens)을 통과하게 되는데 정관의 연동운동이 정자를 계속 바깥쪽으로 밀어낸다. 사정에 걸리는 시간은 불과 0.5초 미만이다.

정관은 계속해서 정낭과 이어지게 된다. 정낭(seminal vesicle)은 꼬불꼬불한 근육성의 관으로 길이가 약 5 cm 정도이다. 예전에는 정낭을 "저정낭"이라고 불러서 여기에 정자가 저장된다고 믿었지만 최근의 보고에 의하면 정자의 저장과는 전혀 무관하다고 알려져 있다. 다만 분비물이 나와서 정자의 운동을 가능하게 해주며 필요한 영양분(과당 등)을 공급한다고 알려져 있다.

정관은 계속해서 전립선(prostate gland)과 연결되는데 전립선은 약 3.7 cm 직경의 분비선으로서 남성생식기에서 가장 많은 분비물을 만들어내는 조직이다. 전립선 역시 정자의 운동성 유지를 돕는 분비물을 만든다. 전립선액에는 피브리노게나아제(fibrinogenase)가 섞여 있는데 이는 정액을 사정 직후 일시적으로 응고시켜서 여성의 질로부터 흘러내리는 것을 방지하는 역할을 한다. 정관은 계속해서 요도로 이어지는데 요도구선(bulbourethral gland)이 여기에 연결되어 있다.

요도구선은 부생식선 중 가장 큰 점액선(크기가 콩알만하다)이며 윤활성 물질을 분비해서 성교를 돕는다. 요도구선을 쿠퍼씨선(Cowper's glands)라고도 한다. 남성생식기의 가장 바깥 부분인 음경(penis)은 교접기관으로서 정자를 여성의 질로 운반한다.

남성은 방광과 정관이 요도로 동시에 열려있기 때문에 소변을 볼 경우와 정액을 배출할 경우 이를 구별할 수 있어야 한다. 이를 위해 방광과 정관이 연결되는 부위에 판막(valve)이 있어 적절하게 조절해준다.

정관수술

정관수술(vasectomy)이라고 불리는 피임시술은 정관을 절단하여 정자의 통로를 막는 수술이다. 방법이 간단하고 시술과 회복에 걸리는 시간이 짧기 때문에 더 이상의 아기를 원하지 않는 경우 널리 이용되는 시술이다. 더 이상 정관을 통해 배출될 수 없는 정자는 체내로 흡수되어 분해된 다음 영양분으로 재활용된다. 정관수술의 단점은 만일의 경우 복원이 어렵고, 자가면역반응(autoimmunity)이 생길 수도 있다는 것이다.

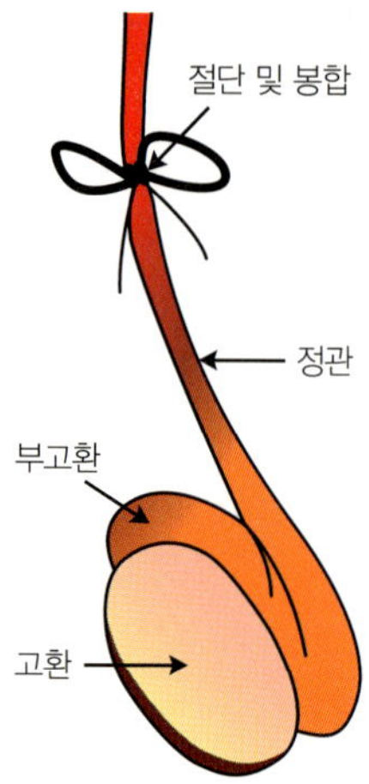

정관수술

생각해봅시다

think

1. 남성생식기를 간단히 그리고, 각 부위의 명칭을 기재하시오.
2. Leydig cell의 기능은 무엇인지 설명하시오.
3. 정자 발생에 있어 Sertoli cell의 역할을 설명하시오.
4. 정관수술(vasectomy)에 대하여 설명하시오.
5. 전립선이 하는 일에 대하여 설명하시오.
6. Boar taint effect에 대하여 설명하시오.
7. 고환이 체외에 위치하는 이유를 설명하시오.

제 18 장 여성 생식기 구조

여성 생식기의 세부 구조를 살펴보고 각 조직별 기능과 역할을 소개한다.

여성생식기는 난자(ovum)를 만들어내는 것 외에도 정자와 난자가 온전하게 만나 수정할 수 있도록 장소를 제공해 준다. 또한 수정란이 자궁에 착상되면 임신 전체 기간을 통해 충분한 영양을 공급해 주고 자라나는 태아를 보호해서 원활한 임신이 이루어지도록 잘 유지시켜 주는 역할을 담당한다. 출생 후 신생아에게 수유를 통한 영양 공급도 여성의 역할이다. 여성 생식기는 기능별로 다음과 같이 분류할 수 있다.

난소

성선은 난소(ovary)로서 복강벽 좌우 골반 근처에 하나씩 위치한다. 난소는 크기가 약 3.5 cm× 2 cm이고 무게는 3~5g 정도이다. 난소의 내부를 들여다보면 피질과 수질로 나뉘어지는데 피질에는 다양한 발달 시기에 있는 난포들이 묻혀있고 수질에는 혈관이 잘 분포되어 있다. 각각의 난자는 마치 사탕 알이 포장지에 하나씩 포장되어 있듯이 난포 속에 포장되어 들어 있다. 난포는 여러 가지 스테로이드 호르몬을 분비하여 여성의 이차성징 및 생식기의 주기적 변화를 조절해준다. 사춘기 이후의 여성 난소를 들여다보면 다양한 발달 시기의 난포들이 관찰

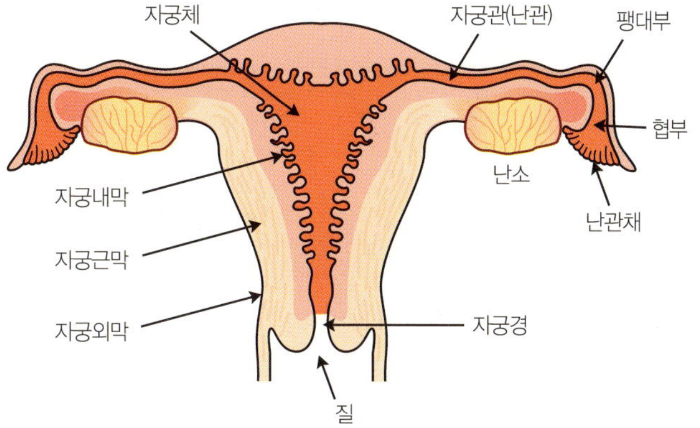

여성 생식기의 구조

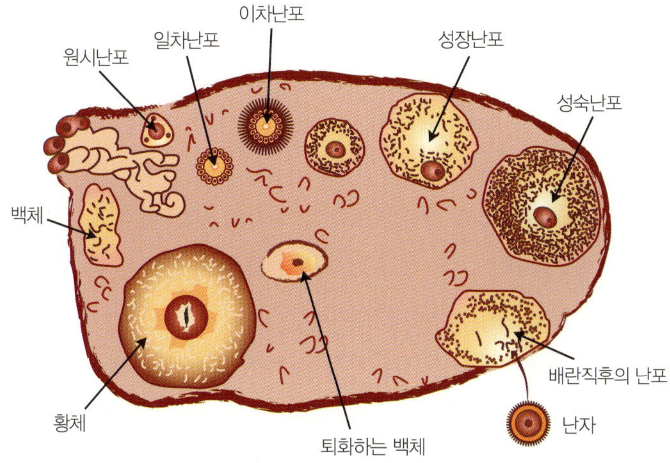

난소의 구조

되는데 이를 기준으로 여성의 생물학적 나이를 계산할 수 있다.

자궁관과 자궁

생식관은 배란된 난자를 보호하고 운반하며 정자와의 수정을 돕는 곳이다. 여성의 생식관은 난관(oviducts) 또는 자궁관(uterine tube)이라 부르는 관과 자궁(uterus), 그리고 질(vagina)로 구성되어 있다. 난관은 4개 부분으로 나누어지는데 가장 끝부분이 난관채(fimbria)로서 혈관분포가 잘 되어 있고 총채모양이라서 배란된 난자를 즉시 받아들이는 구조이다. 난관채는 수시로

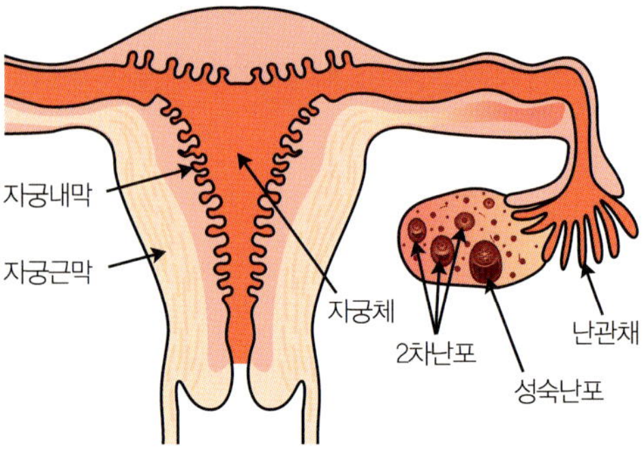

자궁과 자궁관

난소 표면을 훑고 있다가 난자가 배란되면 이를 즉각 흡입하듯이 난관 안으로 빨아들인다. 난관채의 활발한 움직임은 여성호르몬인 에스트로겐(estrogen)에 의해 좌우되기 때문에 에스토로겐의 분비를 억제하는 여성의 스트레스는 정상적인 임신을 방해하는 요인이 될 수가 있다. 난관의 조금 안쪽을 팽대부(ampulla)라 부른다. 이곳은 정자와 난자의 수정이 일어나는 장소이다. 팽대부 이외의 장소에서 수정이 일어나면 자궁외 임신이 될 가능성이 높다. 협부(isthmus)는 그보다 더 안쪽으로 직경이 작고 팽대부보다 근육질의 벽이 두꺼운 부분이다. 자궁부(pars interstitialis)는 난관이 자궁과 이어지는 부분으로서 실제로 자궁의 한 부분이다. 난관은 연동운동에 의해 난자를 자궁쪽으로 밀어 이동시킨다.

자궁(uterus)은 서양배 모양으로 생겼으며 가장 넓은 부위가 약 10cm 정도이다. 수정란이 착상하는 자궁저(fundus)와, 자궁의 몸체인 자궁체(body), 그리고 점액이 있어서 정자를 저장하는 자궁의 입구, 즉 자궁경(cervix)으로 이루어져 있다. 실제로 수정란이 착상하는 부위는 자궁저의 후벽 정중앙이다. 자궁의 벽은 자궁내막(endometrium), 자궁근층(myometrium), 외막(perimetrium)의 3개 층으로 되어 있다. 자궁내막은 수정된 접합자가 착상하는 곳이다. 이곳에는 혈관이 풍부하게 분포되어 있는데 월경주기(menstrual cycle)에 의해 주기적으로 두껍게 증식했다가 매 28일 주기로 떨어져 나가는 부분이다. 이렇게 내막이 혈액과 함께 떨어져 나가는 것이 월경혈(menstrual blood)이다. 월경혈은 단백질의 작용 때문에 응고하지 않는 것이 특징이며, 보통 한번의 분비량은 50~60 cc 정도이다. 월경주기 역시 90% 이상의 여성에서 23~35일 정도이지만, 환경적 요인 등 여러 이유로 아예 월경이 없을 수도 있다. 자궁내막은 나중에 태반(placenta)의 일부가 된다. 자궁내막을 조금 더 자세히 살펴보면 가장 바깥쪽(자궁강쪽)을 얇은 상피층이 덮고 있고 그 아래에 기능층(functional layer)과 기저층(basal layer)의 두 개 층이 자리잡고 있다. 기능층은 월경시 떨어져 나오는 부분이고 기저층은 월경시에도 그대로 보존되

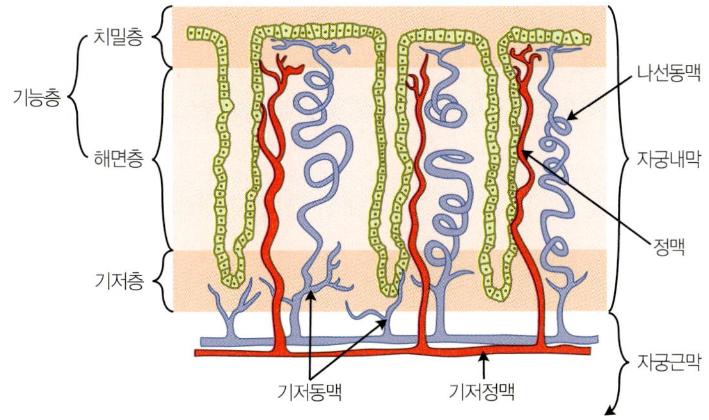

자궁내막의 구조

는 부분이다. 기능층이 주기적으로 떨어져 나가면 기저층에서 다시 세포분열이 일어나 기능층을 재생시켜 준다. 자궁내막은 가장 얇아질 때 약 0.5 mm 정도이고, 기능층이 회복되면 2~3배 정도(약 1mm 정도)까지 두꺼워진다. 기능층은 다시 치밀층(compact layer)과 해면층(spongy layer)으로 나눌 수 있다.

내막에는 동맥(artery)과 정맥(vein)이 들어있는데 이들 역시 주기적으로 함께 떨어져 나갔다가 재생되곤 한다. 특히 동맥은 표면적을 넓혀 더 많은 영양분을 공급하기 위해 나선모양으로 휘어져 있는데 이를 나선동맥(spiral artery)이라고 한다. 내막에는 또한 분비선이 많이 분포되어 있는데 여기에서 분비되는 액체를 자궁유상액(uterine milk)이라고 한다. 자궁유상액은 글리코겐(glycogen)이 풍부하여 착상되기 전 수정란에 영양물질을 공급하는 동시에 자궁 안쪽을 촉촉히 젖게 해준다.

자궁근층(myometrium)은 두꺼운 평활근으로써 출산시 강하게 수축하여 아기가 빠져 나오는 것을 돕는 근육층이다. 자궁근층의 두께는 15mm 정도이다. 가장 바깥쪽에 있는 자궁외막(perimetrium)은 얇은 장막층으로 가장 바깥에서 자궁 전체를 보호하고 있다.

부생식선과 외생식기

질(vagina)은 교접기관인 동시에 아기가 출생할 때 산도로 작용한다. 남성과 달리 여성의 부생식선은 그다지 뚜렷하지 않지만 대전정선(greater vestibula gland)과 소전정선(lesser vestibula gland) 등이 있다. 외부생식기에는 대음순(labia majora)과 소음순(labia minora), 그리고 음핵(clitoris) 등이 있다.

이밖에도 여성에서는 남성에게서는 찾아볼 수 없는 특수기관인 태반(placenta)과 유선(mammary gland)이 있다. 태반은 임신 중에만 발생했다가 출산과 동시에 사라지는 구조이기 때문에 사람의 발생을 단기간에 지켜보기에 아주 좋은 실험재료이다. 여성은 남성과 달리 출생 후에도 아기를 보호하고 영양을 공급하기 위해서 수유기관인 유선이 필요하다.

생각해봅시다

think

1. 여성생식기를 간단히 그리고, 각 부위의 명칭을 기재하시오.
2. 이란성 쌍둥이가 탄생하는 원리를 설명하시오.
3. 자궁관 중 특히 팽대부의 역할을 설명하시오.
4. 자궁내막의 구조를 설명하시오.
5. 자궁내막의 나선동맥(spiral artery)이 특별히 중요한 이유는?
6. 여성생식기의 역할을 전체적으로 요약하시오.
7. 에스트로겐의 기능을 조사하고 요약하시오.

제 19 장 포유동물의 성분화

포유동물의 성분화 과정을 알아보고, 염색체에 의한 1차적 성결정과 호르몬에 의한 2차적 성결정을 공부한다. 한편 자웅동체와 자웅이체의 장단점을 살펴보도록 한다.

일반적으로 포유동물의 성분화(sex differentiation)는 유전자에 의해서만 결정되며 외부 환경적 요인에 의해 영향을 받지 않는다. 사람의 경우 여성에서는 성염색체 구성이 XX이고, 남성에서는 XY이다. 즉 Y 염색체가 포유동물의 성을 정하는 결정적인 유전 요소이다. 간혹 클라인펠터 증후군(Klinefelter syndrome) 환자의 경우에는 X 염색체가 3개 또는 그 이상 있는 사례가 발견된다. 아무리 많은 X 염색체를 가졌더라도 Y 염색체가 하나 존재하기만 하면 무조건 이 환자는 외형적으로 남성이다. 반면 터너증후군(Turner syndrome)의 경우는 X 염색체만 한 개 있으며 Y 염색체가 없어 다소 불완전하지만 여성으로 발달한다.

Y 염색체는 X 염색체에 비해 그 크기가 훨씬 작다. 흔히 유전자 용량(gene dosage)이라는 말을 사용하는데 이는 전체적인 유전자 구성이 남자와 여자에게서 동일하다는 말이다. 여성이 두 개의 X 염색체를 가지고 있음에도 불구하고 남성과 유전자 용량이 같을 수 있는 이유는 X 염색체 하나가 통상적으로 비활성화(inactivation) 되어 있기 때문이다. 이렇게 비활성화된 X 염색체를 특수 시약으로 관찰하면 현미경 상에서 진하게 나타나기 때문에 발견한 사람의 이름을 따서 "바소체(Barr body)"라고 한다. 남성은 여성에 비해 Y 염색체를 추가로 하나 더 가지고 있

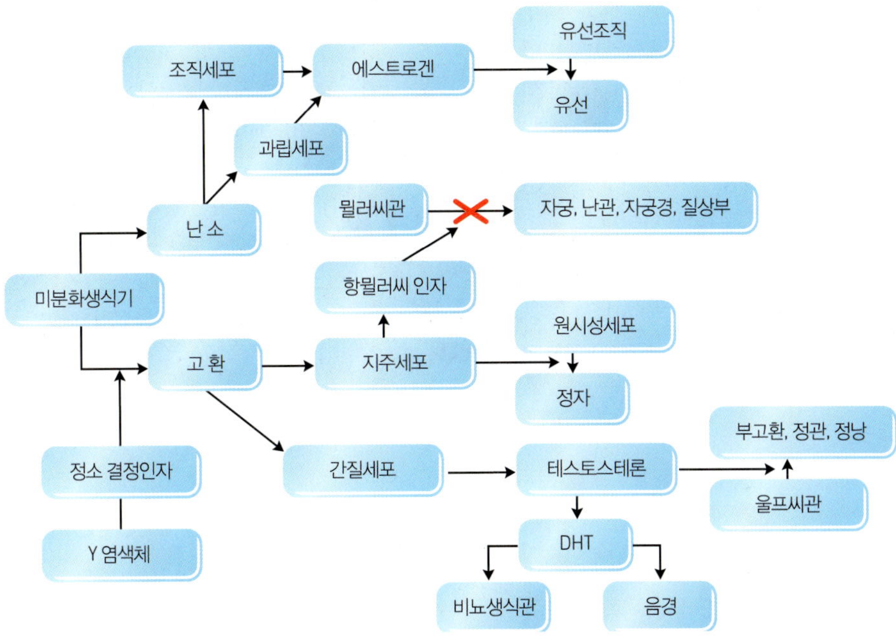

포유동물의 성분화

지만 그 안에 성 결정 유전자 몇 개 외에는 다른 유전자가 많지 않기 때문에 결국 남 · 녀의 전체적인 유전자 용량은 거의 차이가 없다.

수정 후 약 3주가 지나면 원시성세포(primordial germ cell)가 배아의 꼬리 쪽에서 분화되기 시작한다. 이 원시성세포들은 아직 미분화세포로서 차후 고환이나 난소가 발달하면 장거리 여행을 해서 그 안에 자리를 잡게 될 성세포들이다. Y 염색체가 없으면 원시생식선(primordial gonad)은 자동으로 난소로 발달을 한다. 이런 현상을 디폴트 프로그램(default program)이라고 한다. 디폴트 프로그램이란 컴퓨터를 켜면 항상 윈도우 로고가 자동으로 뜨는 것과 같은 현상이다. Y 염색체는 정해진 디폴트 프로그램을 다른 방향으로 선회시켜 원시생식선이 남성으로 발생하도록 스위치를 바꾸어주는 역할을 한다.

결론적으로 사람을 비롯한 포유동물의 생물학적 성은 수정되는 순간에 "Y 염색체 유무"에 의해 결정이 된다. 이렇게 유전적으로 결정된 성을 "1차적 성"이라 한다. 그러나 1차적인 성이 결정되었더라도 해당 성징이 바르게 나타나려면 여러 호르몬들의 도움이 절대적으로 필요하다. 이처럼 호르몬의 영향으로 인해 최종적으로 드러나 보이는 성을 "2차적 성"이라고 한다.

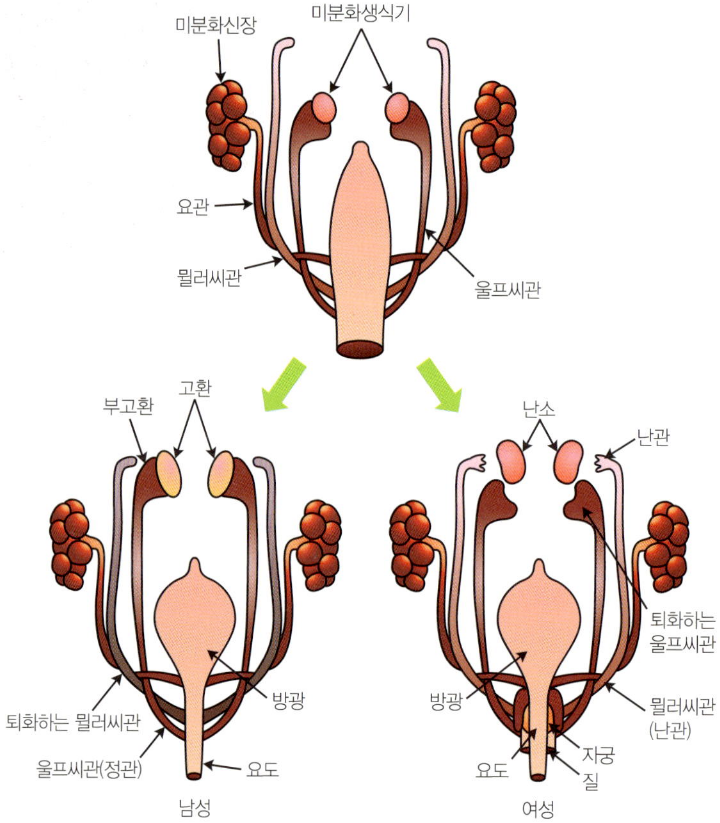

사람의 남, 여 생식기 발달

유전자에 의한 성 결정

중배엽의 미분화생식선(indifferent gonad)은 앞서 말한대로 외부의 신호가 없다면 자동으로 난소로 발달한다. 난소에는 과립세포(granulosa cell)와 난포막세포(thecal cell)의 두 종류가 있으며 이들이 분비하는 에스트로겐의 영향으로 뮐러씨관(Müllerian duct)이 자궁, 자궁관, 자궁경부, 질의 상부 등으로 발생된다. 한편 유선과 같은 수유조직도 함께 만들어진다.

만약 Y 염색체를 가진 정자가 수정이 되면 미분화 생식선은 고환으로 스위치 전환되어 발생하게 된다. Y 염색체에 들어있는 정소결정인자(Tdf; testis-determining factor) 때문이다. Tdf는 고환에서 항뮐러인자(Anti-Müllerian duct factor)를 만들게 하여 뮐러씨관이 여성생식기로 발달하는 것을 억제하는 한편, 간질세포와 지주세포가 고환내에 만들어지게 한다. 또한 간질세포에서 생산되는 테스토스테론은 울프씨관(wolffian duct)이 부고환, 정관, 정낭 등 남성생식기의 내부 구조로 분화되도록 하는 동시에 사춘기가 되면 지주세포를 도와 정자발생을 촉진시킨다. 남성의 외생식기인 음경은 비뇨생식결절(urogenital tubercle)에서 비롯되는데 테스토스테론에 수소가 두 개 결합된 디히드로테스토스테론(DHT; dihydrotestosterone)이 이 과정에 관여한다.

사춘기가 지나면 곡정세관이 뚜렷해지면서 정자가 본격적으로 생산되기 시작한다. 사람은 생식기가 7주경까지는 아직 미분화 상태이지만 이후 뚜렷하게 분화를 하게 된다. 남, 여의 생식기 구조는 대체로 20주(5개월) 정도에 완성되는데 이때 고환과 난소 안에는 원시생식세포들이 가득 들어차게 된다.

연구에 의해 Tdf의 유전자는 Y 염색체의 짧은 팔에 존재한다는 것이 확인되었다. Tdf의 유전자를 SRY(sex-related Y chromosome specific gene)라고 부른다.

호르몬에 의한 성 결정

염색체에 의해 1차적 성이 결정되었더라도 외관상으로 나타나는 표현형은 전혀 다를 수 있다. 비록 Y 염색체가 남, 여를 구별지었더라도 생식선이 발생하는 데에는 성호르몬의 영향이 크기 때문이다. 이것이 2차적 성 결정이다. Y 염색체가 없을 경우 원시생식선은 난소로 발생

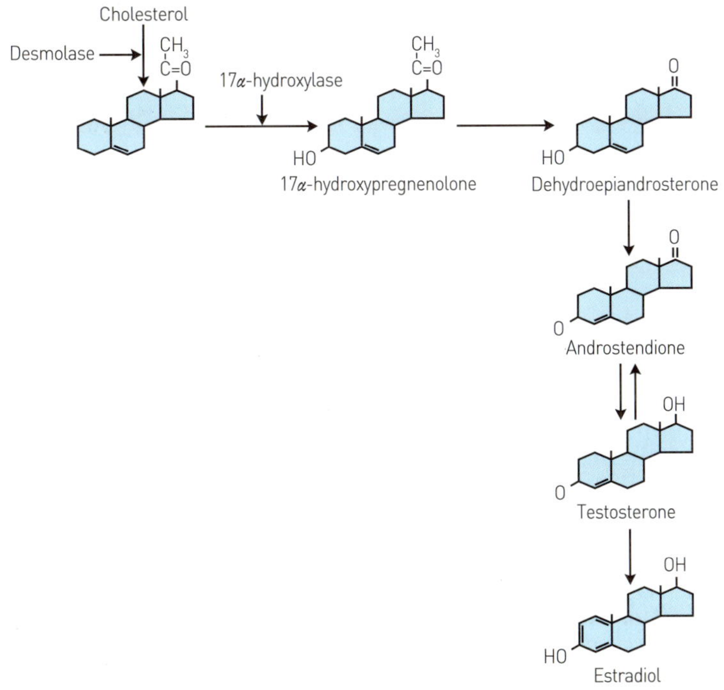

성호르몬의 합성 경로

되고, 그 난소에서 만들어지는 여성호르몬(estrogen)이 뮐러씨관(Mülller's duct)을 질과 자궁경, 자궁, 난관 등으로 발달하게 해준다.

Y 염색체에는 SRY라는 유전자가 들어 있다. SRY 유전자는 Tdf라는 정소결정인자(testis-determining factor)를 만들어내는데 앞서 말한대로 바로 이 Tdf가 원시생식선을 난소대신 정소로 발달할 수 있도록 바꾸어 주는 스위치 역할을 한다. 일단 정소가 형성이 되면 두 가지 중요 호르몬이 만들어지는데 하나는 태아를 남성화시키고 음경, 음낭, 전립선 등 남성의 주요 생식 구조를 만드는 테스토스테론(testosterone)이고, 다른 하나는 항뮐러관인자(anti-müllerian duct factor)이다. 항뮐러관인자는 원래 자궁, 난관, 자궁경, 질의 상부구조 등이 될 밀러관을 퇴화시켜서 여성 생식기가 발생하는 것을 막아주는 단백질이다. 태아의 고환에서 만들어지는 이 두 가지 호르몬이 없으면 태아는 디폴트 프로그램에 따라 그냥 여성 형질을 지니게 된다.

음경 등 남성생식기의 일부 외형적 구조는 테스토스테론에 수소가 두 개 더 붙은 DHT(dihydroxytestosterone)에 의해 만들어지기 때문에 염색체가 정상이라도 DHT호르몬이 부족하면 생식기가 정상적인 남성으로 발달할 수 없다. 테스토스테론을 DHT로 변환시키는 효소는 5α reductase이다. 테스토스테론은 에스트로겐과 함께 스테로이드 호르몬으로 분류된다. 콜레스테롤(cholesterol)로부터 유도되어 만들어지기 때문이다. 에스트로겐도 따지고 보면 테스토스테론의 구조가 약간 변화되어 유도된 것이다.

사람의 생식기관 발생은 임신 3~5개월 사이에 집중적으로 이루어진다. 이때 염색체의 구성과 호르몬의 구성에 따라 여성 또는 남성으로의 분화가 결정되어진다. 유전적 요인과 호르몬적 요인 중 어느 하나라도 어떤 이유에 의해 저해를 받는다면 남성도 여성도 아닌 중간 형태로 발생할 수밖에 없다. 즉 내부생식기는 여성인데 외형은 남성이라든지, 반대로 내부생식기는 남성인데 외형적으로 여성인 경우가 나타나게 된다. 이런 경우를 가성반음양증(pseudohermaphroditism)이라고 부른다. 가성반음양증은 동성애나 트랜스젠더와는 상관이 없다.

자웅동체와 자웅이체

하등동물은 체내에 난소와 정자를 동시에 가지고 있다. 이런 경우를 자웅동체라 부른다(hermaphroditism). 실험실에서 널리 쓰이는 예쁜꼬마선충(*C. elegans*)도 자웅동체이다. 자웅동체라는 용어는 그리스 신화에서 유래된 것으로 헤르메스(Hermes)라는 용감한 전사(남성을 상징)와 아프로디테(Aphrodite)라는 여신(여성을 상징)이 한 몸에 붙어 있다는 데에서 유래되었다. 그렇지않아도 강한 힘과 능력을 가진 인간이 팔 다리가 4개나 되기 때문에 이를 시기한 제우스 신이 그 힘을 약하게 하기 위해 절반으로 나눈 것이 유성생식의 시작이라는 재미있는 전설도 있다. 자웅동체의 경우는 자신의 정자가 체내에서 자기의 난자와 그대로 수정되기 때문에 유전적으로 동일한 자손을 양산하게 된다. 사실 지렁이는 자웅동체이더라도 스스로 번식해나가지는 않고 유전자의 다양성을 위해 다른 개체와 상호 교미를 한다. 그러나 그보다 훨씬 하등한 동물들은 스스로 번식을 하기 때문에 동일한 개체만을 생산해낼 뿐 유전자의 다양성은 확보할 수 없다.

간단히 생각하면 자웅동체야말로 이상적인 번식 방법이 아닐 수 없다. 아무리 척박한 환경이라도 한 마리만 그 자리에 옮겨 놓으면 스스로 번식해 나갈 수 있기 때문이다. 반면에 유성생식(자웅이체)일 경우에는 반드시 배우자를 필요로 하기에 짝을 찾는 데 시간도 걸리고 또 짝이 없으면 번식 그 자체가 불가능하다. 때문에 보다 열등하고 귀찮은 번식 방법일 수밖에 없다. 그렇다면 동물 중 가장 진화된 인간이 왜 이렇게 불편하고 힘든 자웅이체의 번식 방법을 택하고 있는 것일까? 자웅이체가 가지고 있는 이점은 과연 무엇인가? 그것은 바로 유전자의 다양성(genetic diversity) 확보이다. 자웅동체로 번식한 경우에는 모든 개체가 동일하기 때문에 한 마리한테 불리한 환경조건(온도, 습도, 환경오염 등)이 닥치면 전체 집단이 멸종되고 말지만, 자웅이체에 의한 유성생식은 유전적 다양성을 보장하기 때문에 나쁜 환경이 되어 대부분이 죽더라도 그중 몇 마리가 적응하고 살아남아 다시 번성할 수 있기 때문이다. 자웅동체의 하등한 동물들이 먼저 이 세상에 출현하였고 점차 생활 환경이 변화하면서 이에 적응한 동물들이 보다 우수한 번식방법을 찾게 되었고, 결국 자웅이체를 통한 유성생식이 일반화되었다고 추정된다.

생각해봅시다

think

1. 유전자 용량이라는 용어의 뜻은?
2. 터너 증후군에 대하여 조사해보시오.
3. 포유동물 성분화에 영향을 미치는 요인들을 설명하시오.
4. DHT의 구조를 그리고, 성분화 과정에서의 역할을 말하시오.
5. Tdf의 온전한 이름은 무엇이며, 성분화 과정에서의 역할은 무엇인지 말하시오.
6. 5α reductase 효소의 기능은 무엇인지 말하시오.
7. 가성반음양증에 대하여 설명하시오.

제 20 장 정자발생과 난자발생

정자발생과 난자발생에 있어서 필요한 세포의 수를 확보하고, 염색체의 수를 반감시키는 과정을 알아본다. 정자의 형태변화와 비정상적인 모습들을 살펴보고, 난자와 정자의 완성된 모습을 비교해본다.

정자발생(spermatogenesis)은 세포분열과 함께 형태변화라는 굉장히 드라마틱한 과정을 거쳐 이루어진다. 젊은 남성이 한 번에 사정하는 정자가 수억 마리(보통 2억~5억 마리 사이)인 것을 생각하면 그 숫자를 채우기 위해 체세포분열이 얼마나 왕성하게 이루어져야 하는지 짐작할 수 있다. 뿐만 아니라 염색체의 수를 절반으로 줄이기 위해 감수분열도 병행되어야 한다. 이처럼 빠르게 진행되어야 하다 보니 정밀도가 다소 떨어질 수밖에 없고 실제로 기형적인 정자들이 다수 만들어질 수밖에 없는 것이 정자발생이다. 남성은 일단 사춘기에 정자를 만들기 시작하면 평생토록 정자를 만들어낼 수 있다. 난자발생(oogenesis) 역시 감수분열을 수반하지만 정자발생과 비교할 때 몇 가지 주요한 차이점을 보인다.

정자발생

편의상 정자발생은 3개 단계로 나누어진다. 첫 번째는 그 숫자를 늘리는 체세포분열(mitosis)의 단계이다. 남성에게서 정자의 수는 대단히 중요하며 또한 수많은 정자를 만들어내도 절대로 고갈되지 않을 장치를 마련하는 것 또한 필요하다. 두 번째 단계는 감수분열(meiosis)이다. 염색체의 수를 절반으로 줄여 난자와 수정을 할 준비를 해야 하기 때문이다. 세 번째는 형태변화를 수반하는 정자완성과정(spermiogenesis)이다. 정자가 난자를 찾아 길을 떠나려면 스스로 운동하기 위한 꼬리가 필요하다. 또한 핵이 들어있는 머리도 유선형으로 변해야 하고 너무 커도 이동에 방해가 되기 때문에 최대한 응축시킬 필요가 있다. 이렇게 3개 단계를 거치면서 정자가 완성되는 데에 걸리는 시간은 약 64일이다. 그러나 정자발생이 완성되더라도 아직 어린 정자는 부고환으로 이동되어 20여일을 더 머물러야만 비로서 운동력과 수정력을 획득하게 된다.

첫 번째 단계는 다음과 같이 이루어진다. 수정란이 난할을 시작하여 약 3주 지나면 배아의

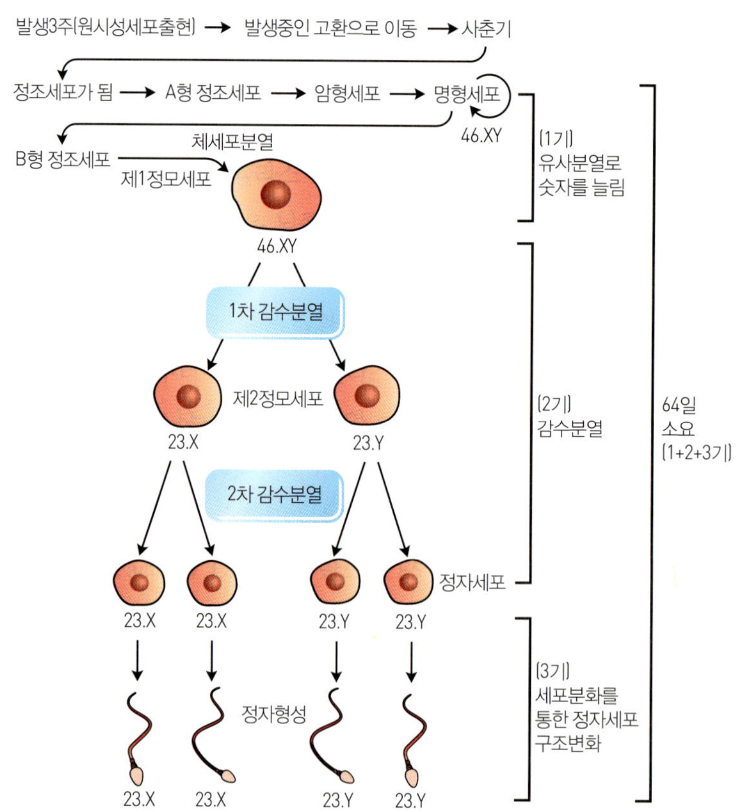

정자발생

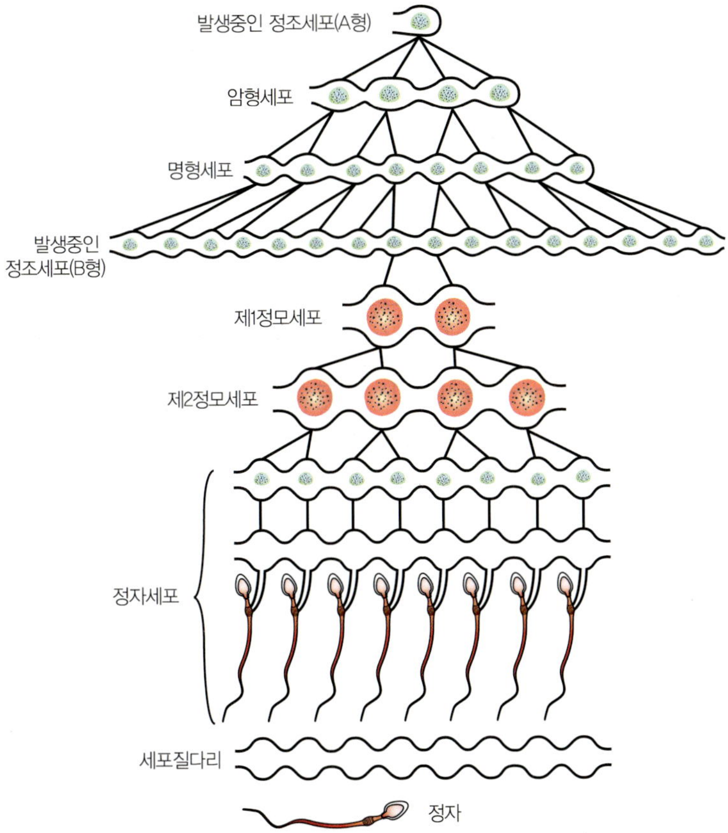

정자발생에서 나타나는 세포간 다리

꼬리 쪽에 원시성세포(primordial germ cell)가 나타나게 된다. 이들은 아직 고환이 형성되지 않았기 때문에 일단 그 자리에 머물러 몇 주를 기다려야 한다. 약 5주가 지나면 몸통 중앙 부위에 원시적인 고환이 생기게 되고 이제 원시성세포는 장거리를 아메바 운동하듯 움직여 옮겨가게 된다. 원시성세포는 일단 발생하는 고환에 자리잡고 나면 특별한 변화없이 사춘기때까지 그 자리에 그대로 머무르게 된다. 사춘기가 되면 고환내에 곡정세관들이 완성되고 이때부터 원시성세포를 정조세포(spermatogonium)라고 부른다. 영어로 spermatogonia는 정조세포의 복수형이다. 정조세포에는 A형(type A)과 B형(type B)의 두 가지가 있고, A형 정조세포에도 암형세포(dark cell)와 명형세포(light cell)의 두 종류가 나타나게 된다. 즉 A형 정조세포는 일단 A형 암형세포로 분화되었다가 차례로 A형 명형세포를 거쳐 B형 정조세포로 분화된다. 이들 세포간 구별은 사실상 쉽지 않으나 암형세포의 세포질이 현미경상으로 약간 더 진하다는 특징이 있다. B형 정조세포는 몇 번의 체세포분열을 거쳐 제일정모세포(primary spermatocyte)로 발달

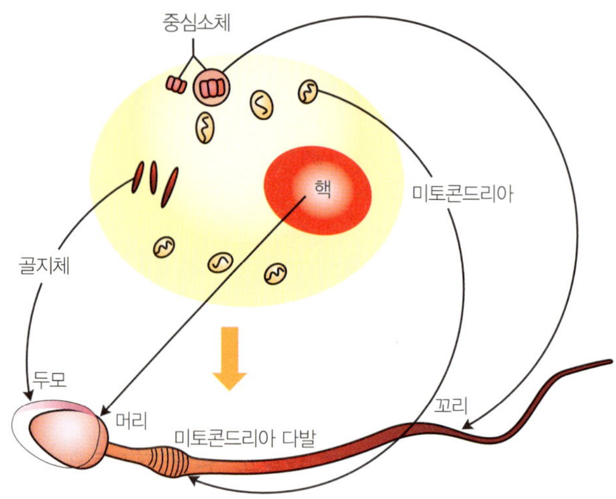

정자완성과정

한다. B형 정조세포가 빠르게 또 끊임없이 체세포분열을 하여 제일정모세포로 발달하기 때문에 충분한 숫자의 정자가 확보될 수 있다. 만약에 B형 정조세포가 어떠한 이유로 고갈되게 되면 순차적으로 그 전단계인 A형 세포가 분화하여 다시 보충해 주기 때문에 남성은 평생을 통해 필요한 정자수를 확보할 수 있다.

두 번째 단계는 감수분열이다. 제일정모세포가 두 번 분열하여 최종적으로 4개의 딸세포가 생기는데 이때 염색체의 수가 반감되어 있다. 일차감수분열 때에 이미 염색체는 숫자적으로 반감되게 되고, 이차감수분열을 완료하면서 양적으로도 완전히 반감되게 된다. 일차감수분열이 끝나면 제이정모세포(secondary spermatocyte)가 만들어지고, 이차감수분열이 끝나면 정자세포(spermatid)가 만들어진다. 정조세포와 제일정모세포는 충분한 수의 정자를 확보하기 위해 워낙 빠르게 분열을 한다. 그러다 보니 핵분열을 세포질분열이 미처 따라가지 못하게 되어 핵은 분열되었지만 세포들은 아직 주욱 연결되어있는 소위 "세포간 다리(intercellular bridge)" 현상이 일어난다.

감수분열이 모두 끝나 정자세포가 만들어지면 세 번째 단계인 정자완성과정(spermiogenesis)에 들어가게 된다. 정자완성과정을 통해 정자는 비로소 그 모습을 갖추게 된다. 정자완성과정에서는 여러 세포소기관들의 변화가 뚜렷하다. 핵(nucleus)은 완전히 응축되어 크기가 절반 이하로 줄어들고, 골지체(Golgi body)체는 부풀어 올라 핵의 한쪽을 완전히 덮어 두모(head cap)를 형성한다. 두모는 첨체(acrosome)라고도 부르는데 그 안에 첨체과립(acrosomal granule)이 가득 들어차 있다. 이 과립에는 히알루로니다아제(hyaluronidase), 아크로신(acrosin) 등의 분해효소가 있어 수정될 때 정자가 난자의 벽을 뚫고 들어가는 것을 도와준다. 중심소체(centriole)

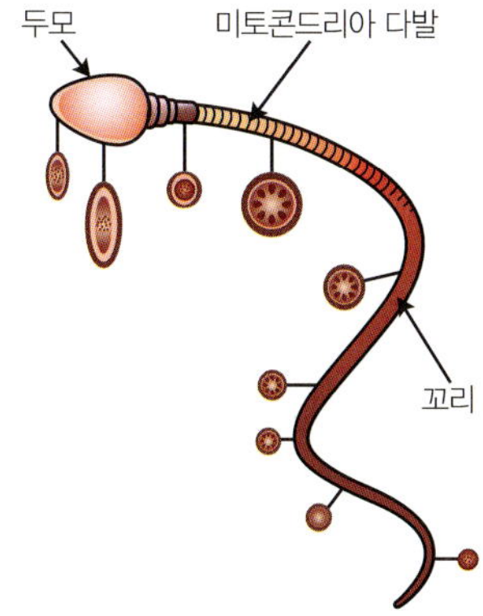

성숙한 정자의 구조

는 골지체와 반대 방향으로 이동하여 꼬리의 발생을 돕는다. 원래 중심소체는 세포분열시 방추사를 만들어내는 세포소기관이지만 정자 발생때에는 편모 꼬리를 만들어 준다. 미토콘드리아(mitochondria)는 한 데 모여서 발생 중인 꼬리를 둘러싸 미토콘드리아 다발(mitochondrial sheath)을 형성한다. 핵이 응축되고 각 세포소기관이 자리를 잡으면서 남은 세포질은 지주세포(sertoli cell)의 식작용(phagocytosis)으로 제거된다. 완성된 정자는 이제 지주세포에서 분리되어 곡정세관 안쪽에 머무르다가 부고환으로 이동하여 약 20여일간 머무르게 된다. 사정되지 않은 정자는 퇴행되거나 사멸하여 영양소로 재활용된다.

성숙된 정자의 구조

완전히 성숙한 정자는 길이가 약 60~65 μm 정도이다. 부피로 비교한다면 난자에 비해 약 1/85,000 정도밖에 되지 않는 크기이다. 사람의 정자는 머리가 원형이며 구조상 머리(head)와 꼬리(tail), 그리고 이 두 부분 사이의 목(neck)으로 나뉘어진다. 머리는 유전물질인 염색체를 싣고 있고, 꼬리는 파상운동으로 정자가 앞으로 전진할 수 있게 한다. 꼬리의 앞부분을 둘러싼 미토콘드리아는 에너지를 공급해준다. 미토콘드리아가 위치한 꼬리 앞부분을 축세사(axial filament)라 하는데 이는 정자가 앞으로만 이동할 수 있도록 방향을 잡아주는 역할도 한다. 미토콘드리아는 운동을 위한 에너지인 ATP를 생산해내고, 꼬리에 위치한 다이닌(dynein) 효소가 이를 분해하면서 배출되는 에너지를 꼬리에 공급해준다. 다이닌 효소의 유전자가 선천적으로 고장난 경우 카타게너 증후군(Kartagener syndrome)에 걸리게 되는데 이 경우 정자가 운동성이 없어 불임이다. 이러한 환자의 경우 호흡기의 섬모도 운동성이 없어 기관지 계통 질병에 노출되기 쉽다. 이유는 아직 분명치 않지만 종종 심장이 오른편에 위치해 있기도 하다. 현대 생식의학에서는 불임 치료를 할 때 마이크로매니퓰레이터(micromanipulator)라는 기기를 사용해 운동성 없는 정자라도 한 마리를 따로 채취한 뒤 이를 인위적으로 난자에 찔러 넣을 수 있다.

정자 발생의 조절

일반적으로 남성은 여성에 비해 스트레스 등의 외부 영향을 비교적 덜 받는 것으로 알려져 있다. 그럼에도 불구하고 정자 발생 역시 근본적으로는 뇌에 의해서 조절된다는 사실이 최근에 보고되었다. 여성호르몬으로 잘 알려진 LH와 FSH가 남성에서도 중요한 역할을 한다는 보고는 대단히 흥미롭다. 뇌하수체 전엽에서 분비되는 황체형성호르몬(LH; leuteinizing hormone)은 혈액을 타고 고환으로 가서 간질세포(Leydig cell)를 자극한다. 그러면 간질세포는 더 많은 테스토스테론을 분비하여 정자발생을 돕게 된다. 난포자극호르몬(FSH; follicular stimulating hormone) 역시 뇌하수체 전엽에서 분비되어 고환의 지주세포를 자극한다. 지주세포는 정자발생을 보호하는 세포이고, 따라서 정자 발달은 이 두 호르몬에 의해 잘 촉진되고 보호를 받는다.

한편 지나친 정자발생을 조절하기 위한 기작은 다음과 같다. 간질세포가 분비하는 테스토스테론의 양이 지나치게 많으면 LH에 대한 음성적 억제(negative feedback)가 일어난다. FSH는 지주세포를 자극함과 동시에 인히빈(inhibin)이라는 자기 억제물질을 분비시키는데 인히빈의 양 역시 FSH와 비례하여 증가한다. 인히빈은 FSH에 대해 음성적 억제 효과를 나타내어 정자

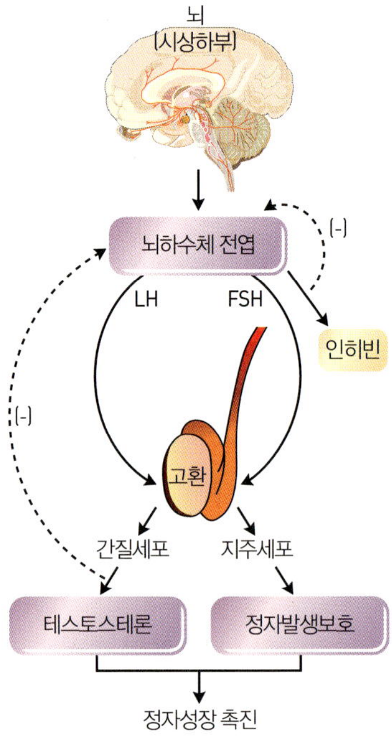

정자발생의 조절

발생이 지나치게 일어나게 되는 것을 막아준다. 사춘기에 정자발생이 시작되기 위해서는 여성에서와 마찬가지로 적당한 양의 FSH와 LH가 필요하다. 이외에도 연령, 약물, 방사선, 영양상태 등도 정자발생에 영향을 미치는 요인이 된다. 노화될수록 정자 생성 능력이 감소는 하지만 여성의 폐경기처럼 갑자기 없어지지는 않는다.

비정상적인 정자

보통은 만들어지는 정자의 10% 이상이 비정상적이거나 기형적인 형태를 하고 있다. 이는 지극히 자연스러운 일이며 왜 그렇게 지나칠 정도로 많은 수의 정자가 만들어져야 하는가를 설명해주는 이유이기도 하다. 실제로 20%까지 기형적 정자가 만들어져도 임신 능력에는 영향을 미치지 않는다. 환경호르몬, 방사선, 알레르기 등은 비정상적인 정자 생성의 원인이 될 수 있다. 비정상적인 정자는 운동력과 수정력이 떨어지게 된다. 남성이 1회 사정할 때의 정액양은 약 3.5mL 정도인데 이 안에 5~6억 마리 정도의 정자, 즉 1.5~2억 마리/mL의 정자가 들어있기 마련이다. 정자의 수가 2,000만 마리/mL 이하이면 보통 불임이 된다. 그러나 이 숫자는 개인차가 심하기 때문에 절대적인 기준이 될 수는 없다. 비정상적인 정자들은 보통 꼬리가 2개이거나 지나치게 짧은 것, 머리가 응축되지 못했거나 크기가 왜소한 것 등이 있다.

난자발생

난자발생(oogenesis) 역시 발생 3주에 원시성세포로부터 출발한다. 꼬리 쪽에서 발달한 원시성세포는 분화하는 난소 속으로 발생 5주경 이동해 자리를 잡는다. 발생 3개월경에 원시성세포는 난조세포(oogonia)로 분화가 되고 체세포분열을 통해 그 수가 급격히 늘어나게 된다. 난자발생에서 또 하나 생각할 점은 난포(follicle)의 발달과 배란이다. 정자와 달리 개개의 난자는 난포라는 주머니 속에 넣어져서 발달하게 되기 때문이다. 난조세포 때에는 아직 난포라 부르

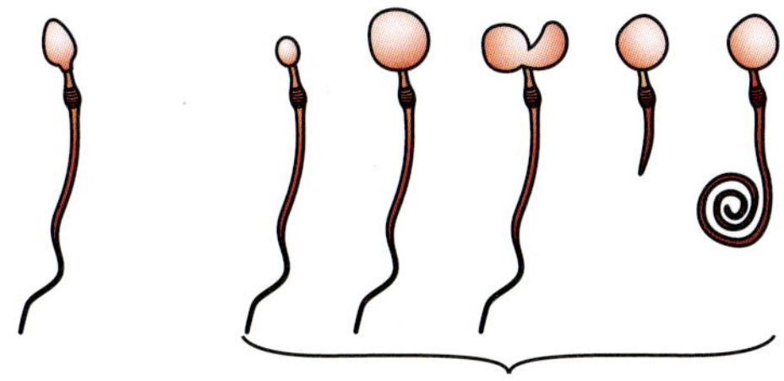

비정상적인 정자들

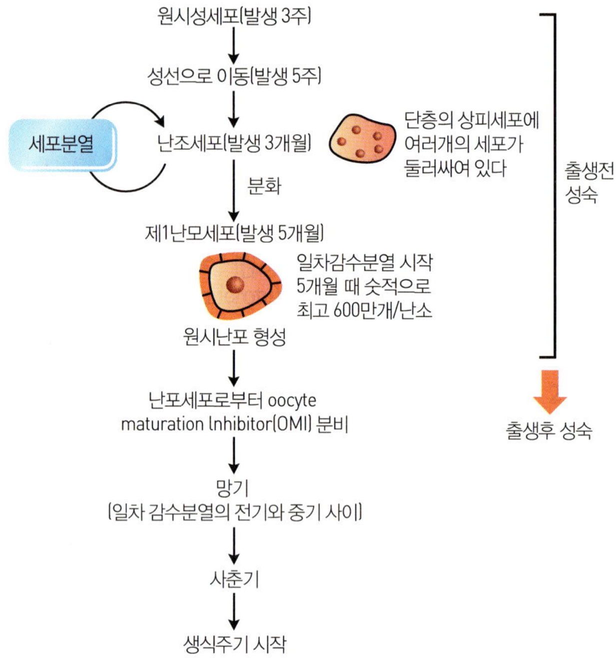

난자발생

기 어렵지만 여러 개의 난자가 단층의 상피세포로 한꺼번에 둘러싸여 있는 형태를 취한다.

발생 5개월이 되면 난조세포는 제일난모세포(primary oocyte)로 발달하는데 이때 숫자적으로 최고에 달해서 난소 당 600만개 정도까지 들어차게 된다. 제일난모세포는 핵이 현저하게 뚜렷하며 역시 단층의 편평한 상피세포로 둘러싸여 있지만 이때부터는 개개의 난자가 개개의 난포에 들어있게 된다. 이 상태의 난포를 원시난포(primordial follicle)라 부른다. 즉 원시난포 속에 제일난모세포가 들어있는 것이다. 간혹 하나의 난포에 두 개의 난자가 잘못 들어가는 경우를 보는데 이런 난자들은 동시에 배란되어 각각 수정될 수 있기 때문에 이란성쌍둥이의 원인이 된다.

이후 출생을 거쳐 사춘기에 이르기까지 난자와 난포는 계속 퇴화하면서 가장 우수한 40,000여개(난소당 약 20,000여개) 만을 남기게 된다. 사춘기까지의 기간을 소위 망기(losing period)라고 하는데 이는 일종의 휴식기로서 난자로서는 세포분열이 일시적으로 멈춘 기억상실기에 해당한다. 원시난포를 구성하는 난포세포들이 난자성숙억제물질(OMI; oocyte maturation inhibitor)을 분비하여 열등한 난자들을 퇴화시키거나 성장을 멈추게 하기 때문이다. 사춘기에 다다르면 난자들은 일차감수분열의 전기와 중기 사이에서 멈추어 배란을 기다리게 된다.

사춘기에 이르면 매 28일 주기로 배란(ovulation)이 시작된다. 배란을 통해 배출되는 난자는 주기별로 하나이지만 실제로는 50여개의 난자가 동시에 성숙되다가 가장 성숙이 빠른 하나만 배란되고 다른 것들은 퇴화되는 것이다. 단순 계산에 의하면 여성은 매달 50개의 난자가, 일 년이면 약 600개의 난자가, 그리고 배란이 시작되는 사춘기부터 폐경기까지를 약 35년으로 본다면 평생 21,000여개의 난자가 필요한 셈이다. 이는 난소 하나에 들어있는 난자의 수효이므로 난소 2개를 가짐으로써 여성은 평생 배란에 필요한 충분한 수의 난자를 미리 가지고 태어나는 셈이다. 즉 임신 중인 여성은 자기 자신과 태아, 그리고 태아의 난소 속의 난자를 포함해 한 몸에 3대가 공존한다고 이야기해도 좋은 것이다. 자기 자신과 이런 점은 남성이 사춘기가 되어 비로서 정자를 만들기 시작하는 것과 근본적 차이가 있다. 여성은 매 월경주기마다 각 난소에서 교대로 배란을 한다.

배란

사춘기에 이르면 배란될 난자, 즉 제일난모세포에는 변화가 없이 이를 둘러싼 난포만 발달하기 시작한다. 원시난포는 일차난포(primary follicle)로 변하는데 이는 난포세포(follicular cell)들이 분열하여 여러 층으로 되면서 만들어지는 것이다. 원시난포의 세포들이 편평(squamous)한데 비해 일차난포의 난포세포들은 커서 입방(cuboidal form), 또는 원주(columnar) 모양을 하고 있다. 또한 일차난포와 제일난모세포 사이에 약간의 틈이 생기면서 투명대(zona pellucida)가 형성되기 시작한다. 투명대는 당단백질이 들어차 있는 공간으로 제일난모세포를 외부 충격으로부터 보호하는 역할을 한다. 이때부터 일차난포와 제일난모세포 사이의 물질연락을 위해 작은 돌기들이 투명대의 이쪽 저쪽에 나타나기 시작한다.

일차난포가 계속 발달하면 이차난포(secondary follicle)가 된다. 이차난포를 성장난포(growing follicle)라고도 한다. 이차난포의 난포세포들은 마치 굵직굵직한 과립처럼 보이기에 과립세포(granular cell)라고도 부른다. 이차난포의 과립세포들은 크기 때문에 거의 원주 모양을 하고 있다. 세포층도 여러 층으로 두꺼워져서 과립세포층(stratum granulosum)을 이루게 된다. 이제 제일난모세포는 난포 안에서 한쪽으로 몰려 위치하게 되고 난포강(follicular antrum)이 출현하면서 여기에 난포액(follicular fluid)이 들어차게 된다. 바깥쪽은 두 개의 막이 생겨나 성장하는 난포를 받쳐주는데 이들을 각각 내막(theca interna)과 외막(theca externa)이라 부른다. 내막은 세포성으로 에스트로겐을 분비하는 층이고, 외막은 섬유성의 지지층이다.

이차난포가 더욱 발달하면 성숙난포(mature follicle)가 된다. 성숙난포를 난소에서 난자를 처음 관찰한 사람의 이름을 따서 그라프씨 난포(Graafian follicle)라고도 한다. 이때가 되면 난포는 거의 난소 표면으로 돌출되어 나올 정도로까지 커지게 된다. 이 시기가 되면 경쟁적으로 같이 발달하던 다른 난포들은 모두 퇴화되어 버린다. 난포강이 더욱 커지면서 제일난모세포는

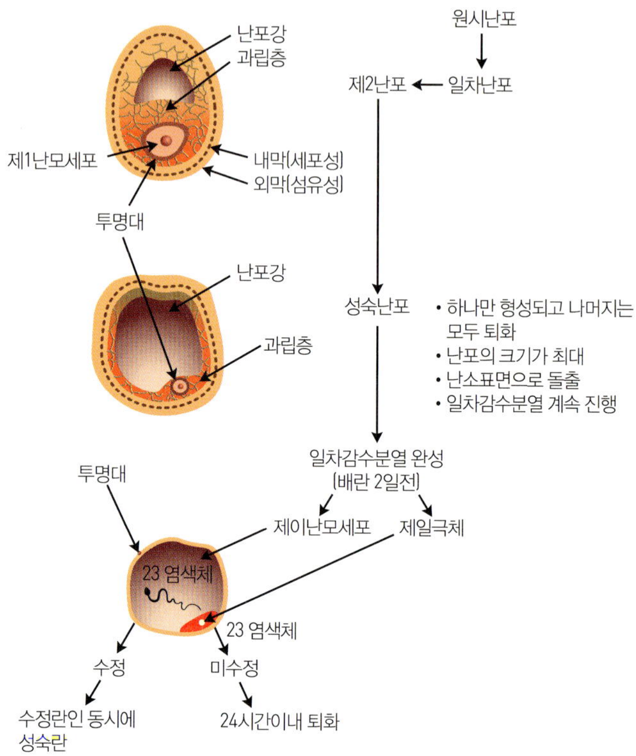

배란주기에 따른 난자발생

완전히 한쪽 편에 밀려서 위치하게 되는데 여전히 투명대와 난포세포들로 둘러싸여 있다. 제일난모세포와 이를 둘러싼 난포세포들을 함께 지칭해 난구(cumulus oophorus)라고 부른다. 배란될 때는 난자와 함께 난구 전체가 터져 나오게 되고 난자 주위를 둘러싼 난포세포들을 방사관세포(corona radiata)라 부른다.

원시난포로부터 성숙난포까지의 발달은 약 12일 정도가 걸린다. 이때는 배란 2일전이다. 이 기간 동안에 제일난모세포가 역시 그동안 망기를 거쳐 긴 세월 동안 멈추었던 일차감수분열을 재기하게 된다. 이때 생기는 두 개의 딸세포 중 하나는 제이난모세포(secondary oocyte)이고, 또 다른 하나는 제일극체(primary polar body)이다. 각각의 세포는 감수분열되었기 때문에 염색체를 23개씩 가지게 되는데 대부분의 세포질이 제이난모세포에 들어가게 되기 때문에 제일극체는 사실상 기능이 없는 세포이다. 제일극체는 투명대와 난포세포 사이에 위치하게 된다.

제이난모세포는 계속해서 이차감수분열을 진행하는데 중기에 이르렀을 때에 맞추어 배란이 되게 된다. 즉 배란될 때의 난자는 제이난모세포로서 이차감수분열의 중기 상태이다. 배란된

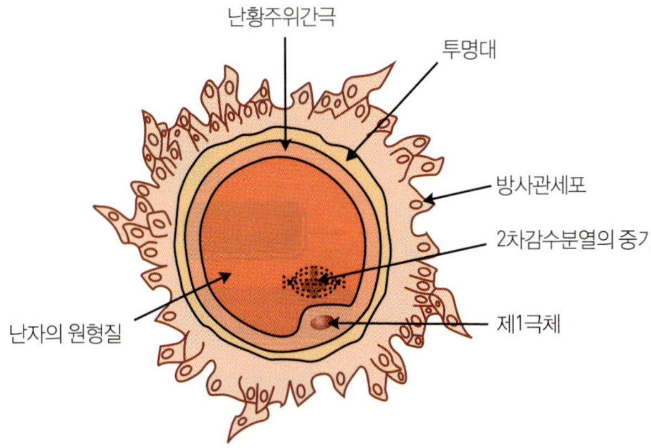

방사관세포

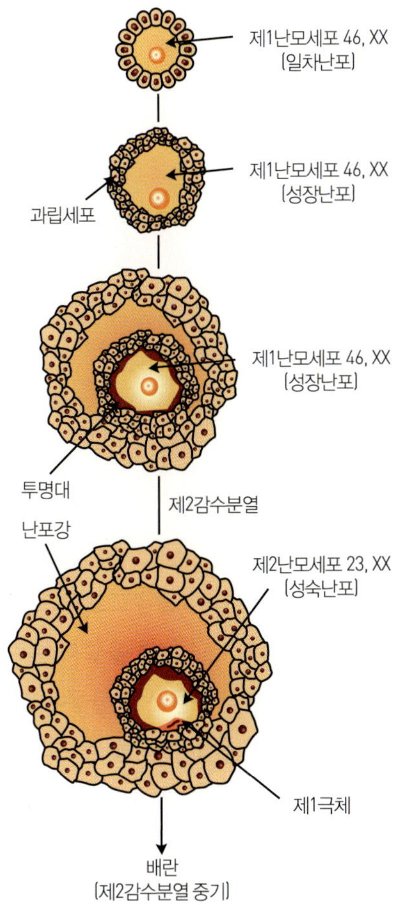

사춘기 이후 배란주기에 따른 난자발생

난자가 정자에 의해 수정되면 즉시 이차감수분열이 완성되기 때문에 수정란은 동시에 성숙란인 셈이다. 만일 24시간 내에 수정되지 않으면 난자는 이차감수분열을 마치지 못하고 미성숙란 상태로 그냥 퇴화되고 만다. 제일극체도 이차감수분열을 계속하는지 의견은 분분하지만 아직 그 여부가 분명하지 않다.

비정상적인 난자

난자발생에서 가장 흔하게 관찰되는 비정상적인 현상은 염색체의 비분리현상(nondisjunction)이다. 비분리현상이란 세포분열 과정에서 염색체가 제대로 분리되지 못하고 서로 붙어서 움직이기 때문에 생기는 현상이다. 특히 35세 이후에 그 빈도가 높아지는데 이는 상동염색체의 두 염색체가 감수분열 중에 제대로 분리되지 않아 일어나는 현상이다.

정상적이라면 감수분열 결과 23개의 염색체를 가진 난자가 만들어져야 하지만 염색체의 비분리가 일어나면 24개 또는 22개의 염색체를 가진 생식세포가 만들어지게 되고 이들이 정자와 수정이 되면 염색체가 47개 또는 45개인 비정상적인 접합자가 만들어진다. 이런 경우 흔히 다운증후군(Down syndrome)이나 터너증후군(Turner syndrome)의 원인이 된다. 염색체의 비분리현상은 남성보다 여성에서 흔히 일어나는데 그 이유가 남성은 항상 새롭게 정자를 만들어내는 반면 여성은 세포분열을 재개하기까지 너무 오랜 망기를 거치기 때문인 것으로 추정된다.

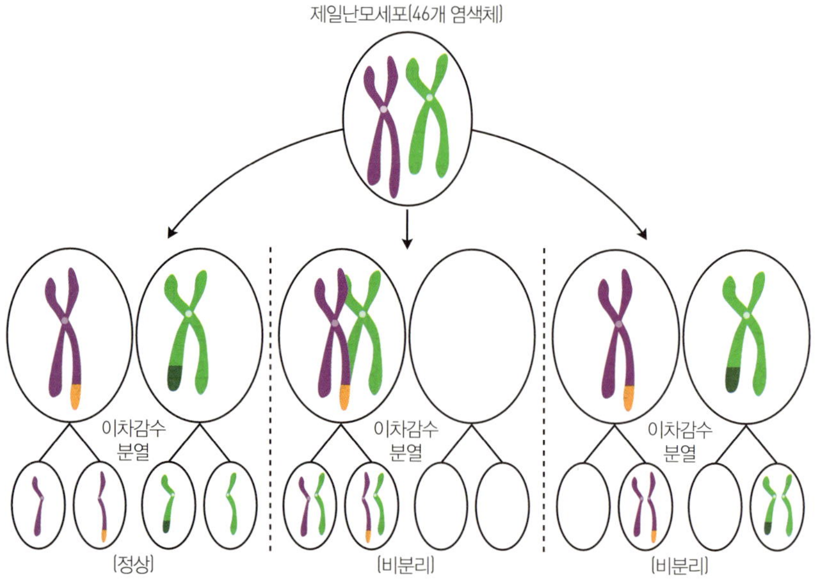

염색체의 비분리현상

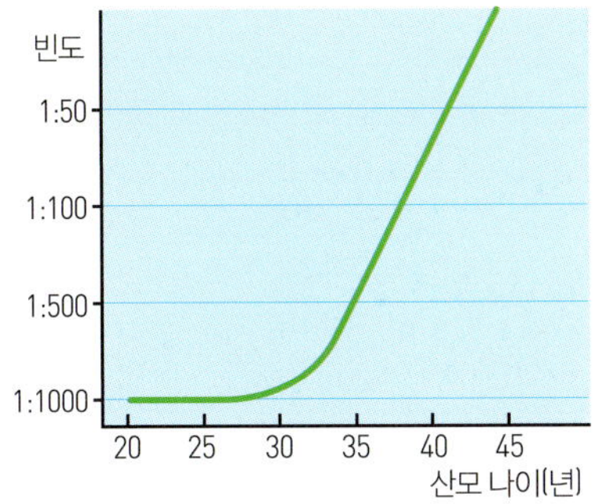

다운증후군 발병 빈도

산모가 35세 이후일 때 증가하는 비분리현상의 빈도

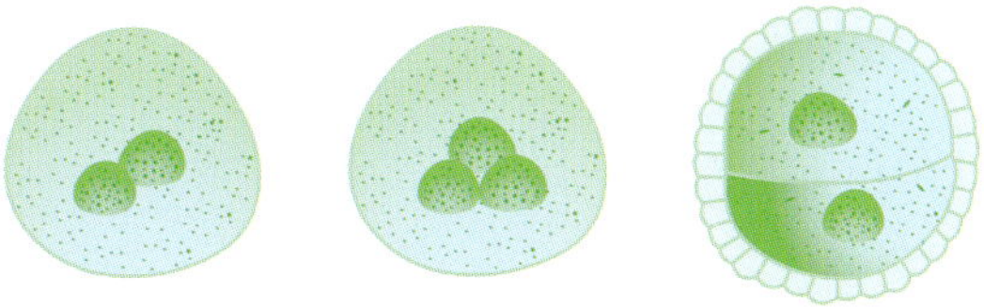

비정상적인 난자들

그밖에도 형태적 이상이 여럿 관찰된다. 하나의 난포 안에 2~3개의 제일난모세포가 들어 있는 경우가 있는데 이 경우 대개는 퇴화되지만 때로 쌍태아(쌍생아, 쌍둥이)의 원인이 될 수도 있다. 드물게 2~3개의 핵이 하나의 세포 안에 들어있는 제일난모세포 역시 발견되지만 이 역시 염색체 수의 불균형으로 성숙하기 전에 퇴화되기 마련이다.

정자와 난자의 비교

정자와 난자는 상이한 기능과 목적을 가진 세포이기에 여러 가지 면에서 차이가 있다. 물론 공통점을 들자면 둘 다 성세포라는 점과 감수분열 결과로 염색체를 절반만 가지고 있다는 점이다. 근본적으로 정자가 꼬리 운동을 해서 난자를 찾아내야하는 공격적인 세포인 반면 난자는 정자에 의해 수정된 다음 발생과 출생을 담당할 수동적인 세포라는 점이 다르다. 다음의 표에서 정자와 난자의 차이점을 간단히 요약하였다.

	난자	정자
크기	크다	작다
모양	구형	길다
수	적다	많다
운동성	없다	활발하다
세포질	많다	적다
난황	적거나(많다)	없다

생각해봅시다

think

1. 정자발생을 3단계로 나누어 설명하시오.
2. 완성 된 정자의 모습을 그리고, 부위별 명칭을 기재하시오.
3. 정자발생의 조절 방법을 설명하시오.
4. 비정상적인 정자들을 소개하시오.
5. 난자발생을 최대한 자세히 설명하시오.
6. 난포의 성장과정을 단계별로 설명하시오.
7. 정자와 난자의 구조적 차이점을 요약해보시오.

제 21 장 여성의 생식주기

여성의 난소와 자궁에서 일어나는 주기적 변화를 살펴본다. 여기에 관여하는 호르몬들과 뇌하수체의 역할, 피드백, 그리고 생식주기를 이해함으로써 응용할 수 있는 피임의 문제들을 함께 살펴보도록 한다.

햄스터와 같은 장일동물은 햇볕에 오래 노출되면 발정기가 오면서 배란을 시작한다. 그러나 사람은 동물과 달리 소위 발정기가 따로 없다. 특히 남성은 사춘기 이후에 정자를 만들기 시작하면서 일정한 주기가 없이 항상 사정(ejaculation)할 준비를 갖추고 있다. 여성도 사춘기 이후 정기적으로 배란을 하고 또 배란된 난자를 착상하기 위한 생식주기(reproductive cycle)가 시작되지만 발정기가 특별히 따로 정해져 있지는 않다. 여성의 생식주기는 대체로 12~13세에 시작하는데 약 35년간 지속되다가 폐경기(menopause)를 맞으면서 멈추게 된다. 그러나 이 기간도 개인별 차이가 있는 편이다. 생식주기는 뇌와 난소, 자궁의 기능이 호르몬에 의해 조화롭게 조절되는 아주 정교한 생화학적 반응이다. 생식주기는 건강한 젊은 여성에서 약 28일 주기로 이루어진다.

FSH와 LH

사춘기가 되면 뇌에서 두 종류의 호르몬이 분비되기 시작한다. 뇌하수체 전엽에서 분비되는 난포자극호르몬(FSH; follicular stimulating hormone)이 그 첫 번째 신호탄격인 호르몬이다. FSH는 뇌에서 분비되어 혈액을 타고 난소로 전해져 난포들을 자극해 성장시키는 호르몬이다. 이 호르몬이 어떤 이유로 사춘기를 정확히 파악해 분비되기 시작하는지는 아직도 연구 중이다. FSH의 영향으로 난소에서는 매달 약 50여개의 난포가 성장하기 시작하는데 이때 난포들에서 에스트로겐(estrogen)이 대량으로 만들어지게 된다. 사춘기 이후 여성의 유방이 발달하고 피하지방이 축적되는 등 이차성징(secondary sexual characteristics)이 뚜렷해지는 이유가 바로 이 에스트로겐 때문이다.

난포가 계속 발달하여 배란 하루 전인 약 13일째에 이르면 뇌하수체 전엽에서는 또 다른 호

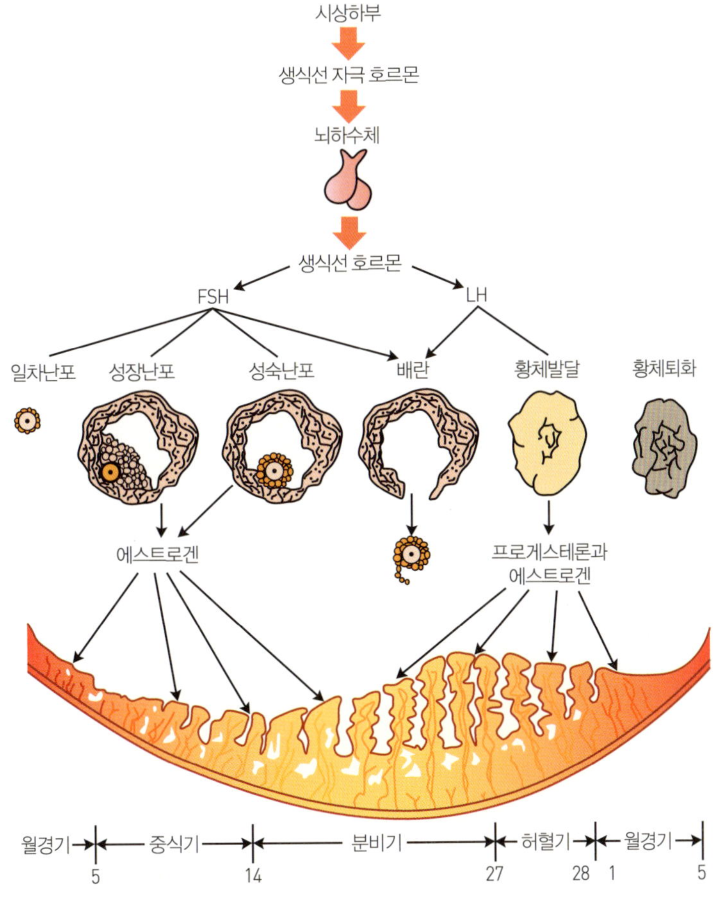

여성의 생식주기

르몬인 배란촉진호르몬(LH; leuteinizing hormone)를 분비해준다. LH의 별명은 황체형성호르몬이다. 배란 직후 LH가 황체를 형성하게 해주기 때문이다. 즉, LH는 배란을 촉진하는 동시에 배란직후 붕괴된 난포를 황체(corpus luteum)로 변화시켜 주는 호르몬이다. LH의 양은 배란 직전에 갑자기 증가하는데 이 현상을 LH 충격파(LH surge)라고 부른다. 배란 자체는 불과 1~2초만에 이루어지는데 이때 배란된 난자는 투명대와 방사관세포(corona radiata)로 싸여서 나오게 된다. 실제 배란은 14일째 일어나게 된다. 배란이 끝난 난포에는 임신호르몬인 프로게스테론(progesterone)이 가득 들어차게 되는데 그 색깔이 노란색이기 때문에 난포 전체가 황체로 보이게 된다. 황체에서는 주로 프로게스테론을 분비하지만 약간의 에스트로겐도 지속적으로 분비한다.

에스트로겐의 역할이 세포분열과 조직 수축인 반면 프로게스테론은 조직을 안정시키는 역할을 한다. 난소에서 분비된 에스트로겐은 혈류를 타고 자궁으로 이동해 자궁내막을 증식시켜서 수정란이 착상할 수 있도록 준비시켜 준다. 임신이 이루어지면 자궁내막은 프로게스테론에 의해 이후 안정적으로 유지되지만 임신에 실패했을 경우 약 2주 후에 자동적으로 떨어져나가면서 월경이 시작된다. 임신이 되면 난소의 황체는 더욱 커져서 임신황체(pregnant luteum)로 발달하는 반면, 수정되지 않으면 백체(albino)로 퇴화되게 된다. 매주기마다 50여개의 난자가 성장하지만 이중 하나만이 배란이 되고 나머지는 백체로 퇴화되기 때문에 여성의 난소를 관찰하면 앞서 말한대로 그 사람의 생물학적 나이를 대략 측정할 수 있다.

난소에서 배란 이전의 시기를 “배란전기”, 배란 이후의 시기를 “배란후기”라고 하는데 이는 각각 자궁에서의 “월경후기”와 “월경전기”에 해당하는 시기이다. 때로 여성의 생식주기가 길어지거나 짧아지는 경우가 있는데 보통 배란전기에서 변화가 있기 때문에 생겨나는 현상이다.

생식주기의 조절

배란을 앞두고 FSH는 난포에서 만들어진 에스트로겐에 의해 음성적 억제(negative feedback)를 받는다. 동시에 에스트로겐이 LH의 분비를 촉진시켜(positive feedback) 배란을 유도해준다. 배란이 일어났음에도 불구하고 임신되지 않으면 황체에서 만들어진 프로게스테론이 LH를 억제하여 더 이상의 배란이 일어나지 않게 하는 동시에 새로운 난포의 발달을 위해 FSH 분비를 촉진시킨다.

월경주기

월경주기(uterine cycle, endometrial cycle, menstrual cycle)는 자궁내막이 주기적으로 증식했다가 떨어져나가는 반복적인 주기를 말한다. 주로 난소에서 분비되는 에스트로겐과 프로게스테론의 영향을 받는데 이는 차례로 뇌하수체에서 분비되는 FSH와 LH의 영향을 받게 된다. 월경주기는 매 28일 주기로 이루어지는데 월경이 시작된 날을 1일로 계산하여 14일째에 난소에서는 배란이 일어난다. 배란을 중심으로 이야기할 때 제1일부터 제14일까지를 배란전기라 하고, 제15일부터 제28일까지를 배란후기라 한다. 월경을 중심으로 보면 제1일부터 제14일까지는 월경후기이고, 제15일부터 제28일까지는 월경전기이다. 때문에 용어를 주의할 필요가 있다. 자궁내에서 일어나는 변화를 시기별로 다음과 같이 나눌 수 있다.

① **월경기(menstrual phase)**는 주기의 처음 1일부터 5일까지를 말한다. 월경주기의 첫 단계로서 자궁벽의 기능층이 떨어져 나가고 이후 4~5일에 걸쳐서 월경(menstruation) 형태로 배출되는 기간이다. 기저층은 이때 보호가 된다. 난소에서는 난포의 성장이 시작되는 시기로 에스트로겐의 분비가 조금씩 시작되는 시기이다.

② **증식기(proliferative phase)**는 6일부터 14일에 해당하는 기간으로 약 9일간 계속된다. 이 기간은 난소에서 난포가 성장하는 것과 일치되는 시기이기에 난포기(follicular phage)라고도 부른다. 이 기간 중 난포에서 분비되는 에스트로겐의 영향을 심하게 받기 때문에 세포분열이 왕성해지고 그 결과 자궁내막의 두께가 거의 2~3배까지 증가한다. 상피세포들은 재형성되어 내막의 표면을 덮게 되고, 분비선과 나선동맥도 길이와 수가 증가한다.

③ **황체기(luteal phase)**는 분비기(secretory phase)라고도 부르는데 15일에서 27일까지 약 13일간에 해당한다. 난소에서 배란 직후 황체가 형성되는 시기로서 프로게스테론의 영향을 심하게 받는 시기이다. 황체에 의해 형성된 프로게스테론은 글리코겐(glycogen)이 풍부한 물질을 분비선의 상피세포에서 분비하도록 자극한다. 분비가 증가하면서 분비선은 점차 넓어지고 꼬이며 분비낭의 구조도 확실해진다. 황체에서는 약간의 에스트로겐도 함께 분비하므로 자궁내막은 계속해서 두꺼워지고 나선동맥 역시 더욱 자라며 꼬이게 된다. 자궁내막이 최대로 두꺼워지면 약 1mm까지 자라게 된다. 만일 배란된 난자가 수정되면 수정란은 황체기의 약 6일째에 자궁내막에 착상을 하게 된다.

④ **허혈기(ischemic phase)**는 27~28일에 해당하는 월경주기의 마지막 1~2일이다. 임신이 일어나지 않으면 자궁내막은 이때부터 퇴화되기 시작한다. 허혈기는 황체기의 마지막 부분으로 생각할 수도 있는데 "허혈"이라는 말은 "부분적인 혈액감소(localized deficiency of blood)"를 의미한다. 자궁내막은 이 기간 중에 혈액 고갈로 말미암아 창백해지며 간간이 나선동맥의 위축이 일어난다. 나선동맥의 위축은 차례로 황체로의 혈액 공급을 약화시키고 결국 황체가 퇴화되면서 호르몬의 분비가 감소하게 된다. 호르몬이 감소하면 분비선의 분비도 감소하고 동시에 자궁내막이 퇴화되기 시작한다. 허혈기의 마지막에는 나선동맥의 수축이 심해지면서 혈액이 파열된 내막을 통해 전체적으로 퍼지게 되고 이쪽 저쪽에 고이면서 내막의 벽을 부수어 혈액 누

출과 함께 새로운 월경주기가 시작된다. 월경 기간 중 여성이 잃게 되는 혈액은 약 50~60 mL 정도이다.

여성의 생식주기는 늘 정상적으로 일어나는 것이 아니다. 그 이유는 난소에서 성숙난포가 만들어지지 않아 배란이 일어나지 않을 수도 있기 때문이다. 이런 경우를 무배란주기(anovulatory cycle)라 하며 호르몬의 영향이 적기 때문에 자궁내막에서의 변화는 최소이다. 보통 증식기까지는 진행이 되지만 배란이 없어서 황체가 만들어지지 않고 따라서 자궁내막이 분비기로 이어지지 못하게 된다. 즉 다음 월경시까지 자궁내막은 그냥 증식기에 머물러 있게 된다. 경구피임약을 복용하면 억제 효과 때문에 배란이 되지 않게 되어 인위적인 무배란주기 상태가 되게 된다. 피임약의 복용을 멈추고 다시 임신이 가능할 때까지는 약 1년 정도가 소요된다.

배란일의 측정

정확한 배란일을 확인하는 것은 임신을 조절하기 위해 대단히 중요하다. 제일 좋은 방법은 복강경을 이용해 배란된 난자를 직접 관찰하거나 난소에서 황체를 관찰하는 것이지만 여러 가지 불편함 때문에 간접적인 방법들을 주로 사용한다. 개인이 스스로 진단할 수 있는 방법 중 가장 간단한 것은 기초체온(basal body temperature)을 확인하는 것이다. 기초체온 측정이란 매일 체온을 확인해 그래프로 그리는 것인데 배란시에는 프로게스테론의 대사 효과로 인해 약 0.5℃ 정도 체온이 저하되었다가 다시 상승하는 것을 관찰하는 것이다. 또 배란 직후 혈중 프로게스테론의 양을 측정하는 것도 한 가지 방법이다. 흔하지는 않지만 여성에 따라 배란시 약간의 출혈이 있고 통증을 느끼기도 한다. 원인은 다양하지만 무배란으로 인해 임신이 안 되는 여성의 경우 FSH와 LH의 분비를 촉진하는 클로미펜 시트레이트(clomiphene citrate)라는 약을 보통 처방한다. 그러나 이 경우 다배란(multiple ovulation)이 일어나서 복수임신(multiple pregnancy)이 될 가능성이 높다. FSH의 정확한 양이 조절되지 못하기 때문이다.

경구피임약

과배란을 막기 위해서 여성은 정확하게 호르몬 레벨을 조절해야만 한다. 에스트로겐은 배란 준비를 위해 필요한 50여개의 난포들을 적절하게 성장시키는 동시에 또 다른 한편으로는 난포들의 지나친 성장을 막기 위해서 FSH를 음성적으로 제어해주어야 한다. 프로게스테론 역시 일단 하나의 난자가 배란되면 더 이상의 배란을 막기 위해서 LH를 음성적으로 제어해 주어야 한다. 이 두 가지 여성호르몬의 음성적 제어 효과를 이용한 것이 바로 경구피임약(oral contraceptive pill)이다. 경구피임약은 에스트로겐, 또는 에스트로겐과 프로게스테론의 혼합물이다. 조금 더 구체적으로 설명하자면 에스트로겐은 뇌에서의 FSH의 분비를 억제하며 프로게스테론은 LH의 분비를 억제한다. 이것은 에스트로겐과 프로게스테론이 시상하부(hypothalamus)에 작용하여 GnRH(Gonadotropin-Releasing Hormone라는 생식선자극호르몬의 분비를 억제하기 때문이다. GnRH는 시상하부에서 분비되어 뇌하수체 전엽을 자극해 FSH와 LH가 분비되도록 해주는 호르몬이다.

사후피임약

사후피임약은 성관계가 있은 후 먹는 피임약이기에 "모닝 필(morning pill)"이라고도 부른다. 약물의 정확한 화학명은 Ru486이다. 몇몇 나라에서는 처방없이 구할 수도 있지만 우리나라는 아직 의사의 처방이 있어야 구입할 수 있다. Ru486은 그 구조가 프로게스테론과 유사하다. 프로게스테론은 자궁내막에 달라붙어서 임신 중 자궁을 안정시키고 지나친 수축을 막아 임신이 가능하도록 도와주는 호르몬이다. Ru486은 구조가 프로게스테론하고 유사하기에 역시 자궁내막에 달라붙을 수 있지만 프로게스테론처럼 수축을 막아주는 기능은 없다. Ru486을 과량 섭취하면 Ru486이 자궁내막을 전체적으로 뒤덮어 버리고 프로게스테론의 접근을 막아 버리는데 그럼으로써 수정란의 착상을 막아 피임 효과를 나타내게 된다. 이 경우는 성관계 후의 피임을 목표로 하기에 일종의 사후낙태약이라 할 수 있다. 때문에 문란한 성 풍속을 조장할 수 있다는 사회적 문제와 함께 윤리적 문제를 야기할 수 있지만 원하지 않는 임신 가능성을 배제하기 위해 꼭 필요하다는 찬성론 또한 만만치 않다.

자궁외 임신

한마디로 말해 자궁외 임신은 수정란이 자궁 이외의 장소에 착상되는 현상이다. 여성 생식기는 난소, 자궁관, 자궁, 질 등이 그 주요 부위들인데 정상적인 경우라면 난관에서 수정이 일어나고, 수정란은 자궁으로 이동해 착상한 다음 그 곳에서 안전하게 10여 개월을 보내게 되어 있다. 그러나 사람의 몸은 기계가 아니기 때문에 때로 예상치 못한 형태의 임신도 가능하다. 난

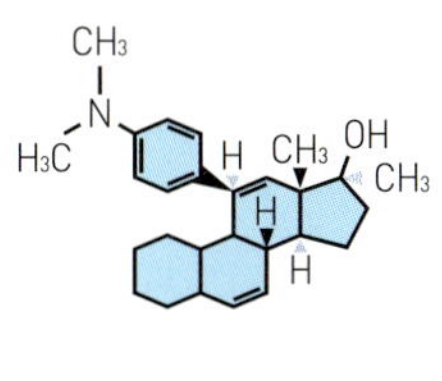

Ru486

자는 배란되자마자 난관채에 이끌리어 난관 안으로 들어와야 하는데 이 과정은 에스트로겐의 영향을 받는다. 만약 난관채가 배란된 난자를 잡아끌지 못한다면 난자는 그냥 복강 안에 둥둥 떠 있게 되고 반대편에서 질과 자궁, 그리고 난관을 거쳐 복강까지 빠져나온 정자가 그 자리에서 수정을 시킨다면 이 수정란은 급한대로 자궁 바깥벽에 착상을 할 수밖에 없을 것이다. 이것이 대표적인 자궁외 임신이다. 자궁외 임신은 자궁 안에서 일어나지 않는 모든 임신을 통칭하는 것인데 자궁 밖에서 임신이 일어나면 그만큼 아기나 임산부 모두 위험할 수밖에 없다. 자궁외 임신은 수정란의 착상 위치에 따라 다양하게 나뉘어진다.

질주기

사람은 전형적인 발정기가 없어서 질의 변화가 그다지 크지는 않다. 그러나 배란 시 상피세포층에 글리코겐이 많이 포함되어 있어 받아들여진 정자에 영양을 공급하며, 세균에 의해 글리코겐이 발효되어 유산을 형성함으로써 질 내 환경을 세균으로부터 적당히 보호해 준다. 질 도말 검사를 해보면 배란 날짜를 정확히 알 수가 있다. 질주기는 에스트로겐의 영향을 많이 받는다. 남성의 정액이 알칼리성이기 때문에 질내의 산성 환경은 이를 중화시키는 역할을 한다.

생각해봅시다

1. FSH, LH, estrogen, progesterone의 상호 연관 관계를 설명하시오.
2. 생식주기에 있어서 뇌하수체의 역할을 말하시오.
3. Feedback이 생식주기 조절에 중요한 이유를 말하시오.
4. 월경주기의 단계들을 설명하시오.
5. 경구피임약의 원리를 설명하시오.
6. Ru486의 원리를 설명하고, 사회적 승인에 대하여 개인적 의견을 말하시오
7. 자궁외 임신에 대하여 설명하시오.

제 22 장 수정과 발생

수정을 위한 정자와 난자의 이동, 수정 및 착상, 다정현상과 이에 대한 방지 등을 공부한다. 나아가 배자기와 태아기의 발달 과정을 구체적으로 살펴본다. 한편 태반과 양수의 기능과 역할을 소개한다.

제이난모세포인 난자는 난포액과 함께 터지듯이 배란되어 나온다. 난소 표면은 손가락 모양을 하고 있는 난관채가 항상 전후로 움직이면서 훑고 있다가 배란된 난자를 난관으로 잡아끌어 받아들인다. 난관으로 들어간 난자는 스스로 이동할 수 없지만 난관의 두꺼운 근육이 운동을 해 정자와 만나 수정이 일어날 팽대부로 서서히 이동해 간다. 난자가 팽대부까지 이동하는 데에는 약 25분 정도가 소요된다. 일단 팽대부에서 정자를 만난 난자는 그로부터 3~4일 이내에 자궁으로 들어가게 된다. 난자의 수명은 배란된 지 24시간 이내이기에 이 시기가 난자에게는 아주 중요한 시점인 셈이다. 난자가 자궁으로 이동한다는 의미는 스스로 영양분을 취할 수 없기 때문에 빨리 자궁에 착상되어 모체로부터 영양공급을 받기 위한 노력인 것이다.

정자의 이동

정자는 정액(semen)의 형태로 여성 생식기에 주입된다. 경우에 따라 다르지만 보통 한 번의 사정으로 약 3억 마리의 정자가 여성에게 전달된다. 여성생식기로 들어간 정자는 스스로 꼬리 운동을 해서 자궁 입구를 통과한다. 정액은 전립선액과 정낭이 분비물 때문에 알칼리성을 띠는데 이것이 여성생식기로 들어가면 산성 환경과 맞물려 전체적으로 중성이 되게 된다. 정자는 한 마리씩 따로 움직이는 것이 아니고 수백 마리 이상 함께 다발을 지어 움직인다. 여성 생식기는 외부 세균의 침입을 막기 위해 산성을 유지하고 있기 때문에 정자 역시 들어가자마자 절반 가까이 죽어 버린다. 정자가 무리를 지어 이동하는 이유도 보다 안쪽의 정자를 보호하려는 수단 중 하나이다. 자궁입구를 통과한 정자가 계속해서 자궁과 난관을 통과할 때는 이들 기관의 근육 운동에 의해 도움을 받는다.

사정 직후 잠시 응고되었던 정액은 약 15분이 지나면 다시 액화되게 된다. 정액에 포함되어 있는 과당(fructose)은 운동에너지를 제공하며, 정낭에서 분비된 프로스타글란딘(prostaglandin)은 자궁의 운동력을 증가시켜서 정자 이동을 돕는다. 프로스타글란딘은 참치와 같은 등푸른 생선에 많이 들어있는 호르몬이다. 정자가 팽대부까지 도달하는데 걸리는 시간은 정확히 알려져 있지 않으나 대략 5분에서 45분 정도 걸린다고 보고되어 있다. 이로부터 계산된 정자의 평균 이동속도는 약 2~3 mm/분이다. 약 3억 마리의 정자 중에서 수정 장소까지 도달할 수 있는 것은 몇 백 마리에 불과하고 대부분은 중도에서 죽거나 퇴화되어 버린다.

일부 연구에 의하면 Y염색체를 가진 정자가 X염색체를 가진 것보다 운동성이 높다고 보고되어 있다. 이 점을 이용하여 Y염색체만을 따로 분리해 아들을 낳으려는 노력도 일부 있었지만 성공 사례는 아직 없다.

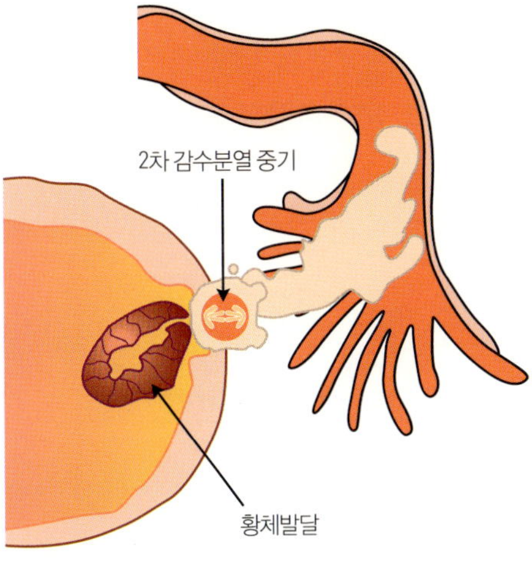

배란된 난자와 난관채(배란의 모습)

정액 1mL에 들어있는 정자는 약 1억 마리 정도이다. 그러나 이는 개인에 따라 다르며 같은 사람에서도 상황과 몸 상태에 따라 변할 수 있다. 대체적으로 총 정자의 수가 2,000만 마리보다 적은 경우, 특히 운동력이 적고 비정상적인 정자가 많으면 불임이 초래된다. 수정에 실패한 정자들은 자궁에서 식작용(phagocytosis)에 의해 소화되어 버린다.

수정

수정이 일어나는 곳은 난관 중 가장 길고도 넓은 팽대부(ampulla)이다. 만일 수정이 되지 않으면 난자는 자궁으로 천천히 이동해서 24시간 이내에 퇴화되어 버린다. 보통은 난자와 정자가 12시간 이내에 수정이 된다. 정자는 난자에 접근하면서 끊임없이 난관 벽에 머리를 부딪히게 되는데 이때부터 조금씩 첨체를 둘러싼 막이 벗겨지면서 효소들이 방출될 준비를 한다. 정자가 뚫어야 할 두 가지 장벽은 난자를 둘러싼 방사관세포들과 난자의 세포막이다. 정자는 첨체로부터 히알루니다아제(hyaluronidase)와 같은 효소를 계속 방출하면서 방사관에 붙어 있는 과립성의 난포세포들을 제거하는 동시에 꼬리의 추진력으로 방사관을 통과한다. 이때 첨체로부터 방출되는 또 다른 효소들은 아크로신(acrosin)과 뉴라미니다아제(neuraminidase)이다. 일단 첫 번째 정자가 투명대를 통과하면 투명대 반응(zona reaction) 일어나서 다른 정자들을 통과할 수 없게 된다. 투명대를 통과하는 정자는 때때로 여러 마리일 수도 있지만 보통 하나의 정자만이 수정을 시키는 것이 가능하다.

정자가 투명대를 통과하면 머리가 제이난모세포의 표면과 접촉하여 정자와 난자의 원형질막끼리 융합을 하게 된다. 두 세포의 원형질막은 동일한 성분 – 즉 인지질의 이중막이기 때문에 둘이 마주치면서 자연스럽게 합쳐지게 되는 것이다. 그런 다음 정자의 내용물들이 난자의 세포질 안으로 들어가게 된다. 흔히 정자의 꼬리도 난자 속으로 들어가는지 혼동하는 경우가 있는데 그 이유는 정자의 꼬리를 감싸고 있던 원형질막이 난자의 원형질막과 융합되어 언뜻 보

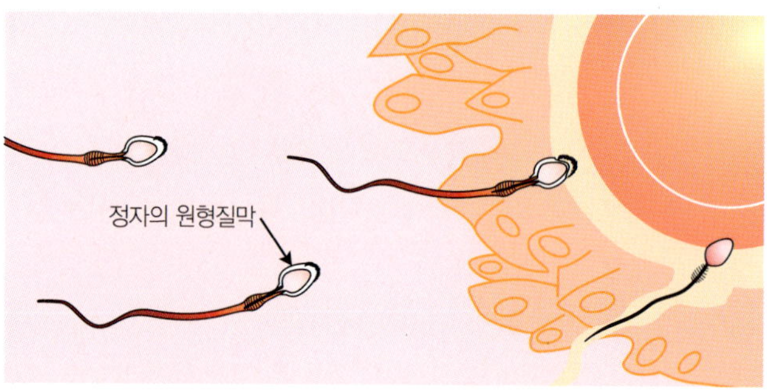

단계적으로 난자로 들어가는 정자

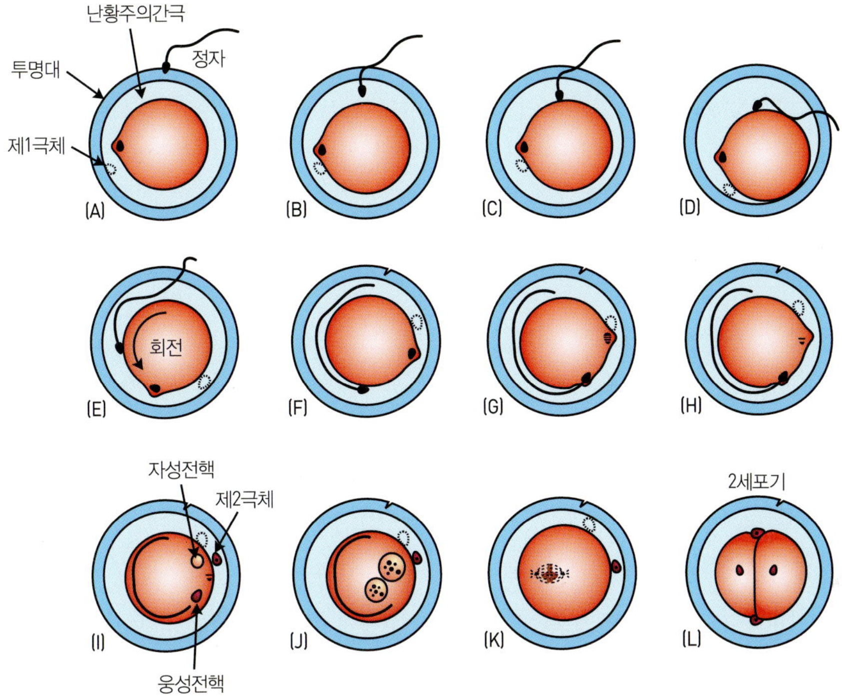

수정의 과정

면 꼬리 형태를 유지한 채로 뒤에 남기 때문이다. 그러나 실제로는 꼬리까지 난자 속으로 들어가고 일단 들어간 다음에 꼬리와 미토콘드리아 등 정자의 성분들이 모두 신속하게 분해되어 버리는 것이다. 수정이 되면 제이정모세포는 곧 두 번째 감수분열을 완성하여 성숙한 난자(성숙란)가 되고 이제 난자의 핵과 정자의 핵이 마치 빵처럼 부풀어 올라 각각 자성전핵(female pronucleus)과 웅성전핵(male pronucleus)이 된다. 계속해서 이 두 개의 전핵이 난자의 중앙에서 합쳐지게 되고 그럼으로써 염색체가 수적으로 회복된 온전한 세포, 즉 접합자(zygote)가 만들어진다. 수정은 배란 직후 24시간 내에 완성되는데 수정 직후에 면역억제단백질인 초기임신요소(EPF; early pregnancy fector)가 모체의 혈장에 나타나므로 이를 활용하면 이론상 발생 1주만에도 임신 여부를 진단할 수 있다. 초기임신요소가 만들어지는 이유는 모체가 수정란을 이물질로 인식하여 면역작용을 발휘하는 것을 막아 원활한 착상(implantation)을 도모하려는 신체반응이다.

재미있는 것은 미토콘드리아의 존재이다. 정자의 미토콘드리아는 에너지를 공급하는 중요한 세포소기관이지만 막상 수정이 일어나면 모두 사라지고 난자 안에는 여성의 미토콘드리아만 남게된다. 즉 자손에게 전달되는 미토콘드리아는 모두 어머니로부터 전해져 온 모계유전의 결과인 것이다. 이를 이용하여 인류의 기원을 역추정하려는 시도가 최근에 흥미를 끌고 있다.

다정현상

두 마리 이상의 정자가 동시에 난자를 수정시키는 다정현상(polyspermy)이 간혹 발견되기도 하지만 이 경우 염색체의 수가 맞지 않아 퇴화되어 버린다. 다정현상은 여성이 자신도 모르게 자연 유산하는 원인으로 가장 흔한 것이다. 이러한 다정현상을 막기 위해 난자가 개발한 방법이 바로 투명대 반응(zona reaction)이다.

다정현상의 방지

투명대 반응이란 첫 번째 정자가 난자의 원형질막을 통과하자마자 막의 변화를 일으켜 다른 정자들이 추가로 진입하지 못하게 하는 반응이다. 그럼으로써 다정현상을 막아주고 정상적인 임신이 이루어질 수 있도록 보호하는 기작이다. 성게처럼 체외수정을 하는 동물의 경우는 많은 정자들이 한꺼번에 성게 알에 달라붙기에 빠르게 투명대 반응을 일으킬 필요가 있지만 사람처럼 체내수정을 하는 경우에는 반응이 상대적으로 다소 느리게 일어난다. 성게에서는 빠른 반응과 느린 반응이 모두 관찰되므로 성게 알을 예로 설명하기로 한다.

빠른 반응은 성게처럼 체외 수정을 하는 해양성 동물에서 주로 발견된다. 난자의 원형질막이 정자의 원형질막과 융합을 함으로써 수정이 이루어지는데 순간적으로 첫 번째 정자가 통과한 후 막전위(membrane potential)를 변화시킴으로써 다정현상을 막는 방법이다. 바닷물은 Na+ 이온의 양이 상대적으로 높은데 비해 성게 알의 내부는 Na^+의 양이 상대적으로 낮다. 만약 성게 알의 원형질막을 경계로 전위차를 측정한다면 평상시(resting membrane potential)의 막전위는 -70 mV(세포 밖이 + 전위, 세포 안이 - 전위) 정도이다. 그러나 첫 번째 정자가 결합한 0.1초 직후 Na^+ 이온이 안으로 한꺼번에 몰려 들어오면서 막전위는 +20 mV까지 순식간에 올라가게 된다. 정자는 막전위가 -10 mV 이상이면 난자와의 융합이 불가능하기 때문에 달라붙어 있던 것들도 모두 떨어져 나가게 되고 이로써 다정현상이 방지될 수 있다. 이처럼 전기적 보호

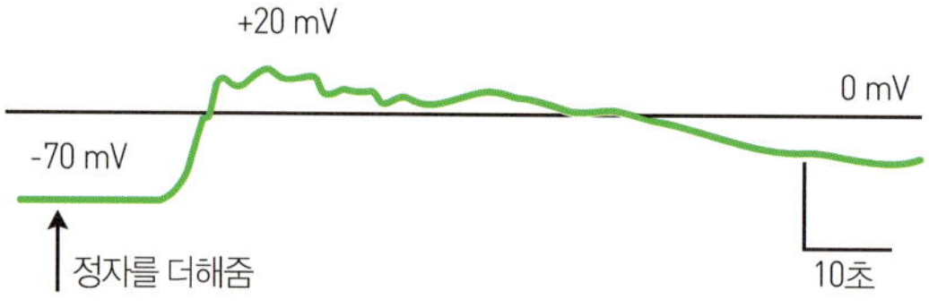

다정현상 방지를 위한 빠른 반응

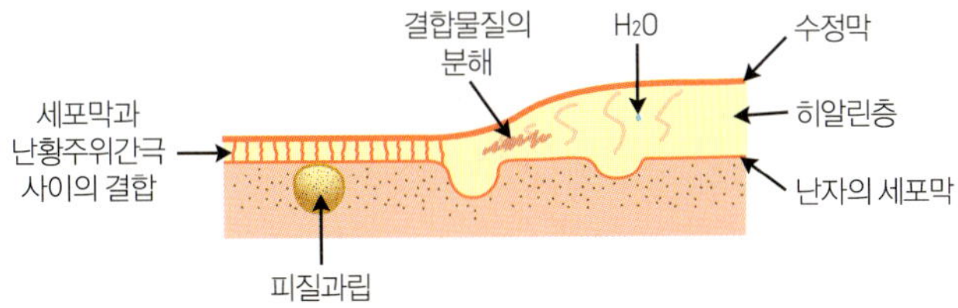

다정현상 방지를 위한 느린 반응

반응이기 때문에 속도가 빠른 것이 그 특징이다.

느린 반응은 효소에 의해 상대적으로 서서히 진행되는 화학적 보호반응으로 역시 성게에서 발견되지만 체내수정을 하는 고등동물에서 주로 볼 수 있는 반응이다. 난자의 원형질막 바로 밑에는 약 15,000개나 되는 많은 과립들이 있는데 이들을 피질과립(cortical granule)이라고 한다. 첫 번째 정자가 난자를 통과하자마자 그 주변에 있던 피질과립들이 원형질막과 결합을 하여 터지게 되고 내용물인 효소를 난황 간극(vitelline space)과 원형질막 사이 공간에 방출하게 된다. 결과적으로 이곳에 있던 단백질들이 분해되고 점액성다당류(mucopolysaccharida)가 그 공간에 분비되면서 삼투압이 높아져 주변의 액체가 이곳으로 흘러 들어와 가득 차게 된다. 게다가 피질과립이 히알린(hyalin)을 분비해 처음 난자가 통과한 부분이 더욱 두꺼워지고 이것이 점차 난자 전체를 빙 둘러싸면서 수정막(fertilization envelope)이 형성되게 된다. 수정막이 형성되는데 걸리는 시간은 첫 번째 정자가 수정을 이룬지 약 1분 이내이다. 수정막이 형성되면 난자에 붙어 있던 정자들이 모두 떨어져 나가게 된다. 히알린은 원형질막 주위를 둘러싸서 난할시에 할구들을 지지하는 역할도 겸한다. 한편 포유류에서는 수정막이 형성되지 않고 빈딘(bindin) 단백질을 변형시켜 정자와 난자의 결합 반응을 막아준다는 주장도 있다. 빈딘은 종과 종 사이에 특이적 인식이 가능하도록 도와주는 단백질이다. 같은 종의 난자에는 빈딘 수용체가 있어 정자의 첨체에 붙어있는 빈딘을 마치 열쇠와 자물쇠 관계처럼 특이적으로 인식한다고 알려져 있다. 따라서 빈딘이 변형되면 정자는 난자에 달라붙을 수가 없다는 것이다. 어떤 경로를 통하든지 상관없이 결과는 다정현상을 방지하는 것이다.

수정의 결과

정자와 난자가 수정이 되면 몇 가지 의미있는 변화가 생기게 된다. 첫째, 염색체 수의 복원이다. 생식세포의 융합으로 말미암아 사람은 46개의 염색체, 즉 체세포의 염색체 수를 가진 접합자가 만들어진다. 이것이야말로 진정한 의미에서 사람(human being)의 시작이라 할 수 있다. 그러나 사람의 시작이 수정되는 그 순간부터인지 아니면 발생 14일이 지나 어느 정도 세포분열이 이루어진 후인지에 대한 의견은 학자들마다 분분하다. 두 번째 변화는 한 종(species)내에서의 다양한 유전자 변화이다. 접합자의 염색체 중 절반은 어머니로부터, 또 다른 절반은 아버지로부터 오기 때문에 접합자의 유전자는 이들 염색체가 새롭게 조합된 형태이다. 이로 말미암아 사람은 양쪽 부모로부터의 유전(biparental inheritance)이 가능하며 같은 형제라 할지라도 사람마다 다양한 변화를 가질 수 있게 된다. 여기에 정자와 난자가 만들어질 때 감수분열의 전기에서 일어나는 염색체의 교차(cross over)도 유전물질의 재조합을 야기하여 사람간의 독특한 유전적 차이를 가능하게 한다.

염색체에 의해 결정되는 성을 일차적 성(primary sex)이라 한다. 일단 염색체적인 성이 결정되고 나면 호르몬에 의해 외부생식기가 발달하는데 이를 이차적 성(secondary sex)이라 한다. 수정란은 난할을 거듭하면서 배자 또는 배아(embryo)로 발달한다. 초기의 배자는 세포덩어리에 불과하지만 점차 각 세포별로 분화하면서 조직과 기관이 발달해 나간다. 일차적 성은 어떤 정자가 난자를 수정시키느냐에 따라 결정된다. 난자는 항상 X 염색체를 가지고 있는 반면 정자는 X 염색체를 가지거나 Y 염색체를 가지기 때문이다. 따라서 배자의 일차적 성을 결정하는 것은 어머니가 아니라 아버지이다. X 염색체를 가진 정자는 XX 접합자를 만들어 여성으로 발생시키며, Y 염색체를 가진 정자는 XY 접합자를 만들어 남성으로 발생시킨다. 일차적 성은 또 다른 용어로 염색체적 성(chromosomal sex)이라고도 한다. 보통은 일차적 성과 이차적 성의 표현형(phenotype)이 일치하지만 여러 원인으로 병리학적 문제가 생기면 일치하지 않을 수도 있다.

성 결정의 조절

성은 정자가 X 염색체를 부여하느냐, Y 염색체를 부여하느냐에 따라 결정되기 때문에, 그리고 X 정자와 Y 정자는 이론상 동량으로 만들어지기 때문에 수정 순간의 남 : 여 비율(일차성비)은 1.0, 즉 100명의 남자아기 대 100명의 여자아기를 상식적으로 예상하게 된다. 그러나 실제로는 모든 나라에서 남자가 조금 더 많이 태어나는데 예를 들어 북아메리카의 경우 이 수치가 약 1.05(105명의 남자아기 대 100명의 여자아기)이다. 이는 아마도 남자아기가 환경에 적응하는 능력이 우월하기 때문이 아닌가 생각된다. X 정자와 Y 정자를 분리하기 위해서 이들의 수영 능력 차이, 전기장을 거슬러 이동하는 능력, 현미경적인 구조의 차이를 이용하고자 하는 시도가 오래전부터 있어 왔다. 만일 이것이 100% 성공한다면 인공수정에 의하여 원하는 성의 아기를 얻을 수 있기 때문이다. 가축에서는 원심분리를 이용해 두 종류의 정자를 분리한 선택적 인공수정이 실제로 상용화되어 있다. 심지어 어떤 사람은 남녀의 성교 시간 등이 아기의 성을 선택할 수 있다고 주장하기도 하지만 아직 상기한 어떤 방법도 사람의 성을 일관성 있게 조

절하지 못하고 있다

정자가 난자 안으로 들어가는 것 자체가 난자에게 큰 자극을 주는 것은 분명하다. 정확하게 알려져 있지는 않지만 난자의 막전위를 변화시킨다고 추정된다. 어떠한 경로를 통해서든지 수정이 되면 접합자에 자극을 주어 난할(cleavage)이 시작된다. 난할은 엄밀히 말해 세포질의 증가가 없는 세포분열이기에 체세포적인 분열(mitotic division)이라고 표현하는 것이 오히려 정확하다.

처녀생식

하등동물에서는 때로 처녀생식(parthenogenesis)이라고 불리는, 수정되지 않은 난자가 분열하는 것이 관찰되는데 이런 과정은 자연스럽게 일어날 수도 있고 인위적으로 유도될 수도 있다. 예를 들면 여왕벌의 알은 수정되지 않고 발생하며 토끼의 난자 등도 실험적으로 자극을 주면 처녀생식을 할 수 있다는 보고가 있다. 그러나 사람에게서는 이러한 처녀 생식이 인증된 바 없다.

시험관 수정

난자와 정자를 시험관에서 인공 수정시키고 분열하는 접합자를 얻어서 현미경으로 확인한 후 난관이 막혀 불임이 된 여성의 자궁으로 이식시켜 임신 기회를 제공하는 최초의 시험관 시술(*in vitro* fertilization)이 성공한 것은 1973년의 일이다. 이렇게 탄생한 아기를 시험관 아기(test-tube baby)라 부르며 지금은 전 세계적으로 일반화된 불임시술이다. 그럼에도 불구하고 아직도 시험관 수정의 확률 높이기, 자궁으로의 착상률 높이기 등 해결해야 할 문제가 산적해 있다. 시험관 수정의 주요 과정은 다음과 같다.

먼저 여성에게 생식선자극호르몬(gonadotropin)을 투여하여 난소의 난포들이 성장, 성숙하도록 하고 배란 직전에 이렇게 성숙된 난포들로부터 제이난모세포를 채취한다. 채취는 복강경(laparoscope)이라 불리는 기구로 난소를 직접 관찰하면서 흡입기(aspirator)로 빨아들인다. 채취한 난자를 배양접시(petri dish)에 위치시키고(여기에 미리 신선한 배양액을 적절히 만들어 담아 놓는다), 남성으로부터 채취한 신선한 정자를 즉시 그 위에 부어준다. 이후 수정이 제대로 되었는지, 난할이 시작되었는지를 현미경으로 관찰하면서 8~16 세포기가 될 때까지 기다렸다가 자궁경을 통해 배자를 자궁에 이식시킨다. 인공수정시 다중임신(multiple pregnancy)으로 쌍둥이가 태어날 확률이 높은데 그 원인은 임신 확률을 높이기 위하여 2~4개의 배자를 동시에 착상시키기 때문이다. 다중임신의 걱정에도 불구하고 여러 개의 배자를 착상시키는 이유는 인

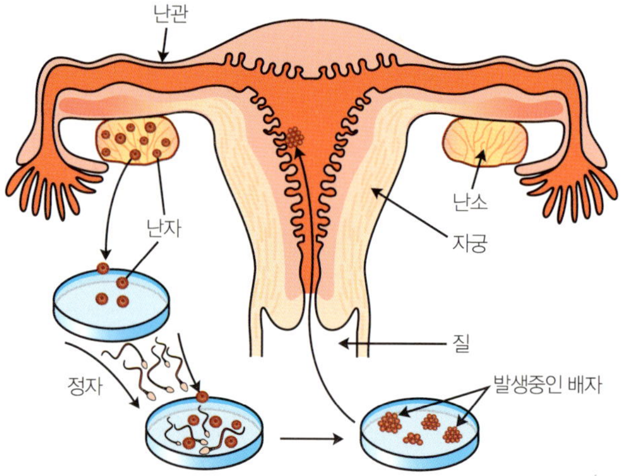

시험관 수정

공수정에서 자연 유산될 확률이 정상 임신의 경우보다 당연히 높기 때문이다. 불임부부의 경우 아기를 원하기 때문에 다중임신은 오히려 축복으로 받아들여지는 것이 보통이다. 지금은 수정란을 액체질소(liquid nitrogen)에 냉동보관(cryopreservation)하였다가 차후에 이를 녹여서 자궁에 착상시킬 수도 있다. 그러나 이러한 시술은 윤리적, 법적으로 문제를 일으킬 수 있기에 주의가 필요하다.

난할과 발생 1주

난할은 세포의 수를 늘이기 위하여 계속적으로 반복되는 세포분열이다. 보통 난관내에서 자궁쪽으로 이동하며 일어나는데 투명대에 쌓여 있는 채로 일어나므로 세포의 수는 증가하지만 세포질의 증가는 없기 마련이다. 난할이 거듭될수록 각각의 세포는 점차 작아지다가 최종적으로 성인의 체세포 크기를 유지하게 된다. 난할의 결과 생기는 각각의 세포를 할구(blastomere)라 부른다. 수정 후 약 30시간 정도 지나면 2개 세포로 분할되며, 3일 후에는 12~16개의 할구로 된 상실기(morula)에 도달한다. 이후 포배기(blastula)를 거쳐 자궁으로 들어가게 된다. 이때까지를 착상전기(preimplantation period)라 부른다. 난할의 결과 접합자내의 원형질이 구획되는데 이는 발생에서 대단히 중요한 사건이다. 원형질의 부분마다 조금씩 다른 구성의 mRNA와 세포소기관을 가지고 있기 때문이다. 따라서 원형질이 구획되고 재배열된다는 것은 각 할구세포가 장차 어떤 조직과 기관으로 분화될지를 결정짓는 요인이 된다. 수정란은 8개 세포로 나뉠 때까지는 각 세포의 운명이 결정되지 않는다. 즉 각 세포는 완전히 미분화된 상태라서 만약에 하나를 떼어나 자궁에 다시 착상시키면 마치 수정란처럼 처음부터 다시 시작할 수 있다는 이론이다. 이것은 복제아기의 실험적 근거이기도 하다. 그러나 일단 8세포기를 넘어서면 세포는 분화를 시작하고 비가역적인 운명이 결정되게 된다.

수정 후 4일이 지나면 상실기 배자 내부에 공간이 생기기 시작한다. 이 공간에 액체가 들어차는데 이 액체는 자궁유상액이 투명대를 통해 유입된 것이다. 공간들은 곧 합쳐져서 하나의 커다란 포배강(blastocyst cavity)이 되며 이 상태가 되면 배자를 포낭(blastocyst)이라 부른다. 포낭은 착상을 준비하면서 자궁 내에 2일 정도 떠있게 되는데 이때 세포가 두 종류로 나뉘게 된다. 하나는 영양막세포(trophoblast)라 불리는 바깥쪽 세포(outer cell mass)들이고, 다른 하나는 배자막(embryoblast)이라 불리는 내부세포덩어리(inner cell mass)이다. 배자막은 나중에 아기로 발생하는 부분이고, 영양막세포는 태반의 일부가 될 부분이다. 이처럼 태반은 태아의 영양막과 모체의 자궁내막이 합쳐져서 만들어지는 조직이다.

5일째가 되면 투명대가 점차 소실되면서 착상을 본격적으로 준비하기 시작한다. 포낭이 자궁에 떠있는 동안에는 영양분을 자궁내막선에서 분비되는 유상액으로부터 공급받는다. 수정 6일째가 되면 포낭은 배자극(embryonic pole)쪽으로부터 시작해 자궁의 내막 상피에 착상을 시작한다. 일단 착상이 이루어지면 세포분열이 더욱 왕성해져서 영양막이 안쪽의 세포영양막(inner cellular trophoblast)과 바깥쪽의 합포영양막(outer syncytiotrophoblast)으로 분리되어진다. 합포영양막은 영양막세포들이 워낙 빠르게 분열하면서 자궁내막을 파고 들어가기 때문에 핵만 분열하고 미처 세포질이 나누어지지 못한 상태(multinucleated protoplasmic mass with no cell boundaries)이다. 이렇게 영양막이 빠르게 발달하는 이유는 착상을 통해 모체의 자궁으로부터 더욱 많은 영양분을 빠르게 공급받아 성장하기 위한 태아의 전략이다. 발생 7일이 되면 포낭은 이제 자궁 내막의 치밀층 표면까지 파고 들어간다. 포낭이 어떻게 자궁내막을 파고 들어가는지 구체적으로 알려진 바는 없지만 아메바운동과 비슷한 방법으로 단단히 착상되어 들어갈 것으로 추정하고 있다. 합포영양막은 계속 발달하면서 자궁 조직을 부수어 나간다. 이때부터 포낭은 파괴된 모체의 조직 부스러기로부터 영양분을 얻는다. 즉 발생 1주말에는 포낭 상태로 자궁에 단단히 착상이 되고, 합포영양막을 통한 조직영양이 이루어진다. 포낭 안쪽에서 발달하고 있는 배자막도 세포 재배열이 일어나 원시내배엽(hypoblast) 층이 형성된다. 발생 2주가 되면 외배엽(ectoderm)과 내배엽(endoderm)이 형성되어 2층 배자반이 되고, 3주때 중배엽(mesoderm)이 그 사이에 발달하면서 최종 3층배자반이 된다.

이후 배자기(3주~8주)를 거치면서 원시적인 기관들이 각 배엽별로 형성된다. 외배엽에서는 주로 신경계통(nervous system), 피부(epidermis), 털(hair), 손톱과 발톱(nails), 피부의 땀샘(glands), 입과 내장기관의 안쪽을 덮는 상피층(linings) 등이 발달하고, 중배엽에서는 근육(muscle), 뼈(bone), 골수(marrow), 혈액(blood), 혈관(blood vessel), 결합조직(connective tissue), 내부 생식기관(reproductive system), 신장(kidney) 등이 발달한다. 내배엽에서는 소화기관

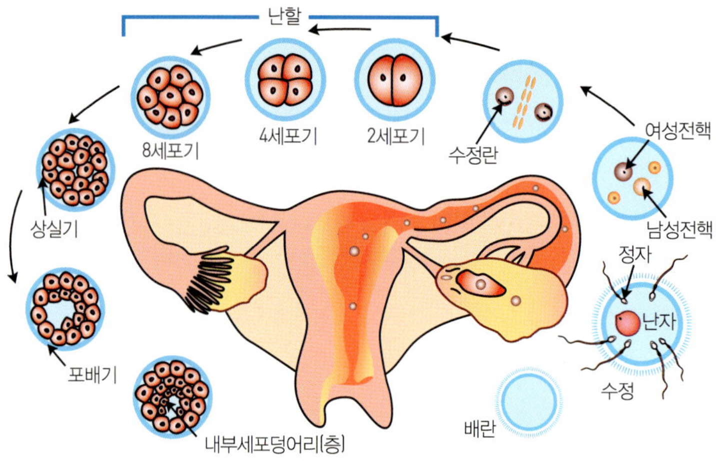

발생 1주의 배자

을 덮는 장간막과 호흡계(respiratory tract), 방광(urinary bladder), 요도(urethra) 등이 형성된다. 한편 태반(placenta)이 형성되기 시작하면서 배자에 공급되는 영양분이 급속하게 증가하고, 배자의 성장도 그만큼 빨라지게 된다.

발생 4주에 다다르면 편평하던 배자반이 원통형(cylindrical)으로 바뀌면서 제대(connecting stalk)가 발달하기 시작한다. 제대는 원시적인 탯줄로서 발생 중에 있는 태반에 연결된다. 체절이 형성되고 심장의 융기가 비교적 뚜렷해진다. 원시적인 모습의 머리와 턱이 나타나며, 심장은 벌써 박동(beating)을 시작하기에 혈액 순환이 일어난다. 식도, 위, 간 및 췌장 등 조직들도 발달하게 된다. 팔과 다리가 될 작은 원시적인 싹(bud)이 각 해당 부위에서 나타나기 시작한다.

발생 5~7주에 사이에는 머리의 성장 속도가 신체 다른 부위의 성장 속도보다 유난히 빠르다. 따라서 머리가 몸의 거의 1/3 정도에 해당할 정도로까지 크게 된다. 머리의 성장 속도는 발생 3개월이 지나면서 상대적으로 느려져 궁극적으로 정상비율로 돌아온다. 머리 모양은 점차 둥글어지며, 곧추 서게 된다. 얼굴에는 눈, 코, 입이 나타나서 차차 사람의 형상을 갖추게 되고, 팔과 다리가 길어지며, 손가락과 발가락도 발달한다. 망막에는 색소가 나타나기 때문에 눈이 분명해진다. 7주말까지는 주요한 내장기관이 모두 만들어지고 거의 온전한 사람의 형상을 이루게 된다.

배자기는 8주말에 완성되며 발생 과정에서 가장 중요한 시기이다. 이 기간 중에 배자는 자궁벽에 단단히 착상되며 중요한 외부, 내부 기관들이 완성되는 시기이다. 눈은 아직 열려있지만 곧 닫히게 된다. 이 기간 중에 발생을 저해하는 요인이 어떠한 것이라도 일어난다면 태아가 형태이상(malformation)과 기능이상(malfunction)을 일으킬 확률이 높다. 8주말에 배자는 길이가

30 mm 정도이며 무게는 5 g 이하이다. 비록 신체적으로 아직 완성되지 못했을 지라도 눈, 귀, 코 등의 이부구조가 발달하고 사지가 분명하기에 인간으로서 손색이 없다. 간의 성장도 현저해지며 생식융기가 발달하기에 전문가라면 성을 구별할 수도 있는 시기이다.

발생 9주부터 출생까지를 태아기(fetal stage)라 부른다. 태아기에서는 1개월을 4주, 즉 28일을 기준으로 한다. 태아기 때는 더 이상의 분화가 일어나지 않는 대신 배자기에 형성된 기본조직들이 성장하고 성숙되어 출생 준비를 마치는 기간이다.

3개월째 접어들면서 팔이 정상적인 비율로 자라나고 이 비율은 이후 계속 유지된다. 신체 전반에 걸쳐 뼈(bone)가 단단해지고 12주에 이르면 외부생식기가 남 · 여로서 구별이 뚜렷해진다. 아직은 골수가 완전하지 않아서 간에서 조혈작용이 주로 일어난다. 소변이 만들어지면서 양수로 배설된다. 3개월 말에는 미미하지만 입술을 건드리면 흡인반응이 나타난다. 4개월째에는 몸길이가 13~17 cm에 달하고 다리가 점차 길어지며 뼈는 계속해서 단단해진다. 여성에게서는 난소의 분화가 시작된다. 5개월째에는 이제 다리가 정상적인 비율로 자리 잡으며 근육 운동이 활발해진다. 이때부터 어머니가 태동을 느낄 수 있다. 태아의 심박동은 산모의 복부를 통해 들을 수 있다. 머리카락이 나타나고 피부에는 태모와 태지가 덮이게 된다. 피하지방에는 갈색지방이 축적되어 출생시 체온이 저하되는 것으로부터 몸을 보호할 준비를 한다. 갈색지방은 열(heat)을 생산하는 주요 에너지원이다. 6개월째에는 체중의 증가가 현저하고, 눈썹이 나타난다. 피부는 주름지고 아직 반투명하다. 때문에 혈관이 들여다 보이고 전반적으로 피부가 빨갛게 보인다. 6개월 말에 폐포벽에는 계면활성제(surfactant)가 형성된다. 7개월에 다다르면 피부에 지방이 많이 축적되어 몸이 부드러워지고 태아는 눈을 뜨게 된다. 태아의 키는 약 37 cm 정도이다. 이때까지는 간에서 조혈작용을 해왔지만 7개월째부터 골수가 이 기능을 떠맡게 된다. 동공반사 또한 나타나며 손톱도 손가락 끝에 도달해있다. 7개월은 대단히 중요한 시기이다. 왜냐하면 모든 장기와 신체조직의 기능이 완성되는 시기이기 때문이다. 가장 늦게 기능이 완성되는 조직은 폐(lung)다. 조기 출산의 생물학적 정의는 28주 이후 만삭 전에 임신이 중단되는 것이다. 28주를 기준으로 하는 이유는 이때가 지나야 비로서 마지막 장기인 폐가 완성되어 살아남을 확률이 증가하기 때문이다. 7개월 이후에 출산하면 700g 이하의 태아도 살아남을 확률이 그만큼 높다. 그러나 아직 외부적으로 미완성된 조직들이 많기 때문에 자궁내에서의 시간이 더 필요하다. 8개월이 되기까지 남자아기의 고환은 신장과 비슷한 위치에 있지만 이제 자기 위치로 이동해 음낭 속에 자리잡는다. 9개월이 되면 태아의 키는 거의 47 cm 정도로 크며, 피부도 피하지방이 쌓여 부드러워진다. 태아의 몸은 전체적으로 오동통해진다. 이제 피부가 불투명하므로 분홍색으로 나타나게 된다. 흑인의 태아도 빛에 노출되기 전에는 멜라닌(melanin) 색소가 만들어지지 않아 동일한 색을 띠게 된다. 이 시기의 태아는 물체를 꽉 움켜잡을 수 있으며 빛에 대해 자연스럽게 방향을 잡는다. 만삭(full term)시 백색지방은 약 16%를 차지한다.

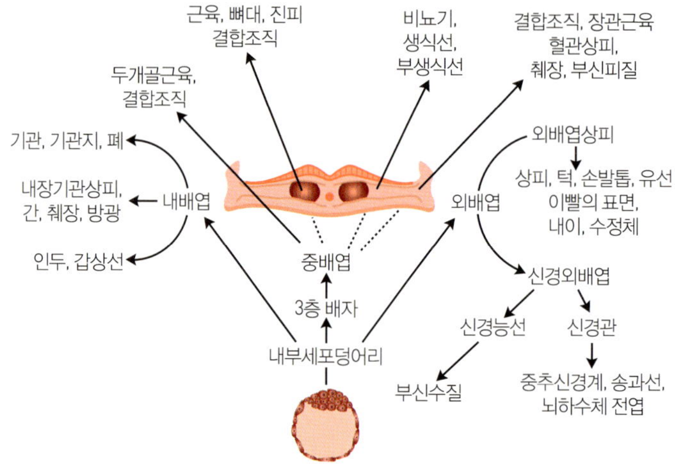

배엽별 분화

이때의 아기는 키가 약 50 cm이고, 몸무게는 2.7~3.6 kg 정도이다. 피부는 태지와 죽은 상피세포로 덮여있고 머리털과 손톱, 발톱 역시 잘 자라 있다. 두개골 역시 뼈가 잘 자라있고 머리가 점차 자궁경(cervix)을 향해 거꾸로 자리잡게 된다.

태반과 양수

착상 직후 영양막(trophoblast)으로부터 뻗어져 나온 작은 돌기들이 마치 자궁내막을 침입해 들어가듯 더욱 가지를 치고, 발생 4주째가 되면 융모(chorionic villi)를 형성한다. 이렇게 발생하는 융모 내부에 혈관들이 점차 나타나고 이 혈관들은 제대(conecting stalk)를 통해 배자까지 연결된다. 자궁내막의 침식이 더욱 진행됨에 따라 모체의 혈관이 터져 열공(lacunae)에 가득차게 되고 융모 주위에 모체 혈액이 가득 차게 된다. 이때부터 배자와 모체 사이의 영양분 교환이 태반막을 경계로 일어나게 된다. 그러나 실제 배자와 모체 사이에 직접적인 혈액 교환은 없다.

산소와 영양분은 모체에서 배자쪽으로, 그리고 CO_2와 노폐물은 배자에서 모체로 교환이 일어난다. 대부분의 약물들도 분자량이 작기 때문에 자유롭게 태반막을 통과할 수 있어 이 시기에 모체가 잘못 섭취할 경우 태아를 영향을 줄 수도 있다. 8주말에는 전체 융모 중에서 자궁내막에 직접 연하고 있는 부분만이 계속 성장하고 기타 부분들은 점차 퇴화되어 편평해진다. 이때부터 영양막을 융모막(chorion)이라 부른다. 계속 발달하는 부분을 번생융모막이라 한다. 종합하자면 태반은 태아부와 모체부의 혼합으로 구성되는데 태아부는 융모막이고, 모체부는 자궁내막의 치밀층과 해면층이 된다. 자궁내막의 기저층은 해산 후에도 남아 있어서 임신이 끝

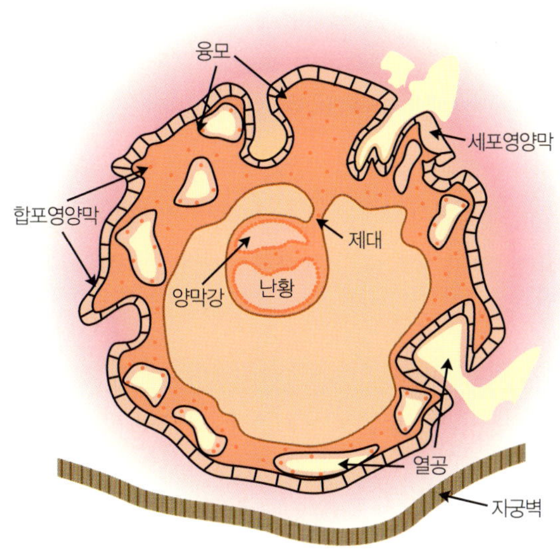

융모와 열공

나고 새로 시작될 월경주기의 자궁내막 재생에 관계한다. 태반은 완전히 발생했을 때 길이 약 20 cm 정도이다. 두께는 2.5 cm 정도이고 무게가 약 0.5 kg 정도 된다.

태반이 발생하는 동안 배자에는 발생 2주째부터 내부에 양막(amnion)이 형성되고 여기에 양수(amniotic fluid)가 들어차게 된다. 제대는 더욱 발달하여 탯줄(umbilical cord)이 된다. 탯줄은 완전히 발달했을 때 직경 약 1 cm, 길이 약 55 cm 정도이다. 탯줄 안에는 정맥과 동맥이 있어 배자와 태반 사이의 물질 및 가스 교환이 가능하도록 해준다. 탯줄은 우주인이 우주 공간에서 유영하듯이 배자가 양수에 떠 있도록 유지시켜 준다.

태반은 태아의 모든 물질대사를 책임지고 있어 태아가 자궁내에 있는 동안 실질적인 장기 역할을 한다. 태반은 태아의 호흡에서 순환, 비뇨, 내분비에 이르기까지 생명유지에 필수적인 장치이다. 동시에 태반은 사람의 조직 중에서는 가장 짧은 수명(10개월)을 가지고 있어 사람의 발생 전반에 걸친 생리적 연구에 좋은 재료가 되기도 한다.

양수

양수는 짚(straw)색의 맑은 액체로서 발생 초기에는 양막세포에서 분비되거나 모체의 혈액을 양막이 여과하여 만들어지다가 점차 태아의 소변이 주성분이 된다. 태아의 신장이 기능을 시작하면 소변이 양수로서 배설되는데 만삭 때에 그 양이 약 1 L 정도나 된다. 태아는 자궁에 떠 있으면서 계속해서 양수를 삼키고 또 뱉는다. 양수내의 수분은 약 3시간마다 교체가 된다.

양수는 98~99%가 순수한 수분이나 그 안에 탈락된 태아의 상피세포가 떠 있기에 중요하다. 상피세포로부터 태아의 염색체를 추출하여 유전질환 여부를 미리 검사할 수 있기 때문이다. 양수를 추출하여 각종 생리 검사를 하는 의료기술을 양수천자(amniocentesis)라 한다. 양수에는 또 각종 유기물질(단백질, 탄수화물, 지방, 호르몬, 색소 등)과 태아의 효소, 아미노산, 호르몬 등이 섞여 있으므로 생화학적 산전진단에 이용될 수 있다. 양수는 균일한 압력에 의해 배자의 성장을 고르게 하고, 배자가 양막에 유착되는 것을 방지하며, 출산 시 자궁 수축에 의한 국소적인 압력으로부터 태아를 보호해 준다. 또한 임신 중 외부로부터 충격을 흡수하고, 배자의 체온을 조절하는 역할을 하며, 출산 시 자궁의 수축으로 수압이 상승하여 산도에 압력을 가함으로써 자궁경관의 확장을 도와 출산을 도와준다. 양수에 떠있기 때문에 태아는 자유로이 움직일 수 있어 근육과 골격이 고르게 발달할 수 있다.

태아의 성장 이상을 일으키는 요소

① 산모의 영양실조는 아기의 성장을 저해하는 가장 직접적인 요인이다. 현대 생활에서 산모가 영양실조를 겪는 경우는 거의 없지만 심한 다이어트로 인한 영양실조가 문제가 된다. 간혹 산모가 몸매 관리를 위해 다이어트를 시도하거나 흡연을 하는 경우가 있는데 흡연자는 식사를 잘 하지 않기 때문에 영양실조 효과를 동반한다.

② 흡연은 또한 산소 공급을 저해해서 자궁내 성장을 저해한다.

③ 다임신 즉 쌍둥이를 임신한 경우에도 영양분의 요구가 급증하기 때문에 각각의 아기는 작아질 가능성이 높다. 이럴 때는 미리 초음파 등으로 검사하여 쌍둥이 출산에 대비하여야 한다.

④ 약물 또한 태아의 성장을 저해한다. 단순 마약류 뿐 아니라 알코올, 니코틴(nicotine) 등도 모두 이에 속한다. 1960년대에 유행했던 최기형 약물인 탈리도마이드(thalidomide)는 당시 임신부들이 입덧을 막아주는 항구토제로 사용했던 약물이다. 처음에는 그 심각성을 인지하지 못하였으나 일년 뒤부터 계속적으로 기형아 출산이 늘어나면서 문제성을 조사하기 시작하였고 지금은 항구토제로서의 사용이 금지된 약물이다. 탈리도마이드의 폐해는 28일~42일 사이에 복용했을 때 가장 크며 팔다리의 불균형적 발생과 함께 심장, 눈, 귀에서 기형을 초래한다고 알려져 있다. 니코틴은 태아에게 선천성 기형보다는 태아 성장에 영향을 미치는데 이는 자궁으로 가는 혈류를 감소시켜 산소공급을 감소시키기 때문이다. 알코올은 정신 발육 지연, 관절 이상, 선천성 심장 기형 등을 일으킨다.

⑤ 일상 생활에서 방사선에 노출되는 경우는 많지 않지만 일본, 러시아 등지에서 원폭 및 방사성물질 누출에 의한 피해 사례가 보고되어 있다.

⑥ 항암제는 세포분열에 영향을 미치기 때문에 선천성 기형을 초래할 수 있다. 의료방사선이

나 항암제에 산모가 노출될 경우 의사와의 신중한 상담이 반드시 필요하다.

⑦ 산모의 당뇨병과 고혈압도 문제될 수 있다. 어머니가 당뇨병일 경우 혈액내의 당분이 증가하고 이것이 그대로 태반을 통해 태아에게 전해지기 때문이다. 이럴 경우 태아는 정상 체중보다 비만이 될 가능성이 높다. 반대로 모체의 보상성 인슐린 분비가 태아의 성장을 억제할 수도 있다.

⑧ 어떠한 이유에서든지 자궁내 태반 순환이 손상되는 경우에도 태아에게 전해지는 혈류가 장기적으로 감소해 기형 및 성장 장애를 초래할 수 있다.

⑨ 유전적 요인이나 염색체 이상, 세균에 의한 감염 등도 태아에게 선천성기형을 일으키는 주요 요인이다. 특히 풍진과 매독은 태아의 눈, 귀, 심장, 뇌에 심각한 장애를 초래하므로 어머니가 감염되지 않도록 주의해야 한다.

생각해봅시다

think

1. 난자가 이동하는 운동력은 무엇인지 말하시오.
2. Prostagladin의 기능을 말하시오.
3. 수정이 일어날 때 첨체에서 방출되는 효소들을 말하시오.
4. 투명대 반응을 설명하시오.
   - 빠른 반응과 느린 반응을 구별하여 설명하시오.
5. 다정현상(polyspermy)의 문제점은 무엇인지 말하시오.
6. 수정의 결과를 요약하시오.
7. 외배엽, 중배엽, 내배엽으로부터 만들어지는 조직들을 각각 3개씩 말하시오.

제 23 장 출생 후 발생

출생 이후의 발생은 상대적으로 변화가 적은 시기이다. 신생아기와 유아기, 소아기를 거쳐 장년기, 노년기에 이르는 과정을 요약하여 특징들을 간단하게 살펴보기로 한다.

출생 이후의 발생은 평생을 거쳐 사망에 이를 때까지 인생 전반에 걸쳐 일어나는 크고 작은 변화이다. 출생 후 발생은 자궁내에서 일어나는 출생전 변화만큼 드라마틱하지는 않지만 젖니가 나고 다시 빠지면서 새로운 이가 난다든지, 상처가 났을 때 치유되어 아문다든지, 나이가 들면 머리가 하얗게 센다든지, 병에 걸렸다가 낫는다든지 등등이 모두 출생 후 발생의 결과이다. 출생 후의 시기들은 신생아기(neonatal period), 유아기(infancy), 소아기(childhood) 청년기(adolescence), 성인기(adulthood), 노년기(senescence)로 나눌 수 있다.

신생아기

신생아기는 출생 후 처음 1개월이 사망률이 가장 높은 시기이다. 신생아가 출생과 동시에 모체와 태반이 대신해주던 일들을 스스로 해야 하기 때문에 생리적 변화가 급하게 일어나야 하는 시기이다. 때문에 신체 어느 부분이라도 기능적으로 미성숙하면 신생아기를 넘기기 어렵다. 신생아의 키는 50 cm 정도이며 몸무게는 평균 2.7~3.6 ㎏ 정도이다. 이보다 체중이 적으면 저체중아라고 하며, 반대로 체중이 초과하면 과체중아라고 한다. 저체중아와 미숙아는 근본적으로 다른 개념이다. 미숙아는 생리적 기능이 미완성되어 상당기간 인큐베이터 등 보조시설의 도움이 필요한 경우이고, 저체중아는 어머니의 자궁이 작아서 작게 태어났을 뿐 생존능력은 모두 정상인 아기이다. 흔히 착각하기 쉬운 것 중의 하나가 작게 태어난 아기는 평생 작고, 크게 태어난 아기는 평생 크다는 것인데 출생시의 크기는 순전히 모체의 자궁 크기와 관계가 있을 뿐 이후 생장속도와 연관이 없다.

신생아기는 아기가 새로운 환경에 적응하면서 동시에 영양섭취, 호흡, 순환, 소화, 체온 조절, 배설 등 모든 일을 스스로 하기 시작해야 하는 대단히 어려운 시기이다. 또한 오염된 환경 속의 각종 병균과의 싸움에서 스스로 면역력을 발휘해야 하는 부담도 있다. 예전과 달리 의학이 발달된 현대에는 일단 신생아기를 잘 견디어내면 아기의 생존률이 거의 100% 이상이다. 신생아가 해야 될 일 중에서 제일 중요한 것은 O_2 흡수와 CO_2 배출을 하는 호흡이다(자궁내의 태아는 부분적인 질식 상태이며 규칙적인 호흡 운동은 하지 않는다). 갓 태어나서는 아기가 외부적 충격을 줄 때까지 아직 호흡을 시작하지 않고 있는 것이 보통이다. 아기의 폐는 붕괴되어 있고, 물이 차 있으며 공기 통로가 좁은 관계로 탯줄을 자르자마자 서둘러 호흡을 확보해 주는 것은 임상적으로 대단히 중요하다. 호흡을 하지 않고 있으면 생리적으로 체내에 금방 CO_2가 증가하고 O_2가 감소한다. 이렇게 증가된 CO_2는 H_2O와 결합하여 H_2CO_3가 되고 이것이 해리되어 H^+가 쌓이면서 체내 pH는 점차 산성이 된다. 이렇게 체내 조건이 산성이고, 처음 외부환경과 접하면서 체온이 일시적으로 떨어졌을 때 엉덩이를 때려 자극을 주면 아기는 드디어 첫 번째 호흡을 시작하게 된다. 신생아의 호흡률은 분당 약 40번이며, 규칙적이다.

신생아는 에너지 대사가 비교적 높은 편이기는 하지만 아직 간(liver)이 충분히 성숙되지 않아서 필요한 만큼의 포도당을 스스로 확보할 수 없다. 게다가 모유도 처음 2~3일간은 아직 나오지 않는다. 따라서 처음 며칠 동안은 주로 저장해둔 지방(fat)을 에너지로 사용한다. 무엇보다도 스스로 젖을 빨아야 한다. 처음에는 간에서의 빌리루빈(bilirubin) 배출이 일시적으로 장애를 겪을 수 있기 때문에 황달을 일으킬 수도 있다. 그러나 이것은 자연스러운 현상으로 약 2주 후에는 정상적으로 회복된다.

출생시 신생아의 피부는 약간 청색(cyanosis)을 띠지만 수분 이내에 진분홍색으로 회복된다. 신생아는 신장(kidney)도 아직 성숙되지 못해서 소변이라기보다는 묽은 희석액을 분비할 뿐이다. 처음에는 약간의 탈수 현상이 오기도 하지만 이 또한 정상적인 현상이다. 체온(body temperature) 조절 능력 역시 아직 미비해서 외부의 온도 변화에 따라 처음 2~3일간은 체온이 다소 떨어질 수도 있다. 때로는 3℃ 정도나 떨어지지만 8시간 이내에 안정되는 것이 보통이다.

신생아의 탯줄은 약 6~10일경 떨어지는데 오래갈 경우에는 3주 이상 붙어있는 경우도 있다. 그러나 이 또한 정상이며 탯줄 속으로 장의 일부가 들어가 있을 수도 있기에 억지로 탯줄을 잡아떼어서는 안된다. 신생아의 시력은 대단히 낮아서 물체의 윤곽을 간신히 구별할 정도이다. 물론 빛을 감지할 수는 있으나 초점이 맞지 않아 대부분 사시 현상을 보인다. 신생아는 소리에 반응할 수 있다. 빛과 소리에 반응한다는 것은 신생아의 감각기관이 잘 발달되어 있음을 나타내는 척도이다. 대부분의 신생아는 눈물샘이 완성되지 않아 배가 고프거나 배설한 후에는 격렬하게 울더라도 눈물이 나지 않는게 보통이다. 신생아는 처음 2개월간 주먹을 쥐고 있으며 하품도 하고, 코를 골고, 꿈도 꾸는 등 어른들이 하는 대부분의 행동을 할 수가 있다. 그러나 제일 중요한 것은 신생아가 주변 환경에 인간으로서 빨리 적응하는 일이다.

신경계의 발달은 특별히 중요한데 입 주변을 건드리면 두부를 양측으로 움직여 유두(nipple)를 찾으려고 한다든지, 물체를 손바닥에 놓으면 단단히 붙잡는 반응, 발바닥을 간질이면 발가락을 좌악 펴는 반응, 그리고 무릎 반사에 반응하는 것 등이 주요한 반응들이다. 무릎반사는 아직 반사회로가 완성되지 않아 반대쪽 다리를 움직일 수도 있다.

유아기

유아기는 태어나서 4주 이후 처음 1년간을 지칭하는 용어이다. 이때에 아기는 성장 속도가 빨라서 체중이 거의 3배까지 늘어나게 된다. 젖니가 생기는데 이는 나중에 영구치로 대치될 부분이다. 근육과 신경 계통이 성숙되며 따라서 조화 있는 근육 운동이 가능해 진다. 조화있는 근육운동이란 목을 가누고, 기고, 앉고, 서고, 물건을 잡고, 눈으로 움직이는 물체를 따라가는 것 등 체계적인 운동을 말하는 것이다. 일년이 지나면 약간의 대화가 가능해지는데 보통 2, 3개 정도의 단어를 말할 수 있게 된다. 유아는 웃고, 미소 짓는 등 보다 발전된 감정과 이성적 행동을 나타낼 수 있다. 유아기는 신생아기 때와 달리 안정되었고 성장이 빠른 시기이기 때문에 더욱 많은 영양분을 필요로 하는 시기이다. 이때에는 새로운 조직과 근육을 형성해야 하므로 단백질, Ca, Vitamin D가 풍부한 음식물의 공급이 필요하다.

소아기

소아기는 출생 1년부터 사춘기까지의 광범위한 기간을 말한다. 성장 속도는 계속해서 증가되고 젖니는 후에 영구치로 대치가 된다. 운동 능력이 발달하며, 특히 수의근이 잘 발달하여 걷고, 뛰고, 기어오르는 등 패기있는 활동이 가능해진다. 점차 배설 능력도 스스로 조절하게 되며 대화능력이 형성된다. 읽고 쓰는 등 학습력도 발전되고 합리적으로 사고하는 능력과 감정면에서 더욱 성숙하게 된다. 성장이 가속화되기 때문에 영양분의 요구가 증가되는 시기이다.

청년기

청년기는 사춘기(puberty)때 부터 성인기(adulthood) 사이를 보통 지칭한다. 남녀의 차이는 있지만 대체적으로 사춘기는 12~14세 사이에 시작된다고 알려져 있다. 대개는 여성에게서 이 시기가 먼저 오는데 그 때문에 사춘기 초반에는 여성이 남성보다 전반적으로 클 수도 있다. 그러나 차차 변하여 나중에는 남성이 더 크게 된다. 사춘기는 해부학적으로 또는 생리학적으로 볼 때 생식 능력이 완성되는 시기이다. 이차성징이 나타나고 근육 및 조직에서 성장 가속(growth spurt)이라 불리는 갑작스러운 성장의 증폭이 있을 수 있다. 역시 성장속도가 빠르기 때문에 단백질, 비타민, 미네랄 등이 조화있게 포함된 음식물의 섭취가 중요한 시기이다. 청년기 때에 운동능력(motor skill), 지성(intelligence), 감정(emotion) 등이 모두 완성된다.

성인기

성인기는 발생학적으로 볼 때 더 이상의 심각한 변화가 없는, 그리고 조금씩 퇴행성 변화가 시작되는 시기이다. 시기적으로는 청년기와 노년기(senescence) 사이를 지칭한다. 성인기 초기인 30세를 전후해서 유전적, 환경적 요인에 의한 노화작용이 일어나기 시작하는데 매년 자기 능력의 0.8% 정도를 상실하게 된다. 이때부터 점차 근육이 점점 그 강도를 잃고 결합조직들이 근육 내에 쌓이게 되는 변화가 일어난다. 제일 심각한 변화는 순환기관과 신경계통의 변화이다. 혈관이 좁아지고 지방이 축적되면서 혈류의 감소가 일어나고 방치했을 경우 후에 동맥경화증 등 치명적인 병을 얻을 수도 있다. 피부도 탄력을 잃게 되고 점차 주름지게 되며 머리색갈도 멜라닌 색소가 적어져 회색으로 탈색된다. 성호르몬이 감소되고 성세포 생산조직의 기능저하로 여성은 폐경기(menopause)를 이 기간 중 겪게 된다. 미각이 떨어지면서 영양 섭취가 줄어들어 영양실조가 올 수 있는 시기이다. 그럼에도 불구하고 운동량이 적어져 영양 요구성이 적어지는 시기이기 때문에 적은 칼로리(calory)만으로도 체중을 유지할 수 있다. 이 시기에는 필수 영양분의 섭취가 대단히 중요하다. 특히 철(iron), Mg^{++}, Ca^{++}, vitamin A, D, C 등의 영양분들이 결핍되지 않도록 주의가 필요하다.

노년기

노년기는 성인기의 마지막부터 사망에 이르기까지 인생의 마지막 단계로서 평생을 통해 계속 사용한 신체의 노화로 말미암아 다양한 퇴행성 변화가 나타나는 시기이다. 노화가 왜 오는지에 대해서는 다양한 가설이 있지만 아직은 정확한 원인이 밝혀지지 않고 있다. 현재 가장 유력한 설은 유전자 프로그램 가설과 산화작용에 의한 자유라디칼(free radical)의 증가라는 가설이다. 노년기에는 각 관절의 연골이 닳아서 고통스럽고 운동이 어려워지며 순환기계, 신경계, 면역계 등 다양한 부위에서 질병이 발생할 가능성이 높아진다. 세포분열 속도가 떨어지고, 회복 능력도 약해서 일단 병에 걸리면 그만큼 낫기도 어려워지는 시기이다. 중추신경계(CNS, central nervous system)의 기능 감소로 지적능력 소실이 올 수 있고, 감각세포(sensory cell)의 기능 감소로 청력 감퇴(hearing loss), 시력 감퇴(visual loss), 미각 및 후각의 감퇴, 온도 변화에의 둔감 등 다양한 증상이 나타날 수 있다.

생각해봅시다

1. 출생 후 발생 단계들을 순서대로 정리하시오.
2. 신생아기의 특징들을 말하시오.
3. 유아기의 특징들을 말하시오.
4. 소아기의 특징들을 말하시오.
5. 청년기 및 사춘기의 특징들을 말하시오.
6. 성인기의 특징들을 말하시오.
7. 노년기의 특징들을 말하시오.

제 7 부

출생 전 검사

제 24 장 산전검사

유전학의 발달로 인해 출생 이전에 미리 태아를 검사할 수 있게 되었다. 아직 모든 질환에 적용되기까지는 시간이 걸리겠지만 다운증후군 등 대표적 질환에 대한 산전진단은 이미 보편적으로 실시되고 있다. 초음파 검사, 양수천자, 융모막 검사의 원리와 방법에 대하여 소개하기로 한다.

산전검사(prenatal diagnosis)는 출생 이전에 유전자를 검사하는 방법으로 크게 세 가지 종류가 있다. 이들은 각각 장점과 단점이 있기 때문에 검사 시기와 시술 방법에 따라 어느 것을 선택할지 부모가 결정해야 한다. 그러기 위해서는 검사의 목적과 방법 등에 대하여 정확한 지식을 습득하는 것이 최우선이다. 이들 검사를 통하면 개개의 유전자 질환도 검사할 수 있지만 가장 흔한 것은 염색체의 이상을 살펴보는 것이다. 그중에서도 다운증후군이 검사의 일차적 목표이다. 다운증후군은 임산부의 나이 35세를 전후하여 그 발병 빈도가 급격히 증가하며 최고점에 도달했을 때에는 거의 신생아 1%가 영향을 받을 정도이다. 1%라면 개념상 적다고 느낄 수 있지만 이는 사실 엄청나게 높은 빈도이다. 발병 빈도가 40세 이상으로 가면 다시 떨어지는 이유는 늦둥이가 안전하기 때문이 아니고 임신하는 여성의 숫자 자체가 줄어들기 때문이다.

최근에 젊은 사람들의 출산율은 떨어지는 반면 늦둥이를 낳는 풍조가 유행하고 있다. 그러나 발생학적인 측면에서 보면 다운증후군의 위험성을 높이는 사회적 문제를 안고 있다.

초음파 검사의 원리

초음파 검사(ultrasound examination)는 제일 간단한 검사 방법 중 하나이다. 그러면서도 움직이는 아기를 직접 관찰할 수 있기 때문에 가장 다이내믹한 검사이기도 하다. 초음파 검사는 사람이 들을 수 있는 파장보다 높은 음파를 이용해 아기의 영상을 관찰하는 방법이다. 가청 주파수가 초당 20~20,000 사이클인데 비해 검사에 사용되는 초음파는 대략 1,000,000~20,000,000 사이클이다. 초음파 검사의 원리는 산에서 "야호"하고 외치면 메아리가 되돌아오는 것과 같다. 메아리는 앞산에 부딪쳐 여운을 남기면서 여러 방향에서 본인에게로 되돌아오는데 이때 돌아오는 메아리의 방향들을 합쳐 영상으로 잡는다면 앞산의 모습을 재현해 그려낼 수 있을 것이다.

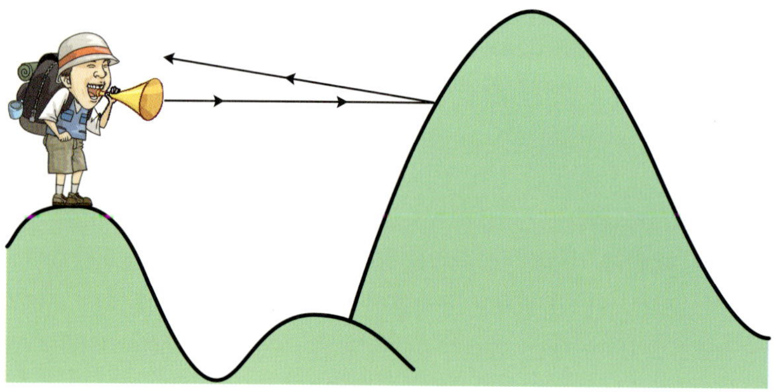

초음파 검사의 원리

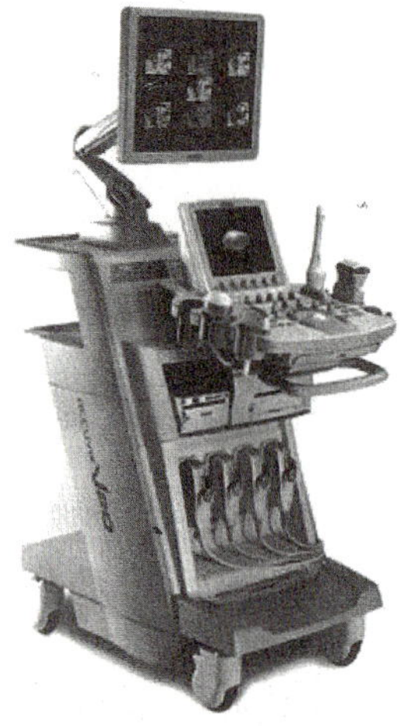

초음파 검사기

먼저 초음파 검사를 위해 여성의 배에 트랜스듀서(transducer)라고 하는 초음파 발생 장치를 올려놓는다. 트랜스듀서는 생김새가 컴퓨터 스캐너와 매우 유사하다. 트랜스듀서를 배 위 주변으로 이리저리 움직이면 초음파가 배를 뚫고 아기 신체 각 부분에 부딪친 후 다시 반사되어 연결된 컴퓨터에 모이게 되는데 이렇게 반사된 초음파를 영상으로 나타내면 아기의 모습을 있는 그대로 볼 수 있다.

초음파 검사의 시기

초음파 검사는 아기의 성장과정을 추적할 수 있는 가장 안전한 방법이라는 점에서 그리고 태아의 여러 가지 기형적 발생을 직접 눈으로 추적할 수 있다는 점에서 대단히 유용한 방법이다. 초음파 검사를 시도하는 시기는 대체로 18주에서 20주 사이이다. 가청 주파수와 마찬가지로 초음파도 공기보다는 물에서 더 큰 반향을 일으키기 때문에 양수가 어느 정도 들어차야만 검사가 가능하기 때문이다. 그리고 양수는 최소 18주가 지나야 자궁에 충분한 양으로 들어차게 된다. 간혹 10~13주경 또는 그 이전에 어쩔 수 없이 특별 초음파 검사를 하는 경우도 있다. 이런 경우는 임신 초기에 출혈이 심하거나 임신 시점이 부정확할 경우 또는 임산부의 나이가 많거나 가족력이 있어서 다운증후군이 심하게 우려될 경우이다.

초음파를 이용한 성별 판독

아기의 생식기가 어느 정도 완성되는 시기는 3개월(12주)이므로 이 시기를 지나면 초음파로 성별을 확인할 수 있다. 남자아이의 경우는 음경을, 여자 아이의 경우는 음순을 직접 관찰한다. 그러나 때로 여자아이의 음순을 관찰하기가 어렵거나 남자아기가 두 다리로 음경을 감추고 있어 관찰이 어려울 수도 있다. 그리고 임신 말기에는 양수가 줄어들어 오히려 검사가 어려울 수도 있다. 성별 판독을 위한 검사는 일반적으로 98%의 정확도를 보이는데 이는 전적으로 의사의 숙련도와 태아의 위치, 그리고 임신 진행시기 등에 따라 달라진다.

양수천자

양수천자(amniocentesis)는 태아의 염색체나 유전자를 직접 검사하기 위해 임신부의 자궁에서 양수를 채취하는 방법이다. 태아의 피부에서 떨어져 나온 몇 개의 상피세포가 이 양수에 떠 있고 이 세포들은 태아의 유전자를 검사하기 위한 좋은 재료가 된다. 양수천자를 시술하기 적합한 시기는 임신 약 15~17주 사이이다. 그 이전에는 양수의 양이 너무 적어서 시술하기가 어렵기 때문이다. 실제로 10주경에는 양수가 20 mL이 채 안되며 이때부터 불과 5~6주 만에 그

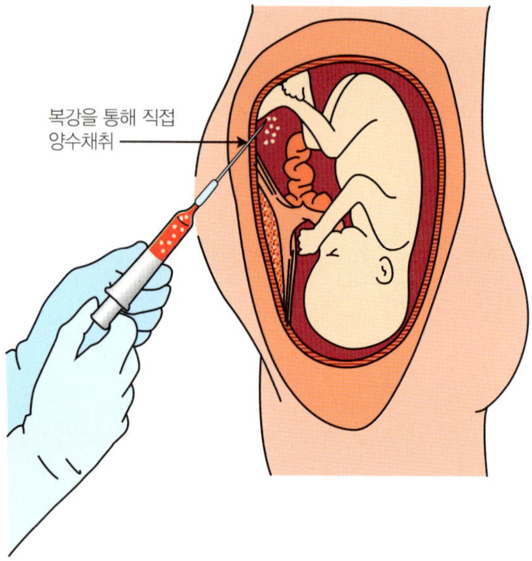

양수천자

양이 200 mL까지 빠르게 늘어난다. 대개는 16주에 혈액검사를 통해 다운증후군 가능성이 높으면 양수천자를 실시한다. 여기서 혈액검사라는 것은 혈액의 AFP(α-fetoprotein) 수치를 측정하는 것이다. 다운증후군의 경우 이 수치가 낮은 것이 보통이기에 만일 이 수치가 낮으면 다음 단계로 유전자 검사를 들어가는 것이다. 양수천자 이후 특별한 문제가 없으면 하루 만에 일상적인 생활로 돌아갈 수 있다. 99%의 경우는 한 번의 시술로 끝나지만 채취된 상피세포의 수가 너무 적으면 간혹 재시술을 받아야 할 수도 있다.

융모막 검사

융모막 검사는 보통 CVS(chorionic villus sampling)라고 부른다. 융모란 초기상태의 태반을 말하는데 아기가 자궁내막에 착상된 직후에 발달하기 시작한다. 수정란은 세포분열을 하면서 계속 덩어리로 자라나게 되는데 안쪽에 위치한 세포들은 배아와 태아로 성장하는 반면 바깥쪽의 세포들은 영양막으로 번식하듯 자라나간다. 태아의 영양막과 모체의 자궁내막이 합쳐져서 나중에 태반을 형성한다. 영양막은 번식하면서 점점 표면적을 넓혀 나가고 더 많은 영양분을 주변의 자궁내막으로부터 받아들이기 위해 융모를 이루기 때문에 융모는 곧 태아의 세포로 되어 있다.

융모막 검사는 양수천자보다 훨씬 빠르게 태아의 세포를 얻을 수 있다는 것이 장점이다. 직접 융모막을 떼내기 때문에 필요한 만큼의 세포를 충분히 확보할 수 있어 추가로 세포 배양을

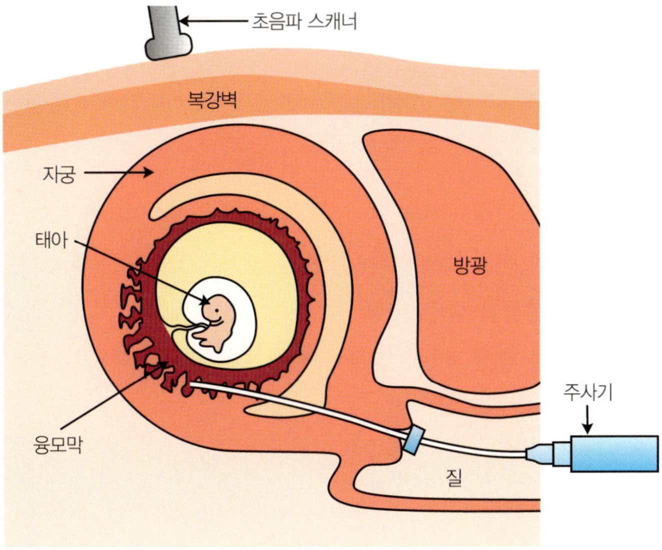

융모막검사

할 필요가 없다는 것도 장점이다. 그만큼 검사 결과를 빨리 알 수 있다.

융모막 검사 역시 35세 이상의 임신이나 이미 기형아를 출산한 경험이 있는 경우가 주된 검사 대상이다. 10주 이후에는 아무 때나 검사가 가능하지만 10~12주경에 실시하는 것이 보통이다. 융모막 검사는 엄마가 태동을 느끼기 이전인 15주 전후에 결과를 알 수 있기 때문에 유산에 따른 정신적 고통이 상대적으로 적다는 장점이 있다.

생각해봅시다

1. 산전검사란 무엇인지, 그리고 왜 필요한지 설명하시오.
2. 초음파 검사의 원리를 설명하시오.
3. 초음파 검사의 장점과 한계점을 말하시오.
4. 양수천자의 장점과 단점을 설명하시오.
5. AFP의 온전한 이름을 말하고 산전검사에서 왜 중요한지를 설명하시오.
6. 융모막 검사 방법을 설명하시오.
7. 산전검사 결과에 대한 윤리적 문제와 유전상담의 원칙을 설명하시오.

제 25 장 암의 유전학

"암이란 무엇인가?"를 정의한 뒤, 암 발생의 이론과 관련 유전자들을 살펴보고 분자생물학적 그리고 임상학적 모델들을 공부한다. p53에 대해 알아보고 간호사로서 할 일들을 생각해보자.

암이란 무엇인가?

암이란 "조절되지 않는 성장(uncontrolled growth)"의 특징을 공통적으로 가진 여러 가지 질환을 총체적으로 이르는 용어로 인간에게는 적어도 200여 가지 이상의 서로 다른 유형의 암이 존재한다. 조절되지 않는 성장은 유전자의 이상으로 발생하며, 생물학적 관점에서 바라보면 이는 지속적인 세포의 분열을 의미한다. 정상적인 세포는 분열하지만 조건에 따라 분열을 멈추는 반면, 암세포는 유전자의 변화 즉 돌연변이의 영향으로 분열을 중지하라는 신호를 무시하고 계속 분열한다. 이렇게 제어가 되지 않은 상태에서 세포증식으로 형성된 세포 덩어리를 종양(tumor)이라 부른다. 종양은 양성종양(benign tumor)과 악성종양(malignant tumor)으로 나누는데 양성종양은 세포덩어리가 국지적으로 모여 유지되는 반면, 악성종양은 세포사이의 연결고리가 느슨해져서 다른 조직으로 침입하며 다른 조직 및 다른 장기로 전이가 된다. 임상학적으로는 침윤(invasion) 및 전이(metastasis)의 성질을 가지고 있는 악성종양을 암으로 정의한다.

유전자의 이상으로 생성된 암세포는 다음과 같은 특징 및 능력을 가지고 있다. 첫째로 암세포는 지속적으로 증식을 유지할 수 있는 능력을 가지고 있다. 정상세포에서의 세포 분열은 성장인자의 생산과 분비가 엄격하게 조절되는 반면, 암세포에서는 성장인자 신호가 정상적으로 조절되지 않는다. 둘째로 성장을 억제하는 신호를 회피하는 능력으로써 암세포는 종양억제유전자를 비활성화 시킴으로써 세포가 계속 성장하게 된다. 셋째로 세포사멸에 저항하는 능력으로써, 예를 들어 세포가 TP53의 정상적인 기능을 상실하면, 심각한 DNA 손상을 입은 세포가 세포사멸의 경로로 진행되지 못하게 되어 암이 발생하게 된다. 넷째로 텔로미어(말단소립)의 침식으로 인하여 세포분열이 한정된 횟수만 일어나는 정상세포와는 달리, 암세포는 지속적으로 DNA를 복제하여 계속 분열이 가능하다. 이러한 불사의 성질은 암세포가 말단소립 중합효소의 활성을 유지하기 때문이다. 다섯째로 암세포는 신혈관생성(angiogenesis)을 유도할 수 있는 능력을 가지고 있다. 암세포의 덩어리가 커지게 되면 종양세포는 저산소증 상태가 되며, 이 경우 암세포는 혈관내피성장인자(VEGF)를 생성 분비하여 새로운 모세혈관을 종양세포의 방향으로 뻗어 나오게 하는 능력을 가지고 있다. 여섯째는 침윤 및 전이의 능력이다. 암세포는 세포부착단백질의 발현을 조절하여 세포와 세포 사이의 상호작용을 느슨하게 하며 단백질분해효소를 분비하여 주변 조직의 세포외기질을 분해하여 결합조직으로 침투하는 성질인 침윤 능력이 있다. 침윤된 암세포는 다음 단계로, 혈관 및 림프관으로 들어가서 다른 조직으로 이동하여 새로운 암조직을 형성하게 하는 전이의 능력을 가진다. 마지막으로 암세포는 면역감시를 회피하는 능력을 가지고 있다. 대부분의 비정상적인 세포는 세포독성 T세포와 NK 세포에 의해 제거되지만, 암세포는 MHC class I 분자의 발현을 감소시켜서 면역세포에 의한 방어를 피해가며 암세포 주위의 미세 환경에서 정상세포의 면역-조절 기능을 억제하여 면역세포가 암세포를 공격하고 파괴하는 능력을 무력화시킨다.

암 발생 과정

18세기 후반 영국의 의사인 Percival Pott경은 젊은 굴뚝 청소부들이 고환암(후에 평편세포암종으로 밝혀짐)에 많이 걸리는 것에 주목하여 석탄 그을음에 있는 어떤 화학물질에 의해 암이 발생할 수 있음을 처음으로 보고하였고 따라서 암과 발암물질 사이의 관계를 최초로 확인하였다. 이러한 외부화학물질에 대한 발암여부는 지속적으로 연구되었으며, 20세기 들어 산업 생산 활동 과정 중 생산되는 여러 화학물질이 암의 원인이 되는 사례들이 발견되었고 이러한 물질의 생산과 사용이 금지되었다. 1970년대 Ames test를 고안한 브루스 에임즈(Bruce Ames)의 화학물질에 의한 암 발생 시험으로 특정 발암물질과 DNA의 돌연변이, 그리고 암 발생의 상관관계에 대한 이해가 확장되었다.

정상세포에서 암세포로 진행되는 암 발생 과정(carcinogenesis)에는 4가지 모델이 제시되고 있다. 4가지 모델은 실험동물모델, 세포생물학적 모델, 분자생물학적 모델, 그리고 임상학적 모델이다.

실험동물모델

화학물질이 암 발생의 원인이 된다는 사실에 기초하여 여러 화학물질을 생쥐 피부에 발라서 암의 발생원인 및 과정을 연구하였다. Dimethylbenzanthrace(DMBA)은 다중고리형탄화수소(polycyclic aromatic hydrocarbon, PAH)로 돌연변이를 일으킨다. 그러나 이 물질만으로는 실험동물에서 피부암을 일으키지 않기에 또 다른 물질이 발암과정에 필요하다는 것이 알려졌다. 후속 연구결과, 이 물질은 파두유(croton oil)에 존재하는 성분인 포볼에스터(phorbol ester, TPA)라는 물질로 암 발생 과정에서 필요하다는 것을 밝혀냈다. 이 실험동물에 기초한 이 암 발생과정 모델은 개시 및 촉진 단계로 두 단계를 거쳐 암이 발생하며, 이 모델에 따르면 DMBA와 같이 주로 돌연변이를 유발하는 물질이 개시자(initiator)에 해당되며 TPA는 촉진자(promotor)로 규정하였다. TPA는 단백질인산화효소 C(protein kinase C; PKC)를 활성화시켜 세포분열을 촉진시키는 것으로 알려졌다. 또 다른 형태의 촉진자는 호르몬으로 유방암 및 전립선암의 초기 단계는 성호르몬에 의존한다(암이 더 진행되면 나중에는 호르몬에 비의존적이 된다). 따라서 동물실험모델에 따르면 암 발생 과정은 개시 및 촉진 단계로 구분되며 암이 발생하면 진행단계로 전개된다. 일반적으로 촉진단계에서 나타나는 공통적인 특징은 세포증식과 신혈관생성이다.

세포생물학적 모델

세포생물학적 모델에 따르면 정상세포로부터 세포가 지속적으로 분열하는 불사의 단계를 거쳐 고정이 필요 없는 성장을 하는 암 단계로 발전한다는 모델이다. 종양세포는 정상세포와 비교하여 첫째로 말단소립이 유지되어 불사의 성질을 가지며, 둘째로 세포와 세포가 서로 접촉하게 되면 정상세포는 분열을 멈추는 반면, 종양세포는 계속 분열하여 접촉억제 현상이 일어나지 않는다. 셋째로 종양세포는 성장인자가 불필요하거나 매우 작은 양만 필요로 하여, 배양시 혈청을 첨가하지 않거나 낮은 농도의 혈청만 첨가하여도 잘 자랄 수 있다. 이는 종양세포가 자가 분비 기능이 있어 성장인자가 필요하지 않는 것으로 여겨진다. 마지막으로 정상세포는 바닥에 붙어서, 즉 기질에 부착해야만 자라지만, 암세포는 바닥에 부착하지 않아도 자란다. 이를 고정-비의존적(anchorage-independent) 성장이라 한다. 이러한 성질은 후에 논의할 악성종양의 성질인 침윤과 전이의 기초가 된다.

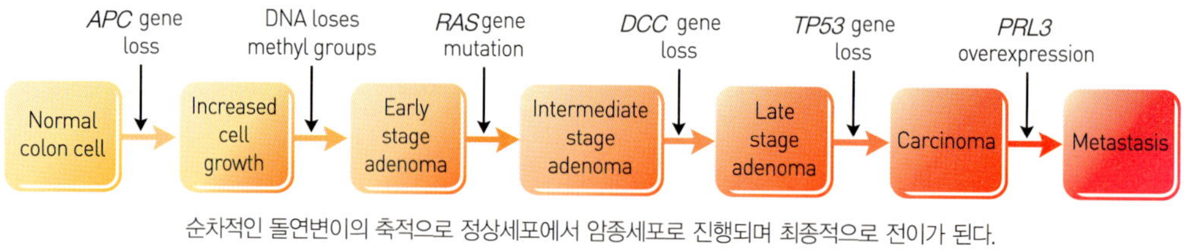

대장암의 발병단계

분자생물학적 모델

분자생물학적 모델에 따르면 암은 일련의 돌연변이들이 순차적으로 발생하여, 돌연변이가 축적되어 암이 발생한다는 모델이다. 정상적인 세포가 일련의 DNA 변화가 일어나 정상단계에서 전암(precancer) 단계를 거쳐 암 단계로, 그리고 전이단계로 진행된다는 모델이다. 이 모델의 가장 대표적인 예가 대장암으로 위 그림과 같은 단계를 거쳐 암이 발생하게 된다.

대장암의 경우 APC 유전자의 돌연변이를 시작으로 과다형성(hyperplasia) 단계가 되며, DNA 메틸기의 손실로 초기단계의 선종(adenoma) 단계가 되고, 대표적인 종양유전자인 RAS의 돌연변이로 중간단계의 선종이 된다. 계속해서 SMAD(DCC) 유전자의 손실로 후기단계의 선종이 되며, 대표적인 종양억제유전자인 TP53 유전자의 손상으로 암종(carcinoma)이 된다.

임상학적 모델

정상세포 상태로부터 정상적인 세포이지만 과잉으로 존재하는 과다형성 단계에서 국지적인 암종(localized carcinoma) 단계를 거쳐 주변 조직으로 침투해가는 침윤성 암(invasive cancer) 및 다른 조직 및 장기로 이전된 전이성 암(metastatic cancer) 단계이다. 일반적으로 종양은 양성종양과 악성종양으로 나누는데 침윤성을 획득한 종양을 악성종양이라 하며, 이 단계를 임상적으로 암으로 규정한다.

암의 원인

암 발생을 유도할 수 있는 물질을 발암물질(carcinogen)이라 부른다. 발암 화학물질은 간단한 비소(As)나 크롬(Cr)과 같은 원소로부터 진균류의 독소인 아플라톡신(aflatoxin)과 같이 크고 복잡한 분자까지 광범위하게 존재한다. 암을 일으키는 유기화합물은 크게 4가지로 분류하는데, benzopyrene으로 대표되는 다중방향족고리형탄화수소(PAH), 나프틸아민과 같은 방향족아민, 아질산아민, 그리고 알킬화물질로 분류한다. 발암물질들은 DNA의 염기, 특히 구아닌에 첨가되어 돌연변이를 일으킨다. 발암화학물질 이외에도 여러 가지 요인이 암의 원인이 되는데 이들에는 자외선 및 이온화 방사선과 여러 종류의 DNA와 RNA 바이러스가 포함되어 있다. 이 모든 암의 요인이 되는 물질들의 공통점은 유전자 또는 유전체(genome)를 변화시키는 성질을 가지고 있다는 점이다. 암을 유발하는 화학물질은 거의 모든 경우 직접 돌연변이를 일으키거나 또는 간에서 해독작용을 담당하는 세포 내 효소시스템(CYP)에 의해 대사가 되어 돌연변이를 일으키는 물질로 전환되어 돌연변이를 일으킨다. 피부암을 일으키는 자외선은 T-T 이량체를 형성하여 돌연변이를 유발하며, 강력한 에너지를 가진 이온화 방사선은 구아닌 뉴클레오티드를 공격하거나 두 가닥의 DNA를 절단하여 염색체의 손상을 일으켜 암을 유발한다.

여러 종류의 바이러스들이 세포 배양 시 포유류 세포에 감염되어 정상적인 포유류 세포를 암세포로 형질전환 시킬 수 있다. 이러한 종양바이러스는 바이러스 입자 안에 유전물질을 어떤 핵산에 저장하는가에 따라 크게 DNA 바이러스와 RNA 바이러스로 구분한다.

RNA 바이러스는 동물에게는 여러 암을 일으킨다. 비록 HIV와 HTLV 등이 인간에게 암을 일으키기는 하지만 이는 드문 경우이고, 대부분의 RNA 바이러스는 인간에게서 암을 거의 유발하지 않는다. 동물에서 암을 일으키는 RNA 바이러스는 대부분은 레트로바이러스(retrovirus)로서 두 가지 방식으로 암을 발생시킨다. 첫째 방식은 바이러스 자체가 종양유전자를 가지고 있어, 감염된 숙주세포에 종양유전자를 제공하여 숙주세포가 암세포로 전환되는 경우가 대부분이다. 드문 경우이지만 레트로바이러스가 숙주세포의 성장인자 유전자 앞에 삽입되어 성장인자 유전자의 전사가 촉진되는 삽입돌연변이(insertional mutagenesis)의 방식으로 숙주세포에서 암을 발생시킨다.

RNA 바이러스와는 달리, DNA 바이러스는 인간에게 여러 암을 일으키며, 자궁경부암을 일으키는 인유두종 바이러스(HPV)가 대표적이다. DNA 바이러스가 암을 일으키는 방식은 RNA 바이러스와 조금 다르다. 바이러스 종양유전자 단백질이 숙주 단백질과 직접적으로 결합하여 숙주단백질의 활성을 억제하는 방식으로 종양을 일으킨다. 가장 대표적인 예는 인유두종 바이러스(HPV)의 단백질인 E6와 E7은 종양억제유전자 단백질인 p53, 그리고 RB와 각각 결합한다. 그 결과로 종양억제유전자의 단백질이 기능을 하지 못하게 되어 세포의 증식을 조절하지 못하는 결과를 가져와 숙주세포에서 종양이 유발된다.

종양유전자

단백질을 암호화하는 부위 또는 조절서열 부위에 유전적 변화 즉 DNA의 변화로 인하여 종양을 유발할 수 있는 성질을 획득하게 하는 유전자를 종양유전자(oncogene) 또는 발암유전자라 한다. 종양유전자의 대부분은 세포의 분열과 분화에 관련된 유전자들로서 세포증식에 연관되어있다. 대표적인 암유전자들이 다음과 같이 표에 정리되어있다.

대표적인 암유전자

유전자 기호(공식명칭)	유전자 위치	분류 및 알려진 DNA 손상	정상적인 단백질의 기능	관련 암 유형
BCR-ABL (Philadelphia chromosome)	염색체 9와 염색체 22 사이의 상호 전좌	*분류:* 종양유전자 *DNA 손상:* 전좌	세포주기 조절과 세포 분열 및 세포주기조절에 관여하는 단백질들 활성화시키는 단백질을 암호화	만성 골수성 백혈병, 급성 골수성 백혈병(T 세포 유형)
BCL-2(B cell follicular lymphoma 2)	18q21	*분류:* 종양유전자 *DNA 손상:* 염색체 14와 18 사이의 상호 전좌	세포사멸을 억제하는 항세포사멸 인자	B 세포 여포형 림프종 2, 흑생종, 유방암, 전립선암, 폐암
EGFR(epidermal growth factor receptor)	7p12	*분류:* 종양유전자 *DNA 손상:* 결손, 삽입	세포증식, 분화, 세포이동, 세포생존, 조직의 발생을 위한 성장인자의 수용체 단백질을 암호화	교모세포종(glioblastoma), 비소세포폐암
ERBB2(v-erb-b2 erythoblastic leukemia viral oncogene homolog 2, neuro/glioblastoma derived oncogene homolog [avian]); 또한 HER2 및 Her-2/neu로도 알려짐	17q11.2-q12	*분류:* 종양유전자 *DNA 손상:* 증폭	세포 성장, 세포 부착, 세포 특성화, 세포 이동을 촉진하는 ErbB2 성장인자 수용체 단백질을 암호화	유방암(대략 25%의 유방암에서 발견되며 전이가 잘 일어나는 악성 유방암연관); 난소암; 자궁경부암; 위암; 교모세포종; 수모세포종(medulloblastoma)
KRAS(v-Ki-ras2 Kirsten rat sarcoma viral oncogene homolog)	12p12.1	*분류:* 종양유전자	세포의 성장, 세포 분열, 세포 성숙, 그리고 세포 분화를 조절하는 세포-신호전달 단백질인 K-Ras를 생성	췌장암, 폐암, 대장암(결장 및 직장암)
MET(met protooncogene [hepatocye growth factor receptor])	7q31.2	*분류:* 종양유전자 *DNA 손상:* 증폭, 미스센스돌연변이	세포 성장, 분열, 성장, 분화를 조절하는 HGF-수용체 타이로신 인산화효소를 암호화	식도암, 위암, 신장암, 간암, 폐암; 수모세포종(medulloblastoma)
MYC, 또한 c-Myc으로 알려짐(v-myc myelocytomatosis viral oncogene homolog)	8q24.21	*분류:* 종양유전자 *DNA 손상:* 증폭; DNA 재배열, 전좌	세포주기의 진행, 세포사멸, 그리고 종양세포로 형질전환 되는데 중요한 역할을 하는 세포의 서로 다른 성장 촉진 유전자들을 활성화시키는 전사인자 단백질을 암호화	유방암, 전립선암, 위암, 난소암, 대장암; 백혈병; Burkitt's 림프종을 포함한 림프종
RET(ret proto-oncogene)	10q11.2	*분류:* 종양유전자	세포신호분자를 암호화. 성장인자가 RET 단백질에 결합하면 세포내부에서 연쇄반응이 시작된다. 이러한 일련의 생화학 화학반응들은 세포 분열 및 성숙과 같은 세포반응이 진행되기 위한 지침을 내린다. 이 단백질은 신장 발생, 정자생성, 자율 신경계와 장에 있는 신경의 발생과정에 필수적으로 여겨짐	다발성 내분비 종양증 type 2; 수질갑상선암 type 2; 갈색세포종(Pheochromocytoma)
SIS v-sis(Simian sarcoma virus oncogene)	22q11	*분류:* 종양유전자 *DNA 손상:* 증폭, 전좌 염색체 22과 17 사이의 상호 전좌	중간엽에서 유래된 세포의 분열을 촉진시키는 혈소판유래 성장인자 B(PDGF-B)	신경교종, 뇌수막종

유전자 기호 (공식명칭)	유전자 위치	분류 및 알려진 DNA 손상	정상적인 단백질의 기능	관련 암 유형
VEGF or VEGFA (vascular endothelial growth factor A)	6p12	*분류*: 종양유전자	내피세포에 작용하여 혈관투과성을 증가를 매개하는 시키는 내피세포 성장인자를 암호화; 신혈관생성을 유도; 그리고 내피세포의 성장; 세포이동의 촉진; 세포사멸을 억제.	유방암, 대장암, 신장암
APC(adenomatous polyposis coli)	5q21–q22	*분류*: 종양억제유전자	APC 단백질 암호화; 세포 분열, 세포부착, 세포이동을 조절한다. 또한 세포분열 시 정확한 염색체 숫자가 유지되도록 함	가족성 선종성 용종증(FAP); 80%의 대장암에서 발견; 일부 갑상선암, 위암, 뇌종양에서 발견
BRCA1(breast cancer 1, early onset)	17q21	*분류*: 종양억제유전자 (DNA 수선유전자로 확인) *DNA손상*: 1,000가지 이상의 돌연변이가 확인됨	DNA 수선, 세포주기 검사점 조절, 염색체 리모델링, 에스트로겐 반응성에 관련된 단백질을 생성	유전성 유방암 및 난소암 나팔관암, 췌장암
BRCA2(breast cancer 2, early onset)	13q12.3	*분류*: 종양억제유전자 (DNA 수선유전자로 확인) *DNA손상*: 800 가지 이상의 돌연변이가 확인됨	DNA 수선, 세포주기 검사점 조절, 염색질 리모델링, 에스트로겐 반응성에 관련된 단백질 암호화	이 유전자의 돌연변이는 유방암, 난소암, 전립선암, 췌장암, 나팔관암뿐만 아니라 흑색종, Fanconi 빈혈, 남성 유방암 등에 연관이 있다
CDKN2A(cyclin–dependent kinase inhibitor 2A)	9p21	*분류*: 종양억제유전자 *DNA손상*: 프로모터 지역의 메틸화와 연관된 돌연변이; 점돌연변이	cyclin 의존적 단백질인산화효소 억제제(CKI)로서 몇몇 종양유전자의 성장–촉진 활성을 방해하는 항–종양유전자이다. 세포주기 중 G1기에 정지시킬 수 있다. 종양단백질 p53의 축적의 원인이 될 수 있다.	흑색종; 가족성 아토피성 다발성 흑생종–췌장암 증후군(FAMMMPC); 흑색종–성상세포종 증후군(MASTS); 췌장암, 유방암, 방광암, 전립선암, 대장암; 교모세포종; 중피종
MLH1(mutL homolog 1)	3p21.3	*분류*: 종양억제유전자 (DNA mismatch repair [MMR] gene) *DNA손상*: 넌센스 돌연변이	DNA 복제 동안 생성되는 실수를 수선하는 단백질들의 활성을 조정하는 단백질 복합체를 형성하기 위해 PMS2 단백질과 결합하는 MLK1 단백질을 암호화	Lynch 증후군; 유전성 비용종성 대장암 [hereditary nonpolyposis colon cancer(HNPCC)]; 신경섬유종증; CoLoN 증후군; 림프종; 피부암 육종
MSH2(mutS homolog 2)	2p22–p21	*분류*: 종양억제유전자 (DNA MMR 유전자로 확인) *DNA손상*: 넌센스 돌연변이	세포분열 전에 DNA가 복제될 때 실수를 교정하는 것을 도와주는 MSH2 단백질을 암호화	Lynch 증후군; HNPCC; 림프종; 피부암; 육종; 신경섬유종증; CoLoN 증후군
MSH6(mutS homolog 6)		*분류*: 종양억제유전자 (DNA MMR 유전자로 확인)	DNA가 복제될 동안 생기는 실수를 고치는 것을 도와주는 MSH6 단백질을 암호화	Lynch 증후군; 신경섬유종증; CoLoN 증후군
NF1 (neurofibromic 1)	17q11.2	*분류*: 종양억제유전자	세포의 성장과 분열을 자극하는 Ras 단백질의 활성을 억제하여 세포의 과잉성장을 방지하는 단백질이다.	신경섬유종증 Type 1; 신경섬유종; 육종; 교모세포종; 소아골수성백혈병

유전자 기호 (공식명칭)	유전자 위치	분류 및 알려진 DNA 손상	정상적인 단백질의 기능	관련 암 유형
NF2 (neurofibromic 2 [merlin])	22q12.2	*분류:* 종양억제유전자	단백질 merlin을 암호화. 세포 모양, 세포의 이동, 세포 사이의 소통을 조절하는데 역할을 하는 것으로 여겨짐. 세포 성장과 분열이 너무 빠르게 또는 조절되지 않는 양상으로 일어나는 것을 방지한다.	신경섬유종증; 뇌수막종; 중피종
PMS2(postmeiotic segregation increased 2)	7p22.2	*분류:* 종양억제유전자 (DNA MMR 유전자로 확인)	PMS2 단백질은 MHL1 단백질과 결합하여 다른 단백질의 활성을 조정하여 DNA의 실수를 제거하고 올바른 DNA 서열로 대체한다.	Lynch 증후군; Turcot 증후군; 교모세포종
PTEN (phosphatase and tensin homologue)	10q23.3	*분류:* 종양억제유전자	PTEN 효소는 세포분열을 멈추고 세포사멸이 시작되게 하는 경로의 일부로 작용한다. 세포의 이동, 부착, 그리고 신혈관생성 과정 또한 돕는다.	Cowden's 증후군; 전립선암 및 자궁내막암; 교모세포종
RB1 (retinoblastoma 1)	13q14.2	*분류:* 종양억제유전자 *DNA손상:* 점돌연변이	DNA 복제를 시작되게 하는 다른 단백질들을 중지시키는 단백질을 생성하여 세포사멸과 세포분화에 영향을 미친다.	비유전적인 망막아세포종의 대략 60% 그리고 유전성 망막아세포종의 40%의 원인이 됨; 유방암, 방광암, 폐암; 뼈육종; 교모세포종
TGFBR2(transforming growth factor, beta receptor Ⅱ)	3p22	*분류:* 종양억제유전자 *DNA손상:* 틀이동 돌연변이(frame-shift mutation)	세포분화를 조절을 도와주는 transforming growth factor(TGF)—beta Type Ⅱ의 수용체를 암호화. 또한 세포와 세포 사이에 존재하는 단백질분자들의 정교한 그물망으로 이루어진 세포외기질을 형성하는데 참여한다.	결장암, 직장암, 식도암
TP53(tumor protein p53); 세포분열 및 종양억제에 필수적이기 때문에 "유전체의 수호자"로 알려져 있다.	17p13.1	*분류:* 종양억제유전자 *DNA손상:* 점돌연변이; 미스센스돌연변이	p53 단백질은 DNA 손상을 수선하는 유전자들을 활성화 시켜 뉴클레오티드 절단 회복(NER)을 조절하며, 수선이 불가능할 때는 세포사멸을 촉진한다. p53의 기능이 손실되면 전체 유전체의 손상	모든 암의 절반 이상에서 p53의 돌연변이가 일어나며 커다란 선종에서 침윤성의 암종으로 전환되는 과정에 관련되어 있다; 유방암, 방광암, 뇌종양, 대장암, 직장암, 식도암, 간암, 폐암, 전립선암, 난소암; Li-Fraumeni 증후군; 육종; 백혈병; 림프종
WT1 (Wilms tumor 1)	11p13	*분류:* 종양억제유전자	WT1 단백질은 세포분화 및 세포사멸에서 중요한 역할을 한다.	Wilms tumor; 폐암, 전립선암, 유방암, 난소암; 백혈병
XPA(xeroderma pigmentosum, complementation group A)	9q22.3	*분류:* 종양억제유전자	XPA 단백질은 뉴클레오티드절단 수선(NER)이 용이하게 일어나도록 한다. XPA는 손상된 DNA 부위를 확인하고 부위에 결합하며, 다른 단백질과 상호작용하여 손상된 부위를 이중나선구조를 풀어 절단한 후, 올바른 DNA 서열로 대체하는 기능을 한다.	색소건피증(Xeroderma pigmentosum)

Source: Ellisen & Haber(2010); Hanahan & Weinberg (2011); Markowitz & Bertagnollil (2009); Negrini, Gorgoulis, & Halazonetis (2010); Russo et al., (2005); Stricker, Catenacci, & Seiwert (2011); Genetics Home Reference: http://ghr.nlm.nih.gov;Online Mendelian Inheritance in Man (OMIM); http://omim.org

종양유전자의 발견

암을 유발하는 것으로 알려진 최초의 바이러스는 닭에서 육종을 일으키는 RNA 바이러스인 라우스 육종 바이러스(Rous sarcoma virus; RSV)로, 이 바이러스에서 종양유전자를 최초로 확인하였다. RSV는 후에 RNA 바이러스 중 레트로바이러스에 속한다는 것이 밝혀졌다. 대부분의 레트로바이러스는 바이러스 복제를 위해 단지 3개의 유전자(*gag*, *pol*, *env*)만을 가지고 있다. 이들 3개의 유전자는 세포의 종양성에는 아무런 관여를 하지 않는다. 이러한 유형의 레트로바이러스는 종양을 거의 유발하지 않으며, 설사 유발하더라도 매우 드물다. 다른 몇몇 레트로바이러스는 세포를 종양성으로 유도하는 특정 유전자를 가지고 있으며 강력한 발암바이러스이다. 이러한 종양성 바이러스의 원형(prototype)은 라우스 육종 바이러스이며 이 바이러스를 연구함으로써 최초의 바이러스 종양유전자가 확인되었다.

바이러스 종양유전자는 RSV에서 처음 밝혀졌는데, RSV와 매우 유사한, 즉 사촌격인 바이러스 ALV(avian leukosis virus)는 RSV와 마찬가지로 닭 세포에 감염되며 복제하지만 닭에서 종양을 일으키지 않는다. 이러한 발견은 RSV가 종양을 유발하는 어떤 특정 유전정보를 가지고 있는 가능성을 제시하였다. 1970년대 두 가지 바이러스의 유전자를 분석한 결과 RSV 종양유발성을 가지게 하는 하나의 유전자가 밝혀졌으며, RSV가 육종(sarcoma)을 일으키기에 *src*로 명명하였으며 이 유전자는 ALV에는 존재하지 않는 유전자이다. 이 유전자는 최초로 확인된 단백질 타이로신 인산화효소를 암호화하는 유전자이다.

종양유전자의 기원에 대한 단서는 비종양성 바이러스를 주입하여 감염시킨 생쥐로부터 고도로 종양성인 Abelson leukemia virus와 같은 종양성 레트로바이러스를 분리한 사실로서 종양유

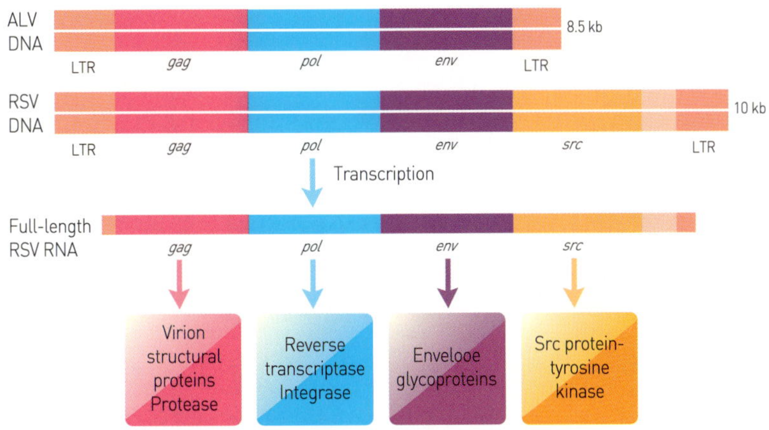

RSV는 ALV에는 존재하지 않는 src 유전자를 추가로 가지고 있다.

ALV와 RSV 바이러스의 유전자 구조

전자가 세포로부터 유래하는 것을 제시한 발견으로부터 나왔다. 이러한 높은 종양유발성을 가진 고발암성 바이러스로 인해 림프종이 발생한 생쥐로부터 분리한 바이러스는, 감염시킨 비종양성 바이러스에는 없었던 새로운 종양유전자(*abl*)를 포함하고 있었다. 이 결과는 발암성 레트로바이러스의 종양유전자는 숙주세포의 유전자에서 유래한 것이며, 세포의 유전자가 바이러스의 유전체에 삽입되어 새로운 고발암성 바이러스가 전환되었다는 것을 의미한다. 이러한 결과는 숙주세포의 유전자로부터 레트로바이러스 종양유전자가 유래하였다는 가설을 제시한다. 따라서 정상적인 세포는 레트로바이러스의 종양유전자와 매우 유사한 유전자를 가지고 있어야 한다. 이것은 바무스(Varmus)와 비숍(Bishop)에 의해 1976년 RSV의 *src* 종양유전자에 대한 cDNA 탐침이 정상적인 닭 세포의 DNA에 있는 매우 유사한 서열과 혼성화 할 수 있다는 것을 보여준 결과로 밝혀졌다. *Src* 연관 서열은 조류뿐만 아니라 여러 척추동물의 정상적인 DNA에서도 또한 발견되기에 이 유전자는 진화과정 동안 고도로 보전된 유전자임을 암시한다.

레트로바이러스의 종양유전자가 유래된 정상세포에 있는 유전자를 원종양유전자(proto-oncogene)이라 부른다. 이들 원종양유전자는 세포의 분열과 분화와 같은 근본적인 세포 과정들을 조절하는 신호전달경로의 단백질들(*src*, *ras*, *raf* 등)을 암호화한다. 레트로바이러스 종양유전자는 몇 가지 점에서 상응하는 원종양유전자와 다르다. 바이러스 종양유전자는 바이러스 프로모터와 증폭자(enhancer) 서열의 조절 하에서 전사가 되며 일반적으로 원종양유전자보다 훨씬 높은 수준으로 발현된다. 종양유전자는 정상적인 유전자에 의해 암호화되는 단백질과 구조와 기능에서 종종 서로 다르다. 종양유전자인 *raf*는 아미노말단에 바이러스의 서열을 가진 융합단백질 형태로 발현된다. 또한 조절도메인의 상실로 인해 조절되지 않은 방식으로 기능을 하는 종양유전자단백질이 생성된다. 여러 다른 종양유전자는 원종양유전자와 점돌연변이에 의해 서로 다른데, 그 결과로 하나의 아미노산이 치환되어 조절되지 않는 활성으로 이르게 하는 결과를 가져온다.

원종양유전자는 정상세포에서 정상적인 기능을 수행한다. 이러한 기능은 세포의 증식 및 사멸 과정에서 기능에 집중되어있다. 원종양유전자에 의해 암호화되는 단백질의 기능과 예를 살펴보면, 첫째로 성장인자인 경우로 혈소판유래성장인자인 Sis가 이 경우에 해당되며, 둘째는 성장인자의 수용체 기능을 하는 단백질로 EGF 수용체(Her2)를 예로 들 수 있으며, 셋째로 신호전달과정에서 단백질인산화효소 또는 단백질인산화효소를 활성화시키는 단백질로서 *Src*, *Ras* 등이 여기에 해당된다. 넷째로 세포주기를 조절하는 단백질 기능을 하는 Cyclin D1와 같은 단백질이며, 다섯째로 세포사멸에 영향을 주는 단백질로, 예를 들어 세포사멸을 억제하는 기능을 가진 Bcl-2가 이에 해당된다. 여섯째로 핵 안에서 작용하는 전사인자들로서 Myc 등이 해당된다.

원종양유전자로부터 종양유전자로 활성화

위에서 언급한 바와 같이, 원종양유전자 혹은 원발암유전자들은 세포의 정상적인 활동에 필요한 다양한 기능을 하는 단백질을 생산한다. 그러나 원종양유전자는 아래 3가지 메커니즘으로 활성화되어 종양유전자로 작용하게 된다. 첫째 방식은 조절서열 부위에 돌연변이가 일어나면 정상적인 산물(단백질)이 양적으로 너무 많이 만들어져 활성화된다. 이 경우 정상적인 단백질의 양이 증가하여 암이 발생하는 경우이다. 둘째 방식은 원종양유전자의 단백질을 암호화하는 부위에 돌연변이가 일어나 비정상적이거나 기능을 하지 못하는 단백질이 만들어지는 경우로, 이 경우에는 변형된 단백질이 생성되어 암이 발생하는 경우이다. 셋째 방식은 염색체의 전좌 또는 재배열의 결과로 멀리 떨어진, 종종 다른 염색체에 존재하는 장소에 위치한 DNA 서열이 유전체의 가까운 곳으로 위치하게 되어 유전자의 발현 패턴이 변화되거나 비정상적인 융합단백질이 많이 만들어지는 방식이다.

1) 정상적인 단백질의 양이 증가하여 암이 발생하는 경우

종양이 상당히 진행된 단계에서 관찰되는 유전자의 수가 증폭된 결과이거나 종양 발생의 초기 단계에서 주로 일어나는 조절 서열의 변화의 결과로 정상적인 단백질이 과잉으로 생성되어 암이 발생하는 과정이다. 변화된 조절의 경우는 Epstein Barr 바이러스에 의한 Burkitt's lymphoma(림프종)에서 관찰된다. 8번 염색체의 *c-myc* 유전자는 염색체 전좌 과정으로 14번 염색체의 면역글로불린 중사슬 유전자의 조절 서열, 즉 강력한 프로모터의 역할을 하는 서열의 조절 하에 놓이게 되어 정상적이지만 과량의 *myc* 유전자 산물인 Myc 전사인자가 생성되어 세포분열이 촉진되어 암이 발생한다. 유전자 증폭의 예로는 유방암 및 자궁경부암에서 관찰되는 성장인자 수용체인 erbB2 유전자의 산물이 많이 만들어져 암이 발생한다.

2) 변화된 단백질 산물

두 가지 경우가 있는데, 주로 점돌연변이가 일어나는 돌연변이 단백질 및 융합단백질의 생산으로 일어난다. 정상적인 크기이지만 점돌연변이로 활성이 변화된 경우의 가장 대표적인 예는 종양유전자 *ras*이며, 돌연변이의 결과로 크기가 더 커진 융합단백질은 예로는 급성전골수성백혈병을 일으키는 PMLRARA 유전자를 들 수 있다.

3) 정상적인 크기를 가진 변화된 단백질 산물: 종양유전자 Ras

Ras 단백질은 신호전달과정에서 몇몇 신호가 수렴하는 중요한 지점에 위치하며, 이들 신호를 하류, 즉 아래쪽으로 전달하여 효과를 나타내는 데 핵심적인 역할을 한다. 이를 위해 Ras 단백질은 몇 가지 단백질과 상호작용을 한다.

정상세포에서 성장인자의 수용체는 막수용체로 수용체 타이로신 인산화효소(RTK; receptor tyrosine kinase)의 계열에 속한다. 세포 외부에서 성장인자 신호가 막수용체에 결합하면 성장인자-수용체 복합체는 서로 결합하여 이량체(dimer)를 이루며 수용체 내부에 있는 타이로신 인산화효소 도메인이 활성화 되고, 그 다음 단계로 서로 마주보는 수용체를 각각 인산화시키는 자가 인산화(autophosphorylation) 과정이 일어난다. 수용체에 있는 타이로신 잔기가 인산화가 되면, 인산화된 타이로신을 인식하고 결합하는 어댑터(adapter) 단백질분자들이 여러 가지 존재하는데 이들 어댑터 단백질은 *src*와 유사한 도메인 구조를 가지고 있다하여 SH(*src* homology) domain으로 부르며, Ras의 경우에는, SH-2 도메인을 가지고 있는 Grb2라는 단백질이 수용체에 있는 인산화된 타이로신 잔기를 다른 단백질로 연결해준다. Grb2는 SOS 단백질과 결합하며 SOS는 Ras와 결합하여 성장인자의 신호를 세포 내부에 전달한다. SOS는 GEF(구아닌뉴클레오티드 교환 인자)로서 Ras에서 GDP를 떼어내고 GTP를 붙여서 Ras를 활성화시키는 역할을 한다.

GTP가 결합된 Ras는 활성화되어 MAP kinase cascade(인산화효소 연쇄반응)이라는 경로로 핵 안에 신호를 전달하여 관련된 유전자들의 전사가 촉진되도록 한다. GTP가 결합된 Ras는 Raf를 활성화시키고 Raf는 다시 MEK를 활성화시키고 MEK는 ERK를 활성화시킨다. ERK는 전사인자를 인산화시켜 활성화시키며, 활성화된 전사인자는 특정 유전자들을 활성화시켜 전사가 촉진되게 하며, 유전자산물인 단백질이 새로 생성하여, 세포분열을 촉진하는 성장인자의 효과가 세포 내부에서 일어나게 한다.

대장암과 췌장암 유방암 등에서 주로 돌연변이가 발견되는 ras는 실제로 인간이 많이 걸리는 암 중 대략 50%에서 돌연변이가 발견된다. Ras라는 용어는 보편적인 용어로서, H-ras, K-ras, N-ras 등이 Ras 계열에 포함되어 있다. 앞에 표시된 알파벳은 처음 확인된 출처를 가리키는데 H와 K는 각각 Harvey와 Kriesten murine sarcoma virus(설치류 육종 바이러스)를 의미하며 N은 neuroblastoma(신경모세포종)를 의미한다. 원종양유전자인 c-ras는 세포막과 핵 사이의 신호전달과정의 핵심 중간체를 암호화한다. 세포에서 ras는 번역후 변형과정으로 프레닐화(prenylation) 되어 세포막에 고정된 형태로 존재하는데, 세포 외부의 신호물질, 주로 성장인자 등이 세포막 수용체에서 결합한 신호를 세포 내부로 전달하여 MAP kinase 경로를 활성화시켜 핵 안으로 신호를 전달하는 데 핵심적인 역할을 한다.

원종양유전자의 산물인 c-ras는 분자량은 21,000 kD, 즉 21 kD의 작은 구아닌뉴클레오티드 결합 단백질 계열 중 하나로서, 이 G단백질은 GTP 가수분해 효소의 활성을 가지고 있다. Ras는 GTP/GDP 결합단백질로 GTP가 결합되면 활성화된 형태이며 GDP가 결합하면 비활성화된 형태이다. Ras는 자체적으로 GTP 가수분해 효소의 활성을 가지고 있어 GTP가 GDP로 전환되어 비활성화 된다. 21 kD의 Ras 단백질은 비록 자체적으로 GTP 가수분해효소의 활성을 가지고 있지만 그 활성이 매우 낮아서, Ras의 가수분해효소의 활성은 다른 단백질(GTPase activating protein, GAP)에 의해 주로 조절된다.

종양유전자 *ras*에서의 점돌연변이는 몇몇 코돈에서 확인되지만 코돈 12, 13, 61에서 주로 발견된다. 어떤 코돈에서 돌연변이가 일어나든 그 결과는 GTPase의 활성의 손실이 일어나며 결과적으로 Ras가 상시로 활성화된 상태로 유지된다. 가장 빈번한 점돌연변이는 코돈 12로 암의 종류에 따라 점돌연변이가 약간 다르다. 원종양유전자는 코돈 12번의 GGC로 아미노산 잔기는 glycine이다. 방광암의 경우 코돈 12는 GGC에서 GTC로 점돌연변이가 일어나 아미노산이 valine으로 변하게 된다. 반면에 대장암의 경우 GAC로 점돌연변이가 일어나 아미노산 잔기가 aspartic acid로 변하게 되며, 폐암의 경우는 AGC로 점돌연변이가 일어나 아미노산 잔기가 serine으로 변하게 된다. 어떤 유형의 점돌연변이가 일어나든 그 결과는 GTP 가수분해가 일어나지 않아서 Ras-GTP 상태로 유지되어 활성화된 신호가 지속적으로 하류로 전달되게 된다. 따라서 돌연변이가 일어난 Ras의 경우 외부의 성장신호가 없더라도 지속적으로 세포 내부로 신호를 전달하여 세포가 계속 분열하도록 하며 결과적으로 종양이 유발되게 한다.

4) 비정상적인 크기를 가진 변화된 단백질 산물: 레티노익산 수용체 α/급성 전골수성 백혈병

급성전골수성백혈병(acute promyelocytic leukemia, APL)은 전골수성백혈구세포의 분화가 차단되어 발생하는 백혈병 형태이다. APL은 염색체의 상호전좌의 결과로 발생하는데, retinoic acid receptor *α*(RARA)는 염색체 17에 위치하며 염색체 15에는 전골수성백혈병(PML) 유전자가 자리 잡고 있다. 염색체 15와 17 사이의 상호 전좌[t(15;17)]로 인하여 염색체 15는 15+로, 그리고 염색체 17은 17-로 표시한다. 상호전좌의 결과로 RARA와 PML의 두 유전자가 부분적으로 융합된 새로운 단백질인 PMLRARA가 융합단백질 형태로 염색체 15에서 생성된다.

정상세포에서 RARA는 전사인자로 작용하는데 DNA-결합 활성을 위해 trans-retinoic acid가 RARA에 결합하여야 한다. 정상적인 RARA는 retinoic acid receptor(RXR)와 heterocomplex를 형성하여, vitamin D와 갑상선호르몬의 세포 내부 수용체로 작용한다. Retinoic acid 이성질체, vitamin D, 갑상선호르몬 등은 세포 분화를 촉진하기에 세포분화에 필수적이다. PMLRARA는 RARA의 N-말단 transactivation domain이 상실된 상태로, 이 경우 RARA-RXR heterodimer(vitamin D 수용체)가 형성되지 않아 vitamin D가 작용하지 못한다. 세포 분화 과정에는 vitamin D의 작용이 필수적으로, 따라서 이 경우에는 백혈구의 분화가 차단되게 된다. 분화가 중단된

백혈구는 정상적인 백혈구의 기능을 수행할 수 없으며, 분화가 중단된 백혈구들이 혈액 내에 축적되게 되어 백혈병이 발생한다.

종양억제유전자

종양억제유전자(tumor suppressor gene)는 이 유전자의 손실이나 비활성의 결과로 세포증식 증가와 세포사멸의 감소가 일어나 암이 발생하게 되는 유전자를 의미한다. 따라서 세포에서 종양억제유전자의 정상적인 기능은 세포분열, 즉 세포증식을 억제하고 세포사멸을 촉진하는 역할을 한다.

종양억제유전자는 문지기(gatekeeper)유전자와 관리인(caretaker)유전자로 구별한다. Rb, p53, APC와 같이 정상적인 역할이 세포증식의 억제인 유전자들은 이들 유전자의 손상으로 인하여 종양 유발로 이어지는 문을 직접 여는 역할을 하기에 문지기유전자로 부른다. 한편 BRCA1, MSH2, XPA와 같이 DNA 유지 및 수선에 관련된 유전자들은 세포의 유전체를 보존하는 관리인으로 간주되기에 관리인유전자로 분류된다. 주요 유전자들은 상기한 표를 참조하기 바란다.

우성으로 작용하는 종양유전자와는 달리, 종양억제유전자는 열성의 방식으로 작용한다. 한 쌍의 대립유전자 중 하나의 유전자만에서 돌연변이가 일어나더라도 종양이 유발되는 우성으로 작동하는 종양유전자와 달리, 종양억제유전자는 하나의 대립유전자에서 돌연변이가 일어나더라도 나머지 하나의 유전자가 정상이면 정상적인 단백질을 생성하여 종양이 억제되기 때문에, 2개의 대립유전자 모두에서 돌연변이가 일어나야 종양이 유발되기에 열성으로 작용한다. 이러한 작용 방식을 이형접합성의 상실(loss of heterozygocity; LOH) 현상이라 한다.

종양억제유전자 중 가장 대표적인 종양유전자인 Rb 및 p53을 예로 들어 상세하게 여기서 논의하고자 한다. 위에서 언급한 바와 같이 Rb 및 p53은 문지기유전자로 세포의 증식을 통제한다. Rb 및 p53의 종양억제 기능을 이해하기 위해서는 이들 단백질이 세포주기를 어떻게 제어하는지 이해하여야 한다.

동물세포의 세포 주기는 4단계로 나누어지는데 G1기, S기, G2기, M기로 나눌 수 있으며 M기를 제외한 나머지 단계를 간기라 부른다. 세포는 분열하여 성장하는데 이러한 성장과정에서 세포는 세포주기의 각 단계를 지나서 체세포분열을 통하여 딸세포를 생성하여 성장한다.

세포 주기의 각 단계를 넘어가기 위해서는 검사점(checkpoint) 혹은 제한점을 통과해야 하며, 검사점을 통과하기 위해 여러 가지 조건들이 충족되어야 진행된다. 세포주기의 각 단계마다 검사점이 존재하지만 G1기에서 S기로 진행되는 검사점이 가장 중요하다. 그 이유는 손상된 DNA를 가진 세포가 S기로 진행되면 손상된 DNA가 복제되기에 S기로 진입하지 않아야 하며,

또한 일단 S기로 진행되어 DNA가 복제가 되면 대부분의 경우 세포가 분열하여 결과적으로 손상된 DNA가 딸세포로 전달되기 때문이다. 따라서 검사점에서 점검하는 조건으로는 세포의 부피가 충분히 커졌는지 여부, 영양분의 공급 등 세포 외부의 환경이 세포가 분열하기에 유리한가 여부, 그리고 세포의 DNA가 손상을 입었는지 여부이며, 이들 조건들을 충족하여야만 세포는 복제단계인 S기로 진행된다.

세포주기의 진행은 cyclin 및 cyclin 의존성 단백질 인산화 효소(Cdk)에 의해 여러 단백질이 인산화 됨으로써 세포주기의 각 단계가 검사점을 넘어 진행되게 된다. 각 세포주기 단계마다 서로 다른 cyclin과 cyclin 의존성 단백질 인산화효소의 서로 다른 조합으로 각 단계가 진행된다. Cdk는 cyclin에 의해 활성화되지만, cyclin-Cdk의 복합체에 CKI(Cdk inhibitor) 계열의 단백질이 결합하면 Cdk의 활성은 억제되어 단백질인산화가 일어나지 않는다. 2가지 계열의 CKI가 존재하는데 두 단백질 모두 G1 검사점에 관련된 인산화효소를 억제한다. INK4(inhibitor of cyclin-dependent kinase 4) 계열의 단백질은 p15, p16, p18, p19 등이 속하며 Rb와 결합하는 p16이 대표적이다. INK4 계열의 CKI는 특정 Cdk4와 Cdk6에 결합하여 cyclin의 결합을 방해하여 Cdk의 활성을 억제한다. 또 다른 계열의 CKI는 p21, p27, p57등이 속하며 광범위한 결합특이성을 보이며 Cdk 대신에 주로 cyclin-Cdk 복합체에 결합하여 Cdk의 활성을 억제한다. 이 계열에서는 p53에 의해 생성되는 p21이 대표적이다.

Rb

정상적인 세포에서는 세포분열이 Rb에 의해 차단되기에, Rb는 세포분열 즉 증식의 억제자로 작용한다. 동물세포 특히 포유류세포는 세포외부에서 성장인자가 공급되어야만 세포주기가 진행된다. 동물세포의 세포주기가 진행되려면 각 단계마다 검사점(check point)을 지나가야 한다. Rb는 검사점에서, 특히 G1단계에서 S단계로 넘어가는데, 성장인자의 신호가 없으면 S단계로 넘어가지 못하도록 세포주기를 중지시킨다. 그 이유는 Rb가 보편전사인자인 E2F와 결합하여 세포분열에 관련된, 즉 S기에 필요한 유전자의 발현을 억제하기 때문이다.

성장인자가 신호가 세포 내부로 전달되면 막수용체와 Ras 그리고 MAP kinase 경로를 통해 신호를 전달하여 유전자가 발현되며, 발현된 유전자 중 하나가 cyclin D이다. Cyclin D가 존재하면 Cdk cyclin 의존성 단백질인산화효소가 활성화되어 Rb를 인산화 시킨다. 인산화된 Rb는 E2F와 결합하지 못하기에 E2F가 DNA polymerase α와 같이 S기에 필요한 유전자들의 전사가 진행되어 발현한다.

Rb와 같은 종양억제유전자는 비활성화 되면 암이 발생한다. Rb가 비활성화 되는 방식은 다음과 같다. 첫 번째는 돌연변이로 기능이 손실되어 종양억제를 못하여 암이 발생하는 경우이

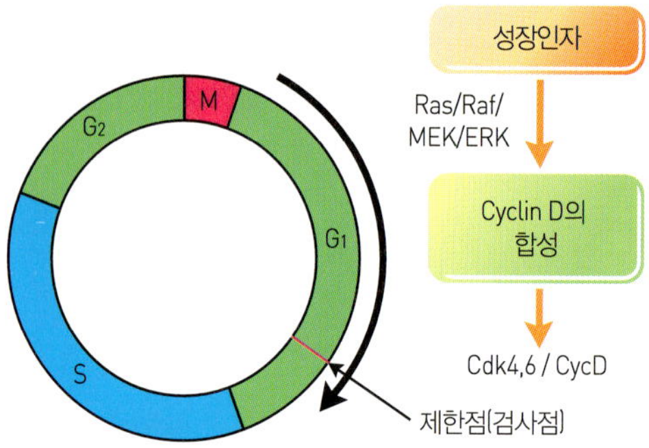

포유류세포는 외부 성장인자의 신호가 필요하다. 성장인자는 MAP kinase 경로를 통하여 cyclin D를 합성하여 세포주기가 G1에서 S로 진행되게 한다.

G1으로부터 S기로 진행

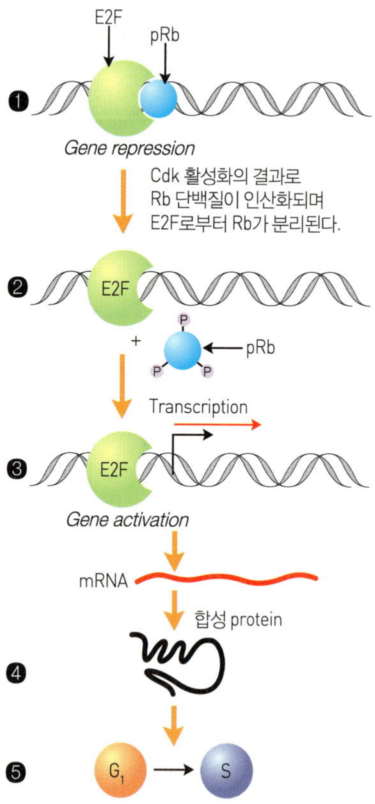

Rb 단백질은 보편전사인자인 E2F와 결합하여 전사를 억제한다. Cdk 활성화의 결과로 Rb가 인산화되면, E2F는 Rb와 해리되어 전사인자로 작용하여 G1에서 S기로 진행되게 하는 유전자 발현을 촉진한다.

Rb 유전자의 작용

며, 두 번째는 인산화된 Rb와 E2F의 결합이 되지 않아서 세포주기의 조절이 되지 않는 경우이며, 그리고 셋째로 다른 단백질과 상호작용을 하여 종양억제유전자의 기능을 상실하는 경우로, 예를 들어, 인유두종 바이러스 단백질인 E6(아데노바이러스 E1B)가 Rb와 결합하여 Rb가 기능을 하지 못하도록 하여 자궁경부암이 일어나게 한다.

망막모세포종(retinoblastoma, Rb) 유전자는 110 kDa 핵단백질을 암호화 한다. 이 유전자의 기능을 잃어버리면 망막모세포종의 발생의 원인이 되는 것으로 확인되었으며, 후에 폐암, 전립선암, 유방암에서도 이 유전자의 기능상실이 보고되었다. Rb는 커다란 유전자(300 kb)이지만 대부분의 돌연변이는 3 kb의 암호화(coding)부위에 집중되어 있으며 돌연변이의 3분의 1은 점돌연변이로 밝혀졌다. 몇몇 망막모세포종은 한쪽 눈에서 일어날 수 있는데, 각각은 서로 다른 Rb 돌연변이를 가진다. 이것은 종양의 클론 원천(clonal origin)과 하나의 유전자가 다양한 방식으로 비활성화 될 수 있음을 보여준다. Rb 유전자는 정상적인 발생 과정에 필수적이다. 동형접합체인 Rb-/-는 배아상태에서 죽는 반면, 이형접합체 동물은 뇌하수체암과 갑상선암이 발생한다. 정상적인 Rb 단백질은 세포의 증식을 억제한다. 세포증식 억제과정에서 Rb는 p53과 시너지 효과를 보이기에, 여러 가지 종양에서 종종 Rb와 p53 모두가 기능을 상실한 것으로 나타났다.

p53

분자량 53 kDa의 p53 종양억제단백질을 생산하는 p53 유전자는 여러 암에서 가장 빈번하게 돌연변이가 일어나는 유전자이다. 실제로 암 발생 환자 중 70%에서 p53의 돌연변이가 관찰되며 암 발생 과정에서 가장 중요한 유전자로 간주한다. 정상적인 세포에서는 p53이 방사선 조사로부터 발암물질까지 여러 요인으로 인한 DNA 손상으로부터 DNA를 보호하는 역할을 하기에 '유전체의 수호자'로 종종 불린다.

p53은 세포주기를 정지시켜 세포증식을 억제하고, DNA 회복을 자극하며, 만일 DNA의 손상이 심할 경우 세포사멸을 촉진시키는 과정을 통합적으로 실행하여 손상된 DNA가 복제가 되어 딸세포에 전달되는 것을 방지한다. p53의 기능이 세포에서 매우 중요하기에, 두 대립유전자가 모두 결손 된 생쥐나 한 대립유전자가 배선(germline, 생식계열)에서 돌연변이를 일으킨 사람(Li-Fraumeni 증후군을 가진 사람)이 발생과정이 진행되었다는 점, 즉 태어난 것은 매우 놀라운 일이다. 이 결과는 p53을 손상이 유전체를 불안정화시켜 돌연변이 유발물질과 같은 물질이 더욱 효과적으로 돌연변이를 일으키게 하고 또한 돌연변이들이 축적되도록 한다는 것을 암시한다.

p53은 p21의 발현을 촉진하며 p21은 CKI로 Cdk의 활성을 억제한다. 유전체가 손상된 세포

에서 p53이 세포주기를 정지시키는 과정은 다음과 같다. DNA 손상이 감지되면 손상을 인식하여 p53이 활성화된다. 이온화 방사선에 의한 DNA 손상은 주로 단백질인산화효소인 ATM에 의해, 자외선에 의한 DNA 손상은 ATR 단백질인산화효소에 의해 감지된다. ATR과 ATM은 각각 Chk1과 Chk2를 각각 활성화시켜 세포주기가 정지되도록 한다. ATM에 의한 Chk2는 p53을 인산화 시켜, p53과 Mdm2와 결합이 억제되어 p53이 분해되지 않도록 하는 방식으로, p53을 안정되게 만든다. 활성화된 p53은 p21의 조절부위에 결합하여 p21 유전자의 발현을 촉진시킨다. p21 단백질은 CKI로 S기 cyclin과 Cdk의 복합체에 결합하여 p21-S기 cyclin-Cdk 복합체를 형성하여 Cdk의 활성을 억제하며, 그 결과로 Rb가 인산화 되지 못하여 세포주기가 정지된다.

p53이 활성화된 결과로 p21 생성이 생성되면 CKI인 p21이 Cdk에 결합하고 단백질인산화효소의 활성이 억제된다. 그 결과로 Rb가 인산화 되지 않아서, S기로 진행되기 위한 유전자의 발

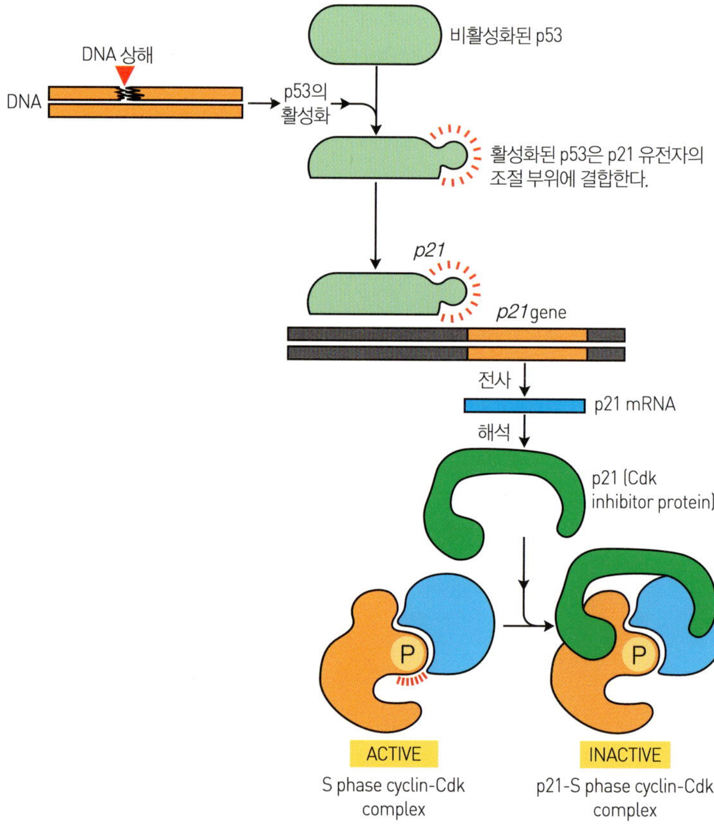

DNA의 손상은 p53을 활성화시키며 활성화된 p53은 CKI인 p21 유전자의 전사를 촉진하며, 생성된 p21 단백질은 Cdk/cyclin 복합체에 결합하여 비활성화 시킨다.

DNA가 손상되면 세포주기가 정지한다.

현이 정지되어 세포주기가 중지된다. 세포주기가 정지된 동안 p53은 DNA 수선에 관여하는 단백질을 발현하거나 활성화 시켜서 DNA가 정상적인 상태로 회복되는 것을 돕는다. 만약 손상된 DNA 부위가 너무 광범위하여 완벽하게 수선하기가 어려우면, p53은 세포사멸 과정을 촉진시키는 단백질을 생성하는 유전자를 활성화 시킨다. 이 경로에서 핵심적인 역할을 하는 단백질은 PUMA(p53 upregulated modulaor of apoptosis)로서 이 단백질은 세포사멸을 억제하는 Bcl-2 단백질에 결합하여 비활성화 시켜 세포사멸을 촉진시켜 세포가 자살하도록 한다. 요약하면 p53의 기능은 첫째로 세포주기를 G1기에 정지시켜 DNA가 복제되는 S기로 넘어가지 못하게 하며, 둘째로 정지된 기간 동안 손상된 DNA를 수선하는 과정을 촉진시키며, 셋째로 만일 DNA 수선이 불가한 경우 세포가 자살하도록 세포사멸을 촉진시킨다.

1) 정상적인 p53

일만 개 이상의 돌연변이가 인간 종양에서 발견되었다. 다양하고 수많은 그렇게 많은 수의 돌연변이가 어떻게 암을 유발하는 동일한 결과로 이르게 하는가를 이해하기 위해서는 p53 단백질의 도메인을 이해하는 것이 필수적이다. p53은 폴리펩티드 사슬 안에 transactivation domain, DNA binding domain, oligomerization domain, autoinhibition domain의 4개의 기능적 도메인을 가지고 있다. Transactivation 도메인은 핵 안에 있는 다른 단백질과 결합하고 전사복합체로 유도하여 전사를 간접적으로 촉진시키는 역할을 한다. 정상적인 세포는 Mdm2라는 단백질을 생산하는데 Mdm2는 transactivation 도메인에 결합하여 p53의 기능을 비활성화 시킬 뿐만 아니라 p53이 ubiquitin 매개 단백질분해 과정으로 p53 단백질이 분해되도록 하는 역할을 한다.

DNA와 상호작용하는 기능적인 p53은 4량체(tetramer)로서 2개의 이량체(dimer)로 이루어져 있다. 올리고머형성(oligomerization) 도메인은 4량체 형성에 관련된 도메인이다. DNA 결합 도메인은 p53 단백질이 DNA에 결합하는 도메인이다. p53은 DNA에 결합하여 전사인자로 작용하는데, 이러한 기능이 작용하기 위해서는 p53분자가 서로 결합하여 2량체가 된 후 다시 2량체가 결합한 4량체의 상태가 되어야 DNA에 결합하여 전사인자로 작용하는 기능을 가지게 된다. 자가억제(autoinhibituion) 도메인은 여러 염기성 아미노산 잔기를 포함하는 도메인으로 DNA 결합 도메인을 방해하는 것으로 알려져 있다.

정상세포에서 p53의 기능은 암세포에서 2가지 방식에 의해 제대로 된 기능을 하지 못하여 종양이 발생한다. 첫 번째 경우는 p53의 돌연변이로서, 돌연변이에 의해 비활성화 되는 경우이며, 두 번째 방식은 정상적인 p53이 Mdm2 단백질과 결합하여, E6 또는 E7 단백질과 같은 DNA 바이러스의 단백질과 결합하여, 그리고 정상적인 p53 단백질에 돌연변이된 p53 단백질이 결합하여 p53의 복합체가 비활성 되어 종양이 발생한다. 비정상적인 p53과 결합하는 비활성화 되는 경우를 우성 음성 돌연변이(dominant negative mutation)이라 부른다. 종양억제유전자는 일반적으로 열성의 방식으로 작용한다. Rb의 경우에서처럼 두 대립유전자 모두에 돌연변이가 일어나 기능을 상실하여야 종양이 발생한다. 종양억제유전자임에도 불구하고 p53은 열성의 방식으로 작용하지 않고 우성음성 방식으로 작용하는데, 그 이유는 p53 단백질이 DNA에 결합하여 전사인자로 작용하기 위해서는 4량체로 복합체를 형성하여야 한다. 4량체의 복합체 형성과정에서 돌연변이된 p53이 도입되면 정상적인 p53을 포함하였더라도 복합체는 비활성화 되기 때문이다.

2) p53의 돌연변이

현재까지 대략 10,000여 개 이상의 p53 돌연변이가 관찰되었는데 대부분은 점돌연변이로 미스센스(missense) 돌연변이에 해당된다. 종양과 연관된 모든 돌연변이는 DNA 결합도메인에 있으며 주로 코돈 112부터 코돈 286 사이에 집중되어있다. 이들 돌연변이 모두는 DNA 염기와 상호작용을 직접적으로 막거나 p53과 DNA의 상호작용에 필요한 루프(loop) 구조를 불안정화시킴으로써 간접적으로 DNA 결합을 방해한다. 가장 빈번한 돌연변이는 DNA와 직접적으로 상호작용을 하는 아미노산 아르기닌을 암호화하는 코돈 248의 돌연변이이다. 이 코돈은 체세포에서 뿐만 아니라 여러 가지 암에 걸리게 되는 Li-Fraumeni 증후군을 가진 사람에서처럼 다음 세대에 유전이 되는 생식세포 즉 배선(germline) 돌연변이에서도 영향을 미친다. 비교적 커다란 분자인 곰팡이 독소 aflatoxin에 의한 간암에서 볼 수 있는 인접한 아르기닌 코돈 249의 돌연변이는 의외로 단지 간접적으로 DNA 결합을 방해하는 것으로 미루어보아 작은 차이가 생화학적인 그리고 유전학적 메커니즘의 차이를 보여주는 예가 될 것이다.

p53 돌연변이의 코돈과 유형은 암 유형에 따라 다르며, 심지어 서로 다른 지역에서 서로 다른 돌연변이의 패턴을 보인다. 난소암과 췌장암은 코돈 273의 돌연변이가 많이 관찰되는 반면, 폐암에서는 코돈 157, 248, 249에서 돌연변이가 많이 관찰된다. 코돈 249의 돌연변이는 중국에서 발생하는 간암에서 관찰되는 반면, 미국에서 발생하는 간암에서는 발견되지 않는다. 비슷한 유형이 담배 발암물질로 인한 폐암과 방광암에서 p53의 돌연변이 패턴이 서로 다르게 관찰된다.

발암물질을 알게 되면 돌연변이의 유형을 알 수 있다. 정반대의 경우도 또한 가능하여 돌연변이의 유형을 알게 되면 원인이 되는 발암물질을 예측할 수 있다. 즉 암에서 발견되는 돌연변이를 확인함으로써 발암물질의 유형을 확인할 수 있다. 역학조사 목적으로 사용하기 위해 분자 수준에서 유전자 염기서열을 분석하는 분야를 분자역학이라 한다. 분자역학적 접근방식은 여러 가지 암에 관련된 것으로 알려진 한 유전자를 선택하여 여러 암에서 돌연변이의 유형, 즉 돌연변이 스펙트럼을 분석하는 방식이다. 돌연변이 스펙트럼 분석이라 부르는 이러한 접근 방식에 가장 적합한 유전자는 p53을 암호화하는 유전자이다. 종양억제단백질 p53을 암호화하는 유전자는 대부분의 암 환자들이 p53의 돌연변이를 가지고 있으며 수천 개 이상의 돌연변이가 확인되었기에 가장 많은 정보를 생성하며 제공한다.

대장암, 폐암, 유방암, 그리고 간암 등 서로 다른 암에서 돌연변이의 패턴이 서로 다르게 나타나며 이것은 각 암에서 서로 다른 발암 과정을 거치는 것을 암시한다. 전환(transversion)돌연변이는 폐암에서 월등히 많이 발생하며 돌연변이의 빈도는 소비하는 담배 숫자에 따라 증가한다. 간암에서도 폐암과 같이 전환돌연변이가 우세한 반면 대장암에서는 전이(transition)돌연변이가 주로 발생한다. 유방암의 경우 전환돌연변이와 전이돌연변이의 비율이 서로 비슷한 패턴을 보이기에 복합적인 병인을 가지는 것으로 추정되는데, 아마도 여성호르몬과 같이 돌연변이를 일으키지 않지만 암유발을 촉진하는 촉진자가 주요 요인으로 작용하는 것으로 추정된다.

3) p53에서 특정 염기 변화

서로 다른 경로의 발암과정이 관련된 암에서 작동한다. 관련된 특정 염기 변화를 확인함으로써, 무엇이 p53 유전자에서 이러한 변화의 원인이 되는가에 대한 단서를 제공한다. 흡연으로 인한 폐암의 경우 코돈 273에서 G→T의 전환돌연변이가 주로 일어나며 이는 산화과정에서 G가 변형되거나 benzopyrene과 같이 커다란 부가물(adduct)이 G에 부가되었을 때 생성된다. 그러므로 nitric oxide와 같은 산화제 및 benzopyrene은 잠재적 발암물질이 된다. 흡연은 방광암의 발생 빈도도 증가시키며, 비록 폐암과 마찬가지로 G→T의 전환돌연변이가 관찰되지만 G→C 전환돌연변이가 방광암에서 주로 관찰된다. 이것은 담배의 또 다른 발암물질이 체액을 통하여 방광에 운반되었다는 것을 의미한다.

반면 간암에서 G→T의 전환돌연변이가 높은 이유는 식품에 있는 aflatoxin과 같은 커다란 부가물이 G에 부가된 것과 같은 유형이다. 대장암에서는 G→A의 전이돌연변이가 코돈 175에서 높은 비율로 나타나는데, 이는 작은 DNA 부가물이 G에 부가되는 발암물질이 대장암에 관여하는 것을 의미한다. 피부암에서는 C→T 전이돌연변이가 피리미딘 이량체에서 나타나며 이는 자외선에 의해 유도되는 암에서만 발견되는 돌연변이다.

유전체 불안정성 및 DNA 수선

유전체 불안정성(genomic instability)은 대부분의 암에서 나타나는 특징이다. 이 현상에서는 이수성과 같은 비정상적인 염색체의 숫자와 구조가 자주 관찰되며, 미세위성(또는 미세부수체) DNA 불안정성(microsatellite instability)이 높은 비율로 나타나고, 염기쌍 돌연변이의 빈도가 증가하게 된다. 종양유전자 및 종양억제유전자의 아집단(subset)에 속한 DNA 수선 유전자들은

DNA 손상을 검출하는 과정이 시작되게 하고, 수선을 위하여 세포주기를 중지하도록 하는 경로를 활성화시키며, 만일 손상이 너무 크면 세포사멸을 유도하는 경로를 활성화되게 한다. 전형적으로 수선경로의 손상은 직접적으로 암을 일으키지는 않지만, 원종양유전자와 종양억제유전자에 돌연변이가 일어날 기회를 증가시켜서 유전자의 불안정성이 증가하는 결과를 가져오게 한다.

두 가지 주요 유형의 DNA 수선이 존재한다. 첫째로 자외선과 이온화 방사선, 돌연변이 유발 화학물질, 박테리아 및 곰팡이 독소와 같은 외부 요인으로 인하여 일어난 DNA 손상을 수선한다. 여기에는 염기절단수선(BER) 경로와 뉴클레오티드 절단 수선(NER) 경로가 포함되어있다. 두 번째 유형의 손상 수선은 DNA 복제 과정 동안에 생기는 실수를 수선하는 것이며 여기에는 미스매치(부정합) 수선(MMR) 경로가 포함된다.

BER(base excision repair)은 변화된 염기의 절단과 회복에 관여한다. 이것은 대부분의 자발적인 알킬화 및 산화적 DNA 손상에 대한 주요 DNA 수선 경로이다. BER의 결손은 보통 MYH-연관 용종증(polyposis MAP)라고 불리는 가족성 선종성 용종증(FAP)의 상염색체 열성의 암 성향과 연결되어있다. MGMT 유전자의 돌연변이는 DNA 알킬화로 인한 손상이 일어나게 하며 신경교모세포종, 대장암, 비소세포폐암, 위암, 두경부 평편세포암종에 연관되어있다.

인간에서 NER(nucleotide excision repair)은 가장 다재다능하며 가장 많이 연구된 DNA 수선 시스템이다. 손상된 한 염기만을 교정하는 BER과 달리 NER은 손상된 염기 인근의 20 ~ 30 뉴클레오티드를 모두 제거하고 대체하는 복잡한 과정을 거친다. NER은 뉴클레오티드에 benz-opyrene이나 aflatoxin과 같이 비교적 커다란 화학물질이 뉴클레오티드에 부가되었을 때, 이러한 뉴클레오티드를 제거하기 위해 일어난다. 또한 NER은 UV 노출에 의한 발생한 T-T 이량체를 제거하여 DNA 손상을 수선한다. 상염색체 열성 유전 질환으로 편평세포 및 기저세포 피부암의 성향이 특징인 색소건피증(xeroderma pigmentosum)을 일으키는 xeroderma pigmentosum group C(XPC) 유전자가 NER에서 결손되어 있다. XP 유전자에는 XPA부터 XPG 7개의 유전자가 관여하며 모두는 종양억제유전자로 관리인유전자에 해당된다.

마지막으로, DNA 부정합 수선(mismatch repair, MMR)은 DNA를 복제하는 동안 미스매치된 염기의 확인, 제거, 그리고 수선을 담당하는 수선시스템이다. 이것은 인간 유전체 전반에 걸쳐 분포하는 보통 몇몇(1 ~ 5) 개의 뉴클레오티드가 여러 번 반복되는 DNA 구간인 미세위성 DNA에서 도입된 복제 에러(error)를 교정한다.

미세위성(미세부수체)의 반복적인 성질로 인하여 DNA loop의 삽입 또는 결손에 이르게 하는 복제 에러의 취약성을 나타내는 결과를 가져온다. 이 과정은 미세위성의 불안정성(MSI)으로 알려져 있으며 연속반복서열에서 DNA 중합효소의 미끄러짐에 의해 일어난다. MSI는 HN-PCC(유전성 비폴립성 대장암; hereditary nonpolyposis colorectal cancer)에서 보편적인 발생하는 분자적 현상이다. 미스매치수선에는 MSH2, MSH3, MSH4, MSH5, MSH6 등 유전자가 관여하며 NER의 경우와 마찬가지로 종양억제유전자로 작용한다.

마이크로 RNA와 후성유전학: 암유전학의 새로운 분야

마이크로 RNA(miRNA)들은 mRNA의 발현을 억제하여 조절하는 중요한 작은 크기의 조절성 RNA로 진핵세포에서 유전자 발현을 조절한다.

1) miRNA

miRNA는 전사 후 과정에 작용하여 mRNA의 번역을 억제하거나 mRNA의 분해를 유도한다. 단백질을 암호화하는 유전자들 중 적어도 30%는 miRNA로 유전자 발현을 조절하는 것으로 알려져 있다. 비정상적인 유전자 발현의 결과로 암이 발생하기에 miRNA가 종양 발생과 관련이 있다는 발견은 놀라운 일이 아니다.

2002년 *miR-15a* 및 *miR-16*이 2가지 miRNA는 대부분의 만성골수성 백혈병에서 결손 되었거나 발현이 현저히 저하되었다는 사실이 보고되었다. 후속 연구로 이들 miRNA는 세포사멸을 억제하는 원종양유전자인 Bcl-2 단백질의 mRNA의 발현을 억제하는 작용을 하는 것으로 밝혀졌다. *miR-15a* 및 *miR-16*이 결손된 백혈병 세포를 유전공학적으로 조작하여 두 miRNA를 삽입하여 재발현시키면, 백혈병 세포에서 세포사멸이 진행되고 종양억제유전자가 정상적으로 작동하는 상태로 전환되었다. 다른 유형의 종양에서도 *miR-15a* 및 *miR-16*을 암호화하는 유전자의 위치에 결손이 있음이 발견되어 종양억제역할을 하는 miRNA의 광범위한 중요성을 가지고 있음을 암시한다.

일반적으로 종양에서 miRNA의 발현이 상당히 낮으며 이는 miRNA가 종양억제유전자로서 작용한다는 것을 암시한다. 예를 들어 최초로 발견된 miRNA인 *let-7* miRNA는 가장 중요한 종양유전자 중 2가지인 *rasK* 및 *c-myc* 유전자를 포함하는 일련의 종양유전자를 표적으로 하여 그들의 유전자 발현을 억제한다.

다른 miRNA는 종양유전자로 작용할 수 있다. 몇몇 림프종에서 특정 miRNA 유전자들의 무리(cluster)가 과잉발현되는 것이 보고되었다. 과잉발현은 유전자의 증폭에 의해 유전자의 숫자가 많아지거나 고도의 활성을 가진 전사인자의 작용으로 이룩된다. 동물실험에서 생쥐를 조작하여 특정 miRNA를 과잉발현하도록 형질전환시키면 생쥐에 림프종이 발생하기 때문에 miRNA는 종양유전자처럼 작동한 것으로 판단된다. miRNA가 전반적인 인간 암 발생에서 얼마나 중요한지는 아직 잘 알려져 있지 않지만, 여러 가지 미세배열(microarray) 연구를 통한 수많은 탐색으로 대부분의 암은 특징적인 특정 miRNA 발현 프로필을 가지고 있음이 제시되었다. 최근 연구결과는 이러한 miRNA 프로필이 민감하고 정확한 생체표지자(biomarker)로 사용될 수 있으며, 환자의 정확한 암 유형을 확인하고 치료의 방향을 설정하는 데 도움을 줄 것으로 예상된다.

2) 후성유전학

암 발생 과정에서 유전체의 돌연변이가 주요 암 발생 요인으로 중점적으로 연구되어 왔지만, 최근 들어 후성유전학(epigenetic)적 영향 또한 암 발생 과정에서 중요한 역할을 하는 것으로 밝혀지고 있다. *Epi*라는 그리스어가 의미하는 것처럼 후성유전체(epigenome)는 유전체 "위에" 또는 "외에" 있다는 뜻으로, 후성유전체는 유전자 발현의 조절에 매우 중요하고 근본적인 역할을 하고 있다. 후성유전학은 유전자의 발현을 켜고 끔으로써, 유전자가 단백질을 만들기 위해 사용되는 것을 허락하기도 하며 방지하기도 하여, 세포의 전사기구가 유전자와 상호작용하는 것을 변화시키는 것을 나타낸다.

후성유전학이 암과 연관성을 보이는 이유는 돌연변이가 아닌 DNA의 변화가 유전자 발현의 변화를 이끌 수 있기 때문이다. 적어도 2가지 유형의 후성유전학적 변화가 종양의 진행에 역할을 할 것으로 여겨지는데 이들은 DNA 메틸화와 히스톤 꼬리의 번역 후 변형 과정이다.

① DNA 메틸화

DNA 메틸화는 여러 가지 암에 연관되어있으며, 과메틸화(hypermethylation) 및 저메틸화(hypomethylation)의 2가지 형태로 일어난다. 메틸화는 유전자의 특정 지역에 메틸기가 부착되어 나타나는데, 이 지역은 유전자의 프로모터 부위(조절부위)에 존재하며, CpG 섬으로 알려진, cytosine/guanine이 풍성한 유전체의 지역에 메틸기를 부착되어 나타난다. 이 과정은 정상적인 전사과정을 방해하며 관련된 유전자를 효과적으로 켜고 꺼서, 활성화시키거나 비활성시킬 수 있다. 정상적인 세포에서, 유전자의 프로모터 부위는 메틸화되어있지 않으며 전사가 정상적으로 진행된다. 암세포에서는, 여러 프로모터가 과메틸화 되어있으며 상응하는 유전자들은 전사과정이 비활성화 되기에 이 과정은 유전자침묵(gene silencing)으로 알려져 있다.

DNA 메틸화와 유전자침묵은 종양억제유전자가 기능을 잃어버리는 방식 중 하나로 알려져 있다. 인간 암에서, TP53, CDKN2A, MLH1, RB1과 같은 종양억제유전자들과 세포주기조절 유전자, DNA 수선, 핵 내부에 존재하는 호르몬 수용체, 그리고 세포부착분자의 유전자들은 DNA 과메틸화에 의해 유전자침묵이 일어났음을 밝혀졌다. 모든 유형의 암에서 DNA 프로모터 지역에서 과메틸화가 발견되며 과메틸화가 종양억제유전자를 비활성화시키는 일반적인 방식으로 여겨진다. 가족성 암을 일으키는 유전자의 50%은 산발적인 암에서도 유전자가 침묵되어있는 것으로 나타났다.

CpG 섬과 같은 특정 부위의 DNA 메틸화 이외에도 최근 연구결과에 따르면 반복서열, 각인 유전자, 조직-특이적 유전자, 그리고 침윤과 전이에 관련된 유전자의 DNA 전반에 걸쳐 과메틸화가 보고되었다. 이러한 전반적인 유전체 과메틸화(global genomic hypermethylation) 과정은 유전자 불안정성 및 종양유전자 활성화를 이끌게 되며, 이것들이 종양 진행의 원인이 된다.

② 히스톤 메틸화

후성유전학적 유전자 침묵의 두 번째 기작은 히스톤 단백질의 번역 후 변형 과정이 포함되어있다. 염기성 아미노산 잔기가 풍부한 히스톤 단백질은 DNA를 감아서 뉴클레오솜을 형성하는 작은 단백질이다. 주로 H3 히스톤 단백질의 꼬리 부위에 있는 특정 아미노산 잔기들에 메틸화와 아세틸화 시키는 화학반응으로 유전자가 느슨하게 또는 단단하게 꼬이게 하는 히스톤의 능력을 변화시킨다. 세포에서 아세틸화는 HAT(histone acetyltransferase) 효소에 의해 그리고 HDAC(histone deacetylase)에 의해 아세틸화와 탈아세틸화가 각각 일어나며 메틸화효소(methyltransferase)와 탈메틸화효소(histone demethylase)에 의해 각각 메틸화와 탈메틸화가 일어난다. 암에서는, 탈메틸화와 탈아세틸화가 일어나며, 이러한 화학반응들로 인해 일반적으로 히스톤이 유전자를 더욱 단단하게 꼬이게 하여 유전자가 전사와 번역과정에 노출되는 것을 방해하게 되고 효과적으로 유전자를 침묵시킨다. DNA 메틸화에서와 마찬가지로 히스톤변형의 결과로 아마도 종양억제유전자의 발현이 억제되어 근본적인 유전자 침묵이 일어나며 암이 유발되는 것으로 추정된다.

생각해봅시다

think

1. 암이란 무엇인지 정의하시오.
2. 유전자 이상으로 생성된 암세포의 특징을 설명하시오.
3. 암 발생 과정의 4가지 모델을 요약하시오.
4. RNA virus와 DNA virus를 암 발생 차원에서 비교하시오.
5. 원종양유전자(proto-oncogene)가 무엇인지 설명하시오.
6. 암 발생 과정에서 p53 유전자의 역할을 설명하시오.
7. miRNA에 대하여 설명하시오.

제 8 부

유전과 간호

제 26 장 간호사의 역할

암을 치료하고 정복하는 데에 있어서 간호사의 역할이 얼마나 중요한지 조명할 것이다. 간호사에 대한 꾸준한 교육과 전문성 함양을 강조할 것이다. 최전선에서 환자와 접하는 전문 간호사의 암 유전학에 대한 지식의 중요성을 공부할 것이며, 구체적인 예시 또한 소개하도록 한다.

간호사는 암유전학, 암유전체학, 후성유전학적 연구를 임상적으로 적용하는 병진의학(translational medicine) 분야에서 최전선에 서있는 중요한 위치에 있다. 그 이유는 단지 소수의 의학 유전학자 및 유전학 상담자만이[단지 1,000명~3,000명(미국)] 존재하는 반면, 간호종사자는 직접적으로 암 환자와 접하고 보살핌을 제공하는 일을 수행하는 가장 큰 집단이기 때문이다. 그러므로 간호사는 환자 및 대중에 필요한 유전학적인 정보에 대하여 잘 숙지하고 환자 및 대중에게 정보를 전달할 수 있어야 한다.

미국에서는 4명 중 한명이 암으로 사망하는데 우리나라도 여러 부분에서 미국 통계에 접근하고 있다. 더욱이 모든 암 환자의 70%를 차지하는 노년층 인구가 빠르게 증가함에 따라 암환자의 수는 급속하게 늘어날 것이다. 이러한 연유로 암유전학 및 암후성유전학에 대한 연구 및 이해가 급속도로 발전하고 있으며, 이러한 연구 결과에 대한 지식을 임상에 적용하는데 관한 요구가 증가하고 있다. 현재의 그리고 미래의 간호사들은 암에 대한 이해를 증진시켜, 암 환자 및 암 위험 요인을 가지고 있는 환자의 가족에게 암을 확인하고 이해시키며 직접적인 보살핌을 제공하기 위해 간호사는 적절하게 준비되어 있어야 한다.

암 예방 및 교육

만일 우리가 근본적으로 암의 발생을 줄일 수 있다면, 암을 이해함으로써 어떻게 암을 예방하는가에 대하여 간호사는 환자 및 대중을 교육하고 그들이 교육받은 것의 실천을 유도하는데 모든 가능한 기회를 사용하여야 한다.

암은 후성유전체의 화학적 변화가 시작되게 하는 유전되는 유전적 성향과 환경 및 생활습관에 노출 사이의 복합적인 상호작용의 결과라는 것을 이해함으로써, 간호사는 환자 및 환자가족을 교육할 수 있어야 하며 암의 원인이 되는 물질에 노출되는 것을 줄이고, 건강한 생활습관을 채택하며 유지하도록 하며, 적절한 시기에 암 환자의 가족력을 탐색하는 데 활발한 역할을 취하는 데 노력하여 환자 및 환자가족을 지원하여야 한다.

간호사는 암의 유전성 소인(predisposition)을 암시하는 경고 징후를 인식하여야 한다. 이러한 징후들은 일반적으로 50세 이하의 비교적 젊은 나이에서 암 발생이 시작되는 경우, 가족력 및 가족 중 여러 명이 암에 걸린 경우, 세대를 통하여 유사한 암이 발생하는 경우 등이 해당되며 이러한 성향이 있으면 알아차려야 한다. 유전성 소인에 대한 징후를 확인한 다음 3대에 걸친 가족 건강 내력을 추적하여 표준화된 부호와 용어를 사용하여 가계도를 작성하여야 하며, 전문적인 도움을 받을 곳으로 보내야 할 필요에 대하여 적절한 제공자와 협력하여 유전자 검사와 유전 상담을 받는 것을 용이하게 하여야 한다. 또한 이러한 사례를 보고하고 기록하여야 한다.

환자 및 대중에게 암 예방과 암에 대한 이해에 대한 정보를 적절하게 제공하고 사례를 보고하기 위해서는 간호사들도 정기적으로 임상적인 지식을 향상시키는 활동에 참여하여야 한다. 암유전학, 암유전체학, 암후성유전학 분야는 빠르게 성장하기에 이 특수한 분야에 대한 새로운 정보 및 지식을 습득하는 것이 매우 중요하다. 일상적인 환자 보살핌의 책무와 최신 연구결과를 서로 연결시키는 이상적인 방법은 특정 환자에 대한 병례 검토회의에 정기적으로 참석하는 것이다. 회의에서 논의된 믿을만하고 정확하며 적절한 최신 암유전학 정보를 습득하고, 이러한 정보를 바탕으로 하여 환자의 사정(assesment)에 능통한 의사결정을 할 필요가 있다. 따라서 간호사들은 기회가 주어지면 지속적으로 교육과 연수를 받아야 될 필요가 있다.

직접적인 환자 간호

직접적인 환자 간호 치료에서도 간호사의 역할이 중요시 되고 있다. 간호사는 유전정보가 어떻게 진단, 예후, 그리고 치료를 알려주는가를 환자가 이해하도록 도와주어 환자들이 자신의 치료에 대하여 잘 알고 능동적으로 참여할 수 있도록 도와줄 수 있다.

상당한 부작용을 수반하는 전통적인 세포독성치료제와 달리 표적치료요법은 환자 안전과 간호의 질의 관점에서 상당한 주목을 받고 있다. 특정 암 단백질이나 특정경로를 표적으로 하는 약제는 암세포뿐만 아니라 정상세포도 죽이는 예전의 세포독성약제와 비교하여 더 안전하고 부작용이 적어야한다. 그러나 표적치료제라도 부작용이 있다는 증거들이 늘어나고 있다. 예를 들어, 흑색종(n=540) 환자의 생존율을 증가시킨 단일클론항체 약제인 ipilimumab(약품명 Yervoy)에 대한 연구에서, 이 약은 피부, 위장관, 내분비계에 대한 자가 면역으로 인하여 7명의 약제-관련 사망자를 포함한 여러 가지 심각한 부작용이 연관되어 있음이 밝혀졌다. 또 다른 예로서 imatinib(약품명 Gleevec)을 투여할 수 없거나 반응하지 않는 만성골수성백혈병 환자는 새로운 약제로 타이로신 인산화효소의 억제제인 nilotinib(약품명 Tasigna)을 처방할 수 있다. 그러나 이 약제는 심각한 심장 부정맥을 유발할 수 있다. 이 약제를 복용하는 환자는 자몽 주스와 같은 음식물을 섭취하거나, ciprofloxin, fluconazole, 그리고 CYP3A4 경로를 저해하는 몇 가지 HIV 치료제를 복용하지 않아야하는 것을 간호사는 알아야한다. 마지막 예로서 미국 식품의약청인 FDA는 HER2-음성 전이성 유방암환자에게 Bevacizumab(약품명 Avastin)의 사용 허가를 2011년 취소하였다. 혈관 내피세포의 성장(VEGF)을 저해하는 것으로 알려진 이 단일클론항체 약제는 2008년 전이성 유방암에 치료제로 사용을 허가 받았다. 이 약제의 부작용으로는 심각한 고혈압, 출혈, 심장마비 및 심부전, 코, 위, 장에서 천공의 발생 등이다(다른 유형의 암 치료에는 계속 사용되고 있다).

위에 기술한 여러 예들은 다양한 분야에서 전문가 수준의 능력이 매우 중요하다는 것을 강조하고 있다. 병력의 기록, 신체 사정 기술(skill), 유해한 사례를 지속적으로 모니터하고 기록하는 시스템의 시작하고 참여하는 분야, 예측하지 못했던 사례의 예방 및 관리를 위하여 환자 간호 지침을 개발하고 다른 간호제공자들과 협력하는 분야, 그리고 복용하는 약제, 특히 잠재적인 부작용에 대하여, 약제와 음식물 사이의 상호작용에 대한 환자 교육하는 분야 및 예상하지 못한 약제의 효과에 대한 보고의 필요성과 같은 분야에서 매우 중요하다. 이와 같은 사례연구에 대하여 보고하고 출판하는 것이 암 치료 뿐만 아니라 다른 질환의 관리지침을 수립하는 데 큰 도움을 줄 것이다.

생각해봅시다

1. 앞으로 유전학 지식이 간호사에게 꼭 필요한 이유를 설명하시오.
2. 암 예방 및 교육에 있어서 간호사의 역할이 왜 중요한지 설명하시오.
3. 간호사들에게 필요한 유전학 차원에서의 교육과 연수는 어떤 것들인지 예측해 보시오.
4. 간호사에게 전문가다운 능력이 매우 중요한 이유는?

제 9 부

유전자 치료

제 27 장 유전자 치료의 역사와 원리

유전자 치료에 대한 기대가 커지고 있다. 유전자 치료의 원리는 무엇이며 어떤 생물학적 도구를 이용하여 유전자를 운반할 수 있는지, 그리고 각각의 도구들은 어떤 장점과 단점을 가지고 있는지 알아보도록 한다.

"행복한 인생이란 어떤 것입니까?"라는 질문에 아마 대부분 사람들은 "건강하고 질병 없이 사는 것"이라 대답할 것이다. 하지만 오늘날 산업의 발달과 함께 늘어만 가는 환경오염은 오히려 건강을 해치기 쉬운 실정이다. 우리는 예로부터 수많은 질병들에 시달려 왔지만 그 때마다 현명하게 대처해 왔다. 한때는 치료가 불가능하였던 천연두를 정복한 것도 오래 전 일이고 그동안 의학의 여러 분야에서 눈부신 발전을 이룩해 온 것도 사실이다. 그러나 한편으로는 아무리 의학이 발달하더라도 질병이 근절되기는 커녕 오히려 치료가 더욱 힘든 형태로 나타나기 마련인데 특히 암이나 에볼라 같은 질환들은 아직도 치료가 어려운 실정이다. 더욱이 이러한 질환들은 증상이 매우 심각하며 대개는 사망을 초래하기 때문에 환자 자신은 물론이고, 가정적으로나 사회적으로 불안의 요소가 아닐 수 없다. 따라서 어떤 질병이든지 종식시킬 수 있는 근원적인 치료법을 찾는 것이야말로 건강하게 살기 위해 반드시 필요한 선행 조건인 것이다.

이러한 요구에 부응하여 1990년 9월에 탄생한 것이 바로 유전자 치료다. 유전자 치료는 탄생 초기부터 지대한 관심을 불러 일으켰으며 분자유전학의 발달과 더불어 빠르게 발전하고 있다. 유전자 치료는 우리가 경험하지 못했던 의학의 새로운 장르를 보여줄 것이며 궁극적으로는 "질병 없이 사는 행복한 인생"을 인류에게 선사할 것으로 기대되고 있다.

유전자와 유전자 치료

생명과학자들은 근원적인 치료의 열쇠를 "유전자(gene)"에서 찾고자 한다. 우리에게 이미 "유전자"라는 단어는 낯설지가 않은데, 그 이유는 아마도 유전공학이 그동안 올렸던 성과에 대하여 들을 수 있는 기회가 많아졌기 때문일 것이다. 더욱이 유전자 조작을 통하여 백신 및 항암제를 개발 중에 있다는 소식은 우리에게 한층 희망을 안겨 주고 있다. "유전자 치료"는 바로 유전자의 구조와 기능을 철저히 이해하는 데서 비롯될 수 있는 것이다.

유전자의 실체는 DNA이다. DNA에는 사람이 살아가는 데 필요한 모든 유전정보가 들어 있으며 그 숫자는 대략 25,000개 정도일 것으로 알려져 있다. 이러한 유전정보의 형태적 단위가 곧 유전자이며 결국 DNA의 한 부분인 셈이다. 세포 하나에 들어 있는 DNA의 길이는 약 2 m이고 사람은 약 100조 개의 세포로 이루어져 있다. 만일 한 사람에게서 꺼낸 DNA를 모두 연결시킨다면 그 길이가 지구와 태양을 왕복하고도 남을 정도라고 하니 이것은 유전자의 규모가 얼마나 방대한지를 단적으로 보여주는 것이라 하겠다.

유전자를 흔히 생명의 근본 물질, 또는 생명의 원동력이라 한다. 이는 사람이 부모를 닮는 것은 물론이요, 먹고 마시는 행위에서부터 태어나서 성장하고 아프고 늙어가는 것 등 모든 일들이 유전자의 통제 아래 있다는 뜻이다. 이것은 곧 유전자의 부적절한 통제가 질병의 근본적인 원인이므로 이를 적절히 조절할 수만 있다면 인류를 위협하는 모든 질병들을 치료할 수 있다는 의미이기도 하다. 우리나라와 미국을 비롯한 여러 나라가 힘을 합쳐 이미 "인간게놈프로젝트(Human Genome Project)"를 완결지었다. 이는 신이 창조한 프로그램의 수수께끼를 인간의 힘으로 풀고자 하는 것과 비슷한 노력으로 앞으로 암과 각종 질병에 관련된 유전자들이 그 모습을 드러내게 될 것이다.

짧은 역사이지만 유전자 치료가 우리에게 보여준 잠재력은 참으로 희망적인 것이 아닐 수 없다. 21세기 미래 의학으로서 유전자 치료는 이미 우리 생활 속에 깊숙이 들어와 있다. 소위 유전공학이니, 유전자 재조합 기술이니 하는 첨단 기법들과 함께 유전자 요법은 금세기 최고의 의학기술 혁명이라 할 수 있다.

유전자 치료의 역사

1976년에 암유전자(oncogene)가 최초로 보고되면서 인체유전학이 탄생하였다. 1977년에는 사람의 성장호르몬을 대장균에서 제조하는 데 성공하였고, 1982년에는 휴물린(Humulin)이라는 이름으로 유전자 재조합에 의한 인슐린을 시판하기에 이르렀다. 1980년대를 우리는 인체 유전학의 전성기라 부르는데 이 시기에 여러가지 암유전자 및 대사 이상에 관련된 유전자들이 분리되었기 때문이다. 1980년대 말에는 이렇게 분리된 유전자를 이용한 출생전 진단(prenatal diagnosis)이 가능해졌고 이로 인해 선천성 대사 이상을 가진 어린이의 출생을 예방할 수 있게 되었다. 그러나 출생전 진단만으로는 치료의 효과를 기대할 수가 없고, 특히 암과 같은 질환에는 응용이 어렵다는 한계가 있으므로 보다 직접적인 유전자 차원에서의 치료법 개발이 학자들 사이에서 끊임없이 요구되었다. 이러한 요구에 의해 마침내 1990년 9월 14일 인류 역사상 처음으로 인간 스스로의 유전자를 재조합하는 유전자 치료가 탄생되었다. 그리고 그 결과는 기대했던 것보다 훨씬 고무적인 것으로 확인되었다.

우리는 현재 유전자 치료의 시대에 살고 있다. 지금도 밤낮 없이 세계의 유전학자들은 새로운 처방전을 개발하기 위해 노력하고 있고 한편으로는 이미 여러 환자들을 대상으로 상당한 치료 효과를 거두기도 하였다. 유전자 치료에 사용되는 도구가 생명의 근본인 DNA이니만큼 유전자 치료의 급속한 발전은 인류에게 새로운 경험을 안겨다 줄 것이다. 유전자 치료는 인류가 꿈꾸어 온 근본적인 치료법으로서 "질병 없고 건강한 인생"을 가져다 주기를 우리 모두 기대하는 바이다.

유전자 치료의 원리

유전자 치료(gene therapy)는 한마디로 말해서 정상적인 유전자를 환자에게 넣어 주어 유전적 결함을 치료하고자 하는 기술이다. 조금 더 자세히 표현하면 기능이 정상인 유전자를 환자의 세포로 이식시켜 주는 기술이다. 물론 유전자 치료가 궁극적으로 추구하는 치료란 단 한번의 시술로서 전혀 부작용없이 그 질병이 완치될 수 있는 것을 의미한다. 유전자 치료는 원래 선천성 대사 이상을 치료하기 위해 개발되었지만 지금은 암이나 에이즈 치료 등에 더욱 많이 이용되고 있다. 유전자 치료의 원리는 크게 촉진과 억제의 두 가지로 생각해 볼 수 있다.

첫째, 유전자의 이상이 유전자 발현의 감소를 야기하거나 기능의 저하를 일으키는 경우이다. 이 때는 환자에게 정상적인 유전자를 이식하여 발현의 증가를 유도해야 될 것이다. 여기서 발현이란 유전정보에 따라 단백질이 만들어지는 과정을 의미한다. DNA에 들어 있는 유전정보에 따라 mRNA가 만들어지고 이 mRNA에 의해 최종적으로 단백질이 만들어지는 것이다. DNA는 핵에 들어있는 반면 단백질은 세포질에서 만들어지기 때문에 유전자의 정보를 핵에서 세포질로 옮기기 위한 중간물질이 필요한데 이것이 바로 mRNA이다. 결국 단백질은 유전자의 설계대로 만들어진 최종 산물인 셈이다. 이렇게 만들어진 단백질들 중에는 헤모글로빈처럼 산소를 운반하는 것도 있고, 항체로서 면역반응을 하는 것, 생화학 반응을 위한 효소로서 작용하는 것 등 여러가지가 있게 되고 이들은 우리 몸의 중요한 생리 기능들을 담당하게 된다. 이렇듯 우리 몸에서 실제로 일을 하는 것은 단백질임에도 불구하고 DNA를 생명의 근본 물질이라 부르는 이유는 바로 이들 단백질이 DNA의 유전정보대로 만들어지기 때문이다. 만약에 유전자가 고장이 나서 발현되지 않으면 단백질이 만들어질 수 없고 결과적으로 그 단백질이 조절하는 생리 기능이 마비되어 암이나 대사 이상이 초래되기 때문이다. 인류 최초의 유전자 요법은 아데노신 탈아미노 효소(adenosine deaminase)의 유전자가 선천적으로 고장이 난 환자에게 정상 유전자를 이식해 준 치료였다.

두 번째는, 유전자가 변이를 일으켰을 때 그의 발현이 오히려 증가하는 경우이다. 대표적인 예로는 암유전자라 부르는 일군의 유전자들이다. 이들은 평소에는 세포에서 정상적인 생리 기능을 담당하고 있는데 어떤 원인(예를 들면 바이러스 감염 등)에 의해 갑자기 그 발현이 대폭 증가할 수 있고 그렇게 되면 정상 세포를 암세포로 전환시켜 버린다. 이런 때는 이들 암유전자의 발현을 억제할 수 있어야 할 것이다. 유전자의 발현을 억제하기 위해서는 안티센스 올리고뉴클레오티드(antisense oligonucleotide)라 불리우는 인공적으로 합성한 짧은 DNA를 세포 내로 주입하는 방법이 알려져 있다. 안티센스 올리고뉴클레오티드란 앞서 말한 mRNA와 형태적으로 거울 대칭상이라 서로 결합할 수 있는 구조이다. 암유전자의 안티센스 올리고뉴클레오티드를 세포에 넣어 주게 되면 이들은 암유전자의 mRNA에 결합할 것이고 안티센스 올리고뉴클레

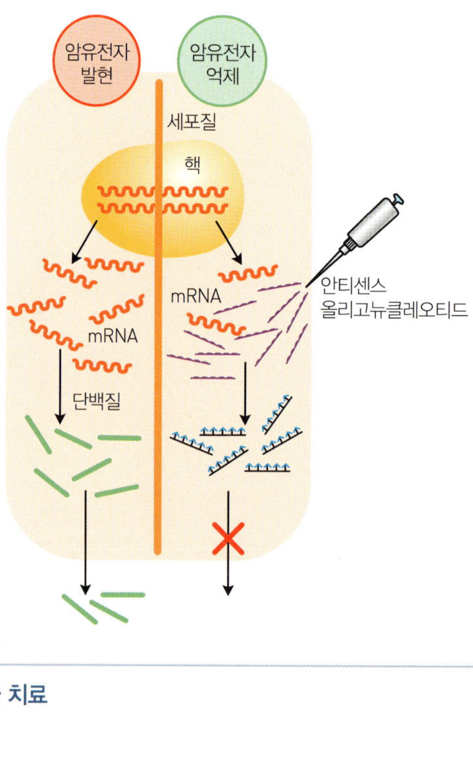

antisense를 이용한 유전자 치료

오티드와 결합한 mRNA들은 단백질 합성을 할 수가 없기 때문에 결국 암유전자의 종양 유발 작용을 막을 수 있게 된다.

물론 위에 소개한 두 가지 경우와 조금씩 다른 상황도 있을 것이고, 경우에 따라서는 복합적인 상황 역시 벌어질 것이다. 예를 들어 돌연변이로 말미암아 암유전자의 발현이 증가하면서 동시에 암 억제 작용을 하는 p53의 유전자가 고장났다면 안티센스 올리고뉴클레오티드로 암유전자의 발현을 억제하는 한편 동시에 정상적인 p53 유전자를 세포에 넣어주어야 할 것이다. 이러한 처방들이 자유자재로 이루어지기 위해서는 앞에서 언급한대로 먼저 암관련 유전자들의 구조와 기능을 이해하는 것이 필수적이다. 최근에는 면역세포의 면역성과 항암성을 증가시켜 암을 퇴치하기 위한 유전자 요법도 활발히 연구 개발 중에 있다.

유전자 치료는 한마디로 질병의 근본적인 원인을 부적절한 유전자 발현에 있다고 보는 것이다. 따라서 고장난 유전자의 기능을 정상적으로 회복시키거나 부적절한 유전자의 발현을 적절하게 통제하자는 것이 그 원리인 것이다. 오늘날의 유전자 치료는 더 이상 암이나 유전성 질환만을 대상으로 하고 있지 않으며 사실상 인류에게 일어날 수 있는 거의 모든 질병을 치료 대상으로 하고 있는 추세이다.

유전자 치료란 유전자를 사람에게 이식하여 주는 것이니만큼 세포 내로 유전자 운반이 얼마나 효율적으로 이루어지는가 하는 것이 매우 중요한 문제이다. 그래서 일부 학자들은 '유전자 치료'란 말보다 '유전자 운반'이라는 말을 선호하기도 한다. 특히 살아있는 사람의 100조 개나 되는 세포에 일일이 DNA를 주사할 수는 없기 때문에 어떤 세포를 대상으로 하여 어떤 방법으로 유전자를 넣어 줄 것인가는 참으로 중요한 문제인 것이다.

가장 널리 사용되는 방법은 체외 유전자 조작법(*Ex vivo*)이다. 이 방법은 환자로부터 세포를 일부 채취하고 여기에 이식하고자 하는 유전자를 집어넣은 다음 이렇게 유전자 조작이 끝난 세포를 다시 환자의 몸으로 되돌려 보내는 방법이다. 이때 넣어주는 유전자는 환자에게 없거나 환자가 기능을 잃어버렸던 것이다. 만약 유전자 이식을 림프구에 해주었다면 유전자가 재조합되어 혈액으로 되돌려진 림프구들은 넣어 준 유전자 명령에 따라 혈액에서 단백질을 만들게 될 것이고, 이 단백질을 만들 수 없었던 환자는 정상적인 생리 대사를 회복할 수 있을 것이다. 이렇게 림프구를 사용하게 되면 특히 혈액조직과 관련된 암이나 대사 질환 치료에 유효하게 응용될 수 있다. 1990년에 시도되었던 최초의 유전자 치료도 바로 체외 유전자 조작에 의해 T 림프구에 아데노신 탈아미노(adenosine deaminase) 효소 유전자를 넣어준 것이었다.

물론 질병의 종류와 위치에 따라서는 이외에도 골수의 간세포(stem cell), 섬유모세포(fibroblast), 간세포(liver cell) 등 여러가지 적절한 세포들을 이용하여야 할 것이다. 일부 과학자들 사이에서는 종양세포에다가 직접 p53 같은 종양억제유전자를 이식하고자 하는 방안도 활발히 검토 중에 있다. 다행스러운 것은 처음에 우려했던 것과는 달리 우리 몸을 이루는 100조 개의

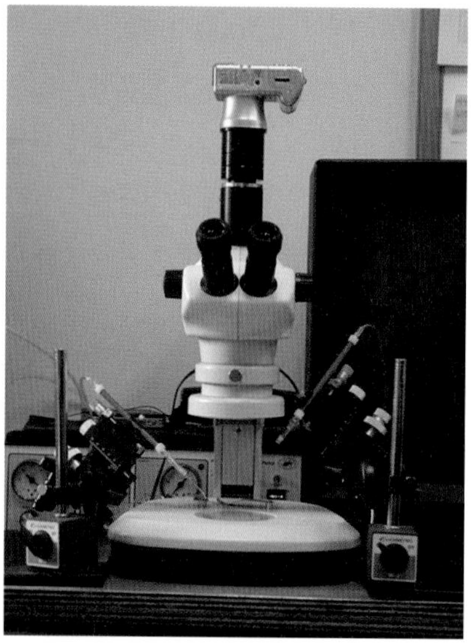

micromanipulator

세포 중 극히 일부에만 유전자를 넣어 주어도 거의 완벽한 치료 효과를 얻을 수 있었다는 것이다. 따라서 앞으로 유전자 치료를 받기 위해서 환자는 아침에 병원에 가서 간단히 혈액이나 세포를 채취해 놓고 집으로 돌아갔다가 다음날 다시 병원에 가서 유전자 조작이 끝난 세포로 치료받으면 될 것이다. 유전자 요법이 이렇게 간단하게 이루어질 수 있다는 것은 이 치료법이 앞으로 모든 환자를 대상으로 한 보편적인 치료법이 될 가능성이 높음을 시사하는 것이다.

그러면 유전자를 세포 내로 어떻게 집어 넣을 것인가? 가장 좋은 방법은 물론 세포를 현미경으로 직접 들여다 보면서 일일이 유전자를 작은 주사기로 찔러 넣는 것이다. Micromanipulator를 이용한 미세주입법(microinjection)이라 불리는 이 방법은 1983년에 사람의 성장호르몬 유전자를 생쥐의 수정란에 이식하여 세 배 크기의 슈퍼마우스(supermouse)를 탄생시켰던 기술이기도 하다.

그러나 유전자 치료가 효과적으로 이루어지려면 아무리 적어도 100만 개 이상의 세포를 유전자 재조합해야 하는 것이 보통이므로 이런 방법은 시간적으로나 효율면에서 사실상 사용이 불가능하다. 그 대신에 현재 널리 쓰이는 방법으로는 바이러스가 세포에 감염되는 특성을 이용하는 방법과 세포막에 위치한 단백질 수용체를 이용하는 방법이 있다.

바이러스란 유전물질이 단백질 껍데기에 둘러싸인 아주 간단한 구조의 원시 생물체이다. 이들 바이러스는 자기가 살아가기 위해 먼저 숙주세포에 감염이 되고 일단 감염이 되면 엄청난 숫자로 증식하면서 숙주세포를 결국 죽이고 만다. 우리가 잘 알고 있는 에이즈나 간염의 원인도 바이러스가 면역세포나 간세포를 파괴하기 때문이다.

레트로바이러스

유전자 치료에서는 이렇게 바이러스가 세포에 감염할 수 있는 성질을 역으로 이용하는데 특히 레트로바이러스(retrovirus)라 불리우는 것들을 주로 유전자 이식의 도구로 사용한다. 먼저 레트로바이러스의 생활사를 간단히 살펴보면 그림과 같다.

레트로바이러스란 RNA가 유전물질인 바이러스로 숙주세포에 감염하면 자기의 RNA를 DNA로 바꾸어 버린다. 이렇게 바뀐 레트로바이러스의 DNA는 세포핵 속으로 들어가서 숙주세포의 DNA에 끼어 들어가게 되는데 일단 끼어 들어가면 그 자리에 계속 머물면서 자기 복제에 필요한 RNA와 단백질을 많이 만들어 내게 된다. 결국 레트로바이러스는 숙주세포를 자기가 복제하기 위한 공장으로 바꾸어 버리게 되고 급기야는 숙주세포를 죽이게 되는 것이다.

분자유전학자들의 노력에 의해 레트로바이러스의 유전자 중 개그(GAG)와 폴(POL), 그리고 엔브(ENV)라 불리는 세 종류가 복제에 반드시 필요한 것으로 밝혀졌다. 특히 *Pol* 유전자는 역전사효소를 만들기에 필수적인 유전자이다. 만약 *Pol* 유전자를 제거해 버리고 대신 그 자리에 우리가 원하는 유전자를 재조합해 넣어 준다면 레트로바이러스는 숙주세포의 DNA로 끼어는 들어가지만, 자기 복제를 하는 대신 새로 넣어준 유전자의 명령에 따라 유용 단백질을 만들게 될 것이다. 암세포에 p53 같은 종양억제유전자를 이식했다면 암세포는 p53 단백질을 만드는

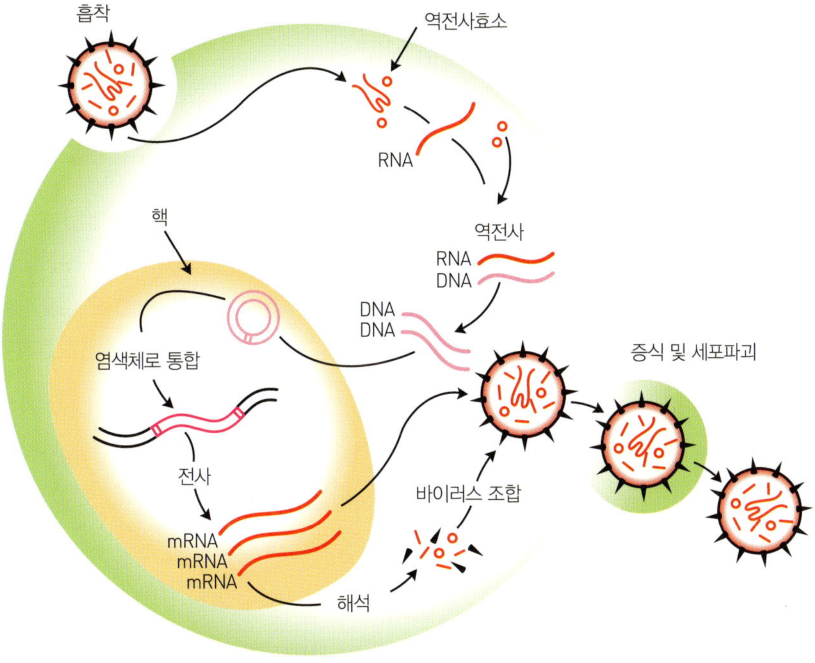

레트로바이러스의 생활사

공장으로 바뀌게 되고 스스로 발현하는 p53의 효과때문에 자멸하게 될 것이다.

레트로바이러스를 이용한 유전자 치료는 그동안의 보고에 의하면 강력하면서도 효과적인 것으로 알려져 있다. 그럼에도 불구하고 레트로바이러스를 이용한 유전자 치료가 완벽하게 되기 위해서는 아직 보완해야 할 문제점들이 남아 있다. 첫째는 레트로바이러스가 분열하는 세포에만 감염될 수 있다는 점이다. 이것은 우리 몸을 이루는 대부분의 세포들이 더 이상 분열하지 않는다는 점을 생각할 때 레트로바이러스를 이용한 유전자 치료의 대상 범위를 크게 좁히는 것이 아닐 수 없다. 다만 암세포는 계속해서 분열하는 세포이니만큼 암을 치료하기 위한 레트로바이러스 유전자 치료법은 매우 기대되며 앞으로도 그 전망이 밝을 것으로 예상된다.

레트로바이러스의 또 다른 문제점은 자신의 DNA가 숙주세포의 DNA 속으로 끼어 들어갈 때 그 위치가 무작위적이라는 것이다. 이것은 유전자 요법의 안전성 때문에 중요한 문제인데 경우에 따라서는 레트로바이러스가 정상적인 종양억제유전자를 두 토막내면서 그 가운데로 끼어 들어갈 수도 있기 때문이다. 이렇게 된다면 종양억제유전자가 기능을 잃을 것이고 그 결과 새로운 암이 유발될 가능성을 배제할 수 없기 때문이다. 이러한 이유 때문에 아직은 레트로바이러스로는 체외 유전자 조작법에 의한 치료만을 허용하고 있고 특수한 경우 외에는 환자에게 직접 시술하는 것을 금하고 있다. 체외 유전자 조작이 안전한 이유는 유전자 재조합을 해서 환자에게 되돌려준 세포는 체내에서 수명이 다하면 자동적으로 소멸하여 버리므로 다른 세포들을 암세포로 전환시킬 위험이 없기 때문이다. 레트로바이러스의 이런 문제점들을 해결하기 위해 일부 학자들간에는 유전자가 항상 일정한 부위에만 끼어 들어갈 수 있도록 유도하는 연구를 진행 중이긴 하지만 아직 임상적으로 응용하기에는 초보적인 수준이다.

아데노바이러스

유전자 치료에 사용되는 또 다른 바이러스는 아데노바이러스(adenovirus)이다. 아데노바이러스는 원래 호흡기에 감염되어 감기 증상을 일으키는 바이러스인데 레트로바이러스의 단점들을 보완하기 위하여 개발된 것이다. 아데노바이러스는 유전물질로 DNA를 가지고 있다는 점과 분열하지 않는 세포에도 감염될 수 있다는 점, 그리고 세포에 감염되었을 때 DNA가 숙주세포 DNA에 끼어 들어가지 않고 그냥 핵 속에 일시적으로 머무르면서 발현된다는 점들이 레트로바이러스와 다른 특징이다. 분열하지 않는 세포에도 감염될 수 있기 때문에 치료 대상으로 할 수 있는 질병의 범위가 매우 넓고, 숙주세포 DNA에 끼어 들어가지 않으므로 종양억제유전자를 파괴할 염려도 없어 최근에 각광을 받고 있는 새로운 유전자 요법의 도구이다. 그러나 숙주세포의 DNA 속으로 끼어 들어가지 않기 때문에 이식한 유전자의 발현이 일시적이라는 점과 계속적인 아데노바이러스의 투여는 환자에게 면역반응을 불러 일으키기 때문에 장기적인 치료가 어렵다는 점들이 아데노바이러스의 단점이다. 따라서 아데노바이러스 역시 장기적인 유전병의 치료보다는 단기적이면서도 강한 치료 효과가 요구되는 암 치료에 주로 이용되고 있다. 그러나 단기적인 치료 효과에도 불구하고 호흡기 세포에 감염이 용이하다는 특수성때문에 낭포성 섬유증(cystic fibrosis)같은 유전성 질환 치료에 종종 사용되기도 한다.

아데노 위성 바이러스

최근에 아데노 위성 바이러스(adeno-associated virus)가 개발되어 시험 중에 있다. 이 바이러스는 아데노바이러스의 장점을 모두 가지면서도 면역반응을 불러 일으키지 않기 때문에 장기적인 치료에 사용이 가능하다는 장점이 있다. 또한 염색체 19번의 일정한 위치에만 끼어들어가기 때문에 안전성이 높다는 것도 장점이다. 다만 아직은 그 제조 방법이 까다롭다는 어려움 때문에 널리 사용되지 못하는 형편이다.

기타 바이러스

이외에도 신경조직에 감염이 잘 되기 때문에 뇌종양 치료에 이용하고자 연구 중인 단순 헤르페스 바이러스(herpes simplex virus)가 있으며 일부에서는 에이즈 바이러스(HIV virus)를 직접 유전자 요법의 도구로 사용하려는 노력도 적극 검토 중에 있다.

수용체를 이용한 유전자 운반

한편 바이러스를 사용하지 않는 유전자 이식법들도 활발히 개발 중인데 이 중 하나는 세포막에 위치한 단백질 수용체를 통해 DNA를 세포 내로 운반하는 것이다. 세포는 생명활동을 유지하기 위해서 필요한 단백질들을 세포 밖에서 안으로 받아들이는데 이러한 단백질들은 수용체라는 특수한 통로를 통해서만 세포 안으로 들어올 수 있다. 세포막에는 여러 종류의 수용체들이 있으며 서로 다른 단백질들은 제각기 다른 수용체를 통해서만 운반되는 것이 보통이다. 또한 세포마다 필요로 하는 단백질의 종류가 조금씩 다르기 때문에 단백질 수용체의 종류도 세포마다 서로 다르기 마련이다. 이 특성을 이용하여 수용체를 통과하는 단백질에다가 이식하고자 하는 유전자를 갖다 붙여 놓으면 이 단백질과 함께 유전자는 수용체를 통해 세포로 들어갈 수 있을 것이다. 이 때 사용하는 운반 단백질이 암세포에 특이한 수용체를 인식한다면 항암유전자를 암세포에만 특이하게 집어넣어 줄 수 있게 될 것이다. 이런 수용체를 이용한 유전자의 운반은 바이러스처럼 면역반응을 불러 일으킨다든가 또 다른 암을 유발시킬 위험이 전혀 없기 때문에 앞으로 그 개발 전망이 매우 밝을 것으로 예상된다. 더욱이 이 방법은 세포의 분열 여

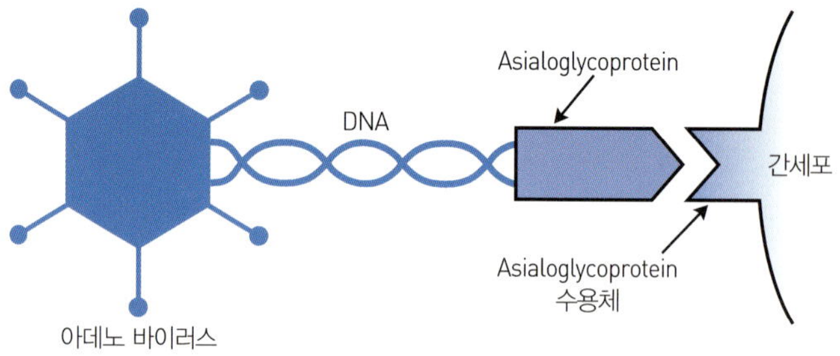

단백질 수용체를 통한 유전자 운반

부와도 상관없이 유전자를 세포로 옮길 수 있다는 점이 또 다른 장점이다.

기타

한편 이외에도 인공지질막으로 DNA를 감싸서 리포소옴(liposome) 상태로 세포에 넣어주는 방법, DNA 총을 이용하는 방법, 초소형 염색체(minichromosome)를 제작하는 방법, 심지어는 DNA를 직접 근육에 주사하는 방법 등 다양한 방법들이 개발 중이거나 시험 중에 있기 때문에 세포로의 DNA 이식 문제는 가까운 장래에 해결될 수 있을 것으로 예상된다.

생각해봅시다

1. 유전자 치료의 원리를 요약하시오.
2. 체외 유전자 조작법(*ex vivo*)에 대하여 설명하시오.
3. 아데노신 탈아미노 효소의 생화학적 기능을 설명하시오.
4. 최초의 유전자 치료에 대해 설명하시오.
5. 레트로바이러스가 유전자 치료에 어떻게 도구로 사용되는지 예를 들어 설명하시오.
6. Liposome을 이용한 유전자 치료를 설명하시오.
7. 아데노바이러스를 이용한 유전자 치료를 설명하시오.

제 28 장 최초의 유전자 치료

최초의 유전자 치료의 원리, 그리고 결과에 대해 알아본다. 그리고 유전자 치료를 대체할 방법은 없는지, 또는 유전자 치료의 대상 범위는 어디까지 가능할지 등은 논의하도록 한다.

1990년 9월 14일은 사람이 처음으로 사람 자신의 유전자를 재조합하는 유전자 치료를 실시한 역사적인 날이다. 환자는 당시 4살 난 아산티(Ashanthi V. DeSilva)라는 여자아이였다. 이 어린이의 병명은 아데노신 탈아미노 효소 결핍증(adenosine deaminase deficiency)으로 열성 유전병으로서 부모가 모두 보인자인 경우에만 나타날 수 있는 선천성 질환이었다. 이 병은 100,000명 중 한 명이 걸릴까 말까 할 정도로 매우 희귀한 병이지만 선천적으로 면역성이 전혀 없어 약간의 감기 증상에도 사망하게 되는 무서운 질병이다. 아데노신 탈아미노 효소는 데옥시아데노신(deoxyadenosine)을 데옥시이노신(deoxyinosine)으로 바꾸어 주어 소변으로 배설될 수 있게 도와 주는 효소이다. 만약 이 효소의 유전자가 선천적으로 고장나 있으면 데옥시아데노신이 체내에 쌓이게 되는데 특히 면역세포인 T 림프구에 축적되게 되면 강한 독성을 나타내어 T 림프구를 모두 죽이게 된다. 그 결과 환자의 혈액에는 T 림프구가 절대적으로 부족하게 되고 따라서 면역성이 심각하게 저하되는 것이다. 유전자 치료가 있기 전에는 골수를 이식받거나 아다젠(Adagen)이라 불리는 소의 효소를 주사맞는 것이 최선의 처방이었는데 이식에 적합한 골수를 찾는 것이 워낙 어려운데다 아다젠 역시 그다지 큰 효과가 없어서 근본적인 치료

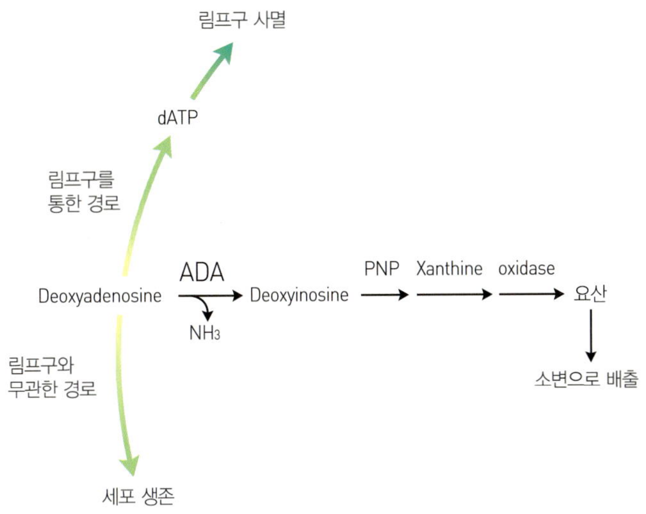

아데노신 탈아미노 효소

가 사실상 불가능한 형편이었다.

그동안의 노력으로 아데노신 탈아미노 효소의 유전자는 이미 1983년에 분리되어 있었다. 최초의 유전자 치료는 전형적인 체외 유전자 조작법이었는데 먼저 어린이의 혈액을 채취하여 백혈구의 일종인 T 림프구를 분리한 다음 여기에 레트로바이러스를 이용해서 정상적인 아데노신 탈아미노 유전자를 이식한 뒤 어린아이에게 재주사하여준 치료였다. 당시에 이 방법으로 치료받은 어린이는 두 명이었는데 이들은 모두 유전자 치료가 없었으면 아마도 벌써 사망했을 어린아이들이다. 유전자 치료 이후 이들이 다른 보통 아이들과 똑같이 아주 건강하게 학교를 다닐 수 있었기에 매우 고무적인 결과가 아닐 수 없다. 이들을 관찰했던 보고에 따르면 편도 등 면역조직의 발달 속도가 정상을 되찾았으며, 세균의 감염 횟수도 현저히 줄어든 것으로 나타나 있다. 물론 보통 어린이들처럼 가끔 아프기도 하지만 거의 정상인처럼 회복 속도가 빨라졌다는 점은 유전자 치료가 성공적이었음을 반영하는 것이다. 게다가 아무런 부작용이 관찰되지 않았다는 것도 반가운 소식이 아닐 수 없다.

그러나 이 치료법 역시 완전하지 못해서 지속적으로 개선되어야 할 것으로 보이는데, 그것은 3~6개월마다 정기적으로 치료를 되풀이해야 하기 때문이다. 이렇게 치료를 되풀이하여야 하는 이유는 유전자를 이식한 대상 세포가 T 림프구이기 때문이다. 세포가 체내에서 수명을 다하면 넣어준 유전자도 함께 소멸되어 버리기 때문이다. 이 때문에 세계 각국의 유전학자들은 T 림프구 대신 줄기세포(stem cell)를 대상으로 유전자 이식을 하기 위한 연구를 현재 진행 중에 있다. 줄기세포란 계속 복제하여 새로운 세포들을 만들어내는 세포로서 이러한 줄기세포에 어떤 유전자를 이식하면 새로 만들어지는 모든 세포들에는 자동적으로 이식해준 유전자가 전달되므로 영구적인 치료가 가능하기 때문이다.

유전자 치료가 인류 건강과 복지에 미칠 앞으로의 영향은 아직 아무도 예측할 수 없다. 그러나 한 가지 분명한 것은 이제 우리는 과거에 경험하였던 것과는 전혀 성격이 다른 새로운 의학의 장을 열었다는 것이다. 최초의 유전자 치료가 성공적이라는 것은 우리에게 그만큼 시사하는 바가 큰 것으로 장차 암과 같은 질환들의 정복도 결국은 우리의 노력에 달려 있음을 분명히 말해 주는 것이다. 의료과학의 놀라운 발전은 어제 불가능하였던 것을 오늘 가능하게 만들어 주고 있다. 유전자 치료의 탄생은 곧 인류를 암과 같은 무서운 질환에서 구원하기 위한 노력의 결실인 것이다.

생각해봅시다

1. 유전자 치료에 합당한 질환으로서의 조건은?
2. 줄기세포가 유전자 치료에 꼭 필요한 이유는?
3. 최초의 유전자 치료를 통해 면역성이 회복되었다는 것을 어떻게 증명할 수 있는가?
4. 최초의 유전자 치료가 실시된 역사적인 날은 언제인가?

제 29 장 암 치료를 위한 유전자 요법

암 치료를 위한 유전자 치료의 방법들, 그리고 응용될 수 있는 대상 암의 범위를 알아보도록 한다. 유전자 치료의 안전성과 안정성, 그리고 더욱 효과적인 치료법으로 자리매김하기 위해 짚고 넘어가야할 문제점들을 알아본다.

유전자 치료의 본래 목적은 유전병을 치료하기 위한 것이었으나 지금은 오히려 암 치료에 더 많이 이용되고 있다. 통계로 보면 최초의 유전자 치료가 시행된 1990년부터 지금까지 실시된 유전자 치료 사례 중 순수하게 유전병 치료를 위한 경우는 대체로 20% 정도에 지나지 않는 반면 오히려 50% 이상의 사례가 암 치료를 위해서 실시된 것들이다. 나머지는 에이즈 등 기타 질병들에 실시된 사례이다. 이렇듯 유전자 치료가 암 치료에 많이 이용되었다는 것은 유전병 환자보다는 암 환자가 더욱 많다는 뜻도 되겠지만 그보다는 유전자 치료가 암 치료에 그만큼 희망적이기 때문이다. 보다 흥미로운 것은 암의 원인 역시 유전자의 변화라는 것이다. 즉 유전자의 부적절한 조절이 세포의 무절제한 증식을 유도하여 정상세포가 암세포로 변하게 되는 것이다. 물론 암이 발생하는 유전자 차원에서의 원인은 매우 복잡하기 때문에 아직도 정확히 알려져 있지는 않다.

보고에 의하면 암의 발생은 여러 단계에 걸쳐 일어나는데 각 단계마다 여러 종류의 암 억제 또는 암 유발 유전자들이 관계하는 것으로 알려져 있다. 이렇듯이 암은 암을 억제하는 유전자와 암을 유발하는 유전자들에서 일어나는 부적절한 통제 때문에 발생하는 것이니만큼 근본적인 치료를 위해서는 유전자 차원에서의 치료법이 강구되어야 하는 것이다. 현재 암을 치료하기 위한 유전자 치료로는 p53같은 종양억제유전자를 암세포에 넣어 주거나, 안티센스 올리고뉴클레오티드로 암유전자의 발현을 억제하는 일, 자살유전자(suicide gene)를 암세포에 넣어 주는 일, 면역세포의 항암 효과를 증대시켜 주는 일, 암백신을 개발하는 일 등이 시험 중에 있거나 연구 중에 있다.

T 림프구 요법

우리 몸에는 종양이 발생하는 것을 막거나 이미 생긴 종양을 제거하는 T 림프구라는 면역세포가 있다. 이들 세포는 종양과 맞서 싸우기 때문에 암조직에서 많이 발견되는데 중요한 점은 이들이 자기가 맞서 싸우고 있는 암조직을 기억한다는 것이다. 암조직의 일부를 수술하여 떼내게 되면 암세포뿐만 아니라 T 림프구도 함께 얻을 수 있는데 이렇게 분리한 T 림프구에 인터루틴-2(interleukin-2)나 인터페론(interferon) 등 항암유전자를 이식하여 암환자에게 되돌려 보내면 이 T 림프구들은 남아 있는 암조직을 다시 찾아가 강력한 항암효과를 발휘하게 될 것이다. 이 이론에 따르면 이미 전이가 일어난 말기의 암환자일지라도 T 림프구가 모든 암세포를

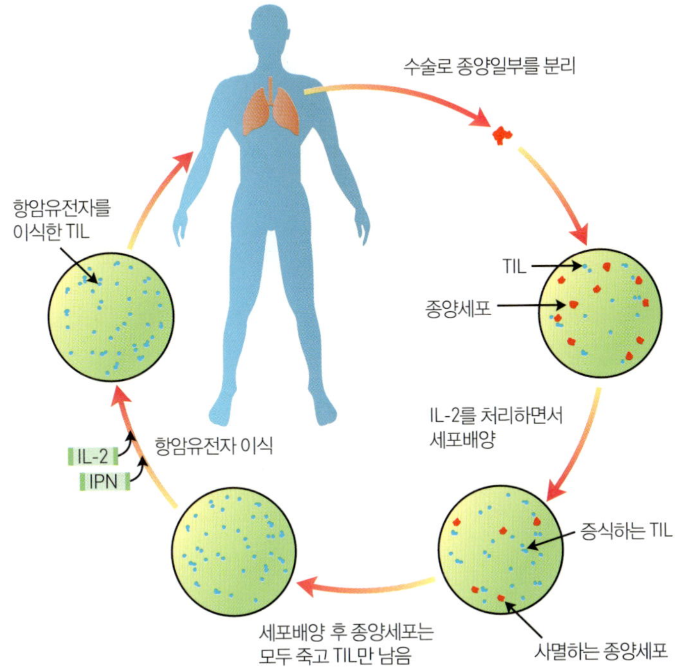

T 림프구 요법

찾아가 죽일 수 있기 때문에 매우 희망적인 치료가 아닐 수 없다. 더욱이 이런 T 림프구들은 암조직에 가서 붙은 채로 항암물질을 만들게 되므로 그 효과가 국소적이라 인터루킨-2를 혈액에 직접 주사했을 때 생길 수 있는 부작용도 배제할 수 있다는 장점이 있다. 이렇게 암조직을 수술하여 분리한 T 림프구를 종양유래림프구(tumor-infiltrating lymphocyte), 약어로는 TIL이라 부른다.

자살 유전자 치료법

이 요법은 티미딘 키나제 효소(thymidine kinase)의 유전자를 가진 세포가 갱사이클로비어(ganciclovir)라는 항생제에 쉽게 죽는 특성을 이용하는 유전자 치료법이다. 즉 종양세포에 이 유전자를 집어넣고 환자에게 갱사이클로비어를 투여하면 종양세포들이 모두 죽는 효과를 바라는 것이다. 특히 이 치료 방법은 뇌종양 치료에 유효한 것으로 잘 알려져 있다. 먼저 티미딘 키나제 유전자가 재조합된 레트로바이러스를 생산하는 세포를 자기공명영상장치(MRI)를 이용해서 뇌종양 부위에 직접 주사한다. 이렇게 하면 뇌종양 속에서 레트로바이러스가 계속 만들어질 것이고 이들은 주위의 종양세포들에 감염되어 퍼져 들어가면서 티미딘 키나제 유전자를 전달하게 될 것이다. 그런 뒤에 환자에게 갱사이클로비어를 투여하면 뇌종양 세포들만 죽게 만드는 것이다. 레트로바이러스는 분열하는 암세포에만 감염되므로 정상적인 뇌세포는 건드리지 않는다는 장점이 있다.

한 가지 문제는 종양에 바이러스를 감염시킬 때 감염율이 100%가 못된다는 점이다. 그러나 이 역시 연구에 따르면 큰 문제가 되지 않을 것으로 보이는데, 옆사람 효과(by-stander's effect)라 불리는 현상 때문이다. 이 효과에 의하면 전체 종양세포 중 60%만 바이러스에 감염되어도 미처 감염되지 않은 주위의 다른 종양세포들이 함께 죽는다는 것이다. 아직은 이 효과의 원인이 뚜렷이 밝혀지지 않았지만 같은 종양 내의 세포들은 서로 영양분과 산소를 긴밀히 주고 받기 때문에 옆의 세포가 죽으면 자동적으로 이러한 공급이 제한되어 따라 죽는 것으로 생각된다. 이러한 자살유전자 요법으로 치료받은 사람들에게서 종양 크기가 현저히 줄어드는 것이 관찰되었으며 아직까지 아무런 부작용도 관찰되지 않았기 때문에 역시 앞으로 기대되는 유전자 치료 중 하나이다.

바이러스 치료

암은 분열하는 세포들로 구성되어 있으므로 레트로바이러스를 이용한 유전자 치료가 가능하다. 대개는 종양억제유전자가 재조합된 레트로바이러스를 환자의 종양 부위에 직접 주사하게 된다. 이 방법은 안전성때문에 아직은 화학요법이나 방사선요법 등 일반적인 치료가 모두 실패한 일부 말기의 환자에게만 선택적으로 실시되고 있으나 동물 실험에서는 상당한 효과가 있는 것으로 알려져 있다. 가장 흔히 넣어주는 종양억제유전자는 역시 p53의 유전자이다. 많은 보고에 따르면 상당수의 암이 이 유전자가 기능을 잃었을 때 유발되는 것으로 보고되어 있다. 따라서 암세포에다가 정상적인 p53 유전자를 이식하면 암억제 효과가 되살아난다는 원리이다. 동물 실험에 의하면 종양 부위에 직접 p53 유전자를 재조합한 레트로바이러스를 주사한 결과, 종양의 크기가 현저하게 줄어든 것으로 알려져 있다. 때로는 p53를 재조합한 아데노바이러스를 사용하기도 한다. 한편 보다 확실한 치료 효과를 기대하기 위해서 종종 바이러스 치료는 화학요법과 병행하여 실시하기도 한다.

MDR-1 유전자 치료

MDR-1(multidrug resistance type 1) 유전자는 각종 항암제에 대한 세포의 내성을 높여주는 유전자이다. 항암제를 강하게 투여할 때의 문제점은 암세포뿐만 아니라 정상 세포까지도 죽게 된다는 것인데 이 때문에 화학요법은 보통 그 투여량에서 제한을 받게 마련이다. 그러나 예를 들어 항암제 투여 전에 미리 골수의 간세포 등에 MDR-1 유전자를 이식하여 놓으면 이 세포들의 내성이 증가하므로 강하게 항암제를 투여할 수 있게 될 것이다. MDR-1 유전자 요법은 뇌종양, 진행성 난소암 등을 대상으로 현재 연구 개발 중에 있다.

종양 백신

이것은 암세포에 유전자 조작을 가하여 종양 백신으로 사용하고자 하는 전략이다. 암조직에서 분리한 종양세포에 항암성을 나타내는 사이토킨(cytokine) 유전자 등을 이식하여 사람에게 주사하면 이 종양세포에 대한 면역체계가 생긴다는 것이다. 동물실험에서 보면 이 방법이 어느 정도 효과가 있는 것으로 보이긴 하지만 이미 크게 발달한 종양을 완전히 억제할 수 있는지는 확실하지 않다. 사람에게는 보통 2주 간격으로 3회 정도 주사하는 것이 보통이다. 종양 백신의 결과에 대해서는 아직 뚜렷한 보고가 없으나 결장암, 유방암 등에 응용하고자 연구가 진행되고 있다.

안티센스 올리고뉴클레오티드

암발생에 관여하는 유전자들이 모두 구조가 밝혀진 것은 아니지만 특정 유전자의 발현이 갑자기 증가하여 암이 유발된 경우라면 그 유전자의 안티센스 올리고뉴클레오티드를 이용하여 발현을 억제할 수 있을 것이다. 문제는 안티센스 올리고뉴클레오티드를 세포 내로 어떻게 넣어줄 것인가 하는 것이다. 현재로서는 유전자를 거꾸로 이식시켜 주어 안티센스 DNA를 발현하게 만들거나 안티센스 올리고뉴클레오티드에 화학물질을 결합시켜 안정성을 높인 다음 직접 체내로 주입하는 방법 등이 강구되고 있다. 후자의 경우 안티센스 올리고뉴클레오티드가 어떻게 목적하는 세포를 찾아갈 것인가 하는 문제점과 안티센스 올리고뉴클레오티드의 안정성의 문제 때문에 아직도 많은 연구가 필요한 요법이다. 안티센스 올리고뉴클레오티드는 특히 케이-라스 암유전자의 발현을 억제하는 데 효과적일 것으로 기대가 된다.

유전자 치료와 안전성

유전자 치료는 인류가 예전에 직접 경험해 본 적이 없는 전혀 새로운 시도인만큼 그에 거는 기대도 크지만 한편으로는 예측하지 못하는 위험도 있을 수 있기에 그 실시 여부를 놓고 여간 조심스러운 것이 아니다. 더욱이 역사가 짧아서 부작용을 살필 만큼의 충분한 시간적 여유조차 없었기 때문에 더욱 불안한 마음을 감출 수 없다. 미국에서는 유전자 치료를 실시하려면 처방전을 미리 마련하여 RAC와 FDA(Food and Drug Administration)라는 두 기관에서 반드시 허락을 받도록 하고 있다. RAC(Recombinant DNA Advisory Committee)는 과학자와 비과학자 20명으로 구성된 국립보건원에 설치되어 있는 기구이다. 실제로는 아직까지 RAC에 의해서 부결된 처방전은 한 건도 없었고 또한 유전자 치료의 부작용도 전혀 보고된 것이 없다. 이 때문에 어떤 사람들은 RAC가 과연 필요한 기구인지에 대해 매우 회의적인 반응을 보이기도 한다. 환자에 대한 치료가 신속히 이루어져야 함에도 불구하고 처방전이 RAC를 거쳐야 하는 만큼 시간적 소비가 크기 때문이다. 그럼에도 불구하고 아직은 유전자 치료가 사람을 대상으로 하고 있으며 우리에게 충분한 경험이 없었다는 사실 때문에 당분간은 다소 지나치더라도 충분한 주의를 기울일 필요가 있을 것으로 보인다. 유전자 치료에 가장 널리 쓰이는 레트로바이러스만 하더라도 새로운 암을 유발시켰다는 보고가 없음에도 불구하고 체외 유전자 조작법만을 허락하고 있는 이유가 바로 이 때문이다. 유전자 치료는 이제 겨우 그 걸음마를 시작했을 뿐이다. 유전자 치료의 처방전은 대부분 아직도 연구 개발 중이며 그 치료 효과조차도 미지수인 경우가 상당수이다. 하지만 언젠가는 유전자 치료가 보편적인 치료법으로 자리잡을 날이 분명히 올 것이다. 그러기 위해서는 예측 가능한 위험은 철저하게 파악하여 피해야 할 것이다. 어쩌면 지금은 지나친 우려인 것처럼 보일지 몰라도 모든 면에 충분히 주의하면서 단계별로 발전시켜 나간다면 유전자 치료에 대한 우리의 신뢰감은 더욱 높아질 것이다.

유전자 치료의 문제점과 미래

유전자 치료는 용어조차 새로우며 상대적으로 짧은 역사를 가지고 있다. 그럼에도 불구하고 유전자 치료에 대한 우리의 기대가 엄청나게 큰 이유는 건강에 대한 현대인의 불안감이 그만큼 크기 때문일 것이다. 유전자 요법의 대상이 암이나 유전병처럼 종래의 방법으로는 완치될 수 없는 질병들이라는 것도 그 이유 중의 하나일 것이다. 생명현상의 근본은 유전자이므로 유전자 차원에서의 치료야말로 가장 궁극적인 치료라는 것이 유전자 요법의 기본 개념이다. 그러나 아직 유전자 치료는 해결해야 할 숙제를 많이 안고 있다. 가장 큰 문제는 안전성의 문제이다. 유전자 치료의 대표적인 도구인 레트로바이러스조차 제2의 암을 유발할 수 있는 가능성이 여전히 존재하기 때문이다. 한편으로는 완벽한 치료가 되기 위해서는 이식한 유전자가 체내에서 거의 영구적으로 발현되어야 하지만 아직은 충분한 숫자의 줄기세포를 얻는 것이 어려워 해결하지 못하고 있는 형편이다. 최근에 일부 학자들이 제대 혈액에서 줄기세포를 얻기 위한 연구를 진행 중에 있다. 제대 혈액 속에는 발생 중인 줄기세포가 가득 차 있기 때문이다. 게다가 이런 세포들은 남에게 이식할 때 면역부적합성을 나타내지 않는 장점이 있어 가까운 시일내에 좋은 연구 결과가 있으리라 예상된다.

유전자 치료의 또 다른 문제점은 사회적인 측면에서 야기되는 것들이다. 가장 염려스러운 것은 유전자 요법이 우생학적 목적을 위해 악용되지 않을까 하는 것이다. 만일 어떤 개인이나 집단이 질병 치료를 목적으로 하지 않고 단지 남보다 우수해지기 위해서 유전자 요법을 사용한다면 이는 자연 법칙에 위배될 뿐만 아니라 인류의 진화를 인간이 마음대로 유도할 수 있느냐 하는 윤리적인 문제마저 제기시키는 것이다. 특히 우려되는 것은 정자나 난자 등 생식세포에 유전자 요법이 시행된다면 자손의 형질을 마음대로 변화시키게 될 것이고 이 역시 걷잡을 수 없는 도덕적 문제를 야기시킬 것이다.

이처럼 유전자 치료에 대하여 긍정적인 면이 강한 것은 사실이지만 아직은 부정적인 시각도 무시할 수 없다. 긍정적이라는 것은 유전자 치료가 그동안 보여준 잠재력이 기대 이상으로 컸기 때문에 우리에게 희망을 안겨준다는 뜻이고 반면 부정적이라는 것은 잘못 사용할 경우 인류 스스로가 자멸하는 위기를 초래할 수도 있다는 뜻이다. 이미 유전자 치료는 그 첫걸음을 내디뎠다. 이 첫 발자욱은 밝은 미래를 창조하기 위한 힘찬 걸음이며 건강한 인류 사회를 만들기 위한 우리의 굳은 의지인 것이다. 분자유전학의 발달과 함께 기술적인 면을 보완하면서 적절한 규제를 통해 현명하게 이를 사용한다면 멀지않은 장래에 유전자 치료는 "질병 없이 오래 사는 것"을 실천하기 위한 "꿈의 치료법"으로써 우리에게 다가올 것이다.

생각해봅시다

1. 안티센스 치료법에 대하여 조사해보시오. 그리고 예를 3개만 말하시오.
2. T 림프구를 이용한 유전자 치료를 설명하시오.
3. 자살 유전자를 이용한 유전자 치료를 설명하시오.
4. By-stander's 효과란 무엇인지 설명하시오.
5. MDR-1 유전자를 이용한 유전자 치료를 설명하시오.
6. 종양백신이 무엇인지 설명하고 향후 성공 가능성에 대하여 개인적 견해를 말하시오.
7. 유전자 치료의 안정성이 왜 중요한지를 설명하시오.

제 30 장 유전상담

선천성 질병을 일으키는 요인을 설명한다. 출생시 결함이나 유전성 질병을 진단하는 산전 검사방법을 기술하고, 어떤 임산부와 가족에게 산전 검사와 선별 검사가 필요한지를 설명한다. 임산부와 가족에게 선전 검사 및 선별 검사에 대한 정보를 제공할 때 간호사의 역할을 기술한다.

유전상담

유전성 질병의 가능성이 있는 예비부모는 유전상담을 통해서 그 문제를 경감시키거나 피할 수 있다. 가계에 유전병이 있는 경우, 유전적 결함이 있는 자녀를 출산한 경우, 습관성 유산의 경험이 있는 경우, 부모의 연령(특히 어머니)이 많은 경우에는 유전상담이 필요하다.

유전상담은 유전학자나 소아과 의사 및 간호사를 비롯하여 유전학과 상담분야에 대한 지식이 있는 사람이 주로 하게 된다. 유전상담은 우선 가계에 유전병이 있는가를 확인하기 위해 부모로부터 가계도(pedigree)에 관한 정보를 얻는다. 이 가계도는 자녀가 유전병을 가지고 태어날 가능성이 있는지 알아보는 데 유용하다. 그리고 혈액검사, 소변검사, DNA 분석을 통해 예비부모가 심각한 유전병을 보유하고 있는지 여부를 알아본다. 일단 모든 정보와 검사결과에 의해 유전병의 가능성이 밝혀지면 유전상담간호사는 몇 가지 대안을 제시할 수 있다. 피임을 해서 아기를 낳지 않기로 결정하거나, 건강한 아기를 출산할 가능성도 있기 때문에 위험을 무릅

쓰고 임신을 하기로 결정하는 것이 그것이다. 현대의학은 태내진단을 통해서 좀 더 확실한 것을 알 수 있고, 유전병이 확실한 경우 여러 가지 의학적 처치도 가능하게 해 준다.

이 장은 산전 검사와 선별 검사에 대해 알려주고 임산부와 가족에게 어떻게 이 검사를 적용하며 유전학적 지식이 대상자의 건강증진과 질병관리에 어떻게 관련되는지를 설명한다.

산전 검사 및 산전 선별 검사

산전 검사와 산전 선별검사는 유전학의 중요성이 커짐에 따라 점점 더 중요해지고 있다. 산전 검사와 산전 선별검사는 용어 자체에서 보면 임신 후 산전에 실시하는 검사처럼 생각되지만 사실 임신 전부터 시작되어야 한다. 왜냐하면 전체 임신의 반 이상이 의도하지 않은 임신인 걸로 밝혀지고 있기 때문이다. 대부분의 여성은 수정이 되고 몇 주가 지나야 임신한 걸 알게 되고 처음 병원을 방문하게 되는 시기는 적어도 8주가 지나야 된다. 하지만 8주쯤 되면 태아의 모든 장기와 신체 계통들은 거의 완전해진다.

대부분의 가임기 여성들은 부인과 검사를 받거나 피임 기구를 장착하기 위해 의료인을 찾아오는데, 사실 수정이 되기 전에 건강 상담(preconception health counseling)을 받는 것이 더 바람직하다. 건강 상담을 받을 때 유전학적 위험 요인을 가지고 있다는 사실을 알게 되기도 한다. 예를 들어, 부부가 Ashkenazi 유태인이라면 자손에게 유전될 가능성이 높은 Tay-Sachs 질병에 대한 선별 검사를 임신 전에 받아야 한다. 이처럼 유전적인 문제나 선천성 기형을 가졌던 가족력이 있는 사람은 임신 전부터 유전 상담을 통해 건강 문제의 유전 가능성 및 유전 검사에 대해 알고 있어야 한다. 임신 전 유전 상담을 통해 부부는 가족계획을 어떻게 세울지에 대해 결정을 하게 된다. 의료인에 의한 수정기간 중 교육(interconceptual education)은 임신이 되면 받게 되며, 잠재된 위험 요인에 대해 알게 된다. 부부는 임신을 유지하거나 피하거나 임신을 종결시키는 것과 같은 결정을 내리게 되고 적절한 산전 유전 선별 검사를 받게 된다.

대부분의 유전 질환은 멘델의 유전 방식을 따르며, 낭포성 섬유증과 Tay-Sachs 질병은 상염색체 열성 유전으로 유전이 된다. 상염색체 열성 유전 질환은 진단 전까지 가족력이 있다는 사실을 모르는 경우가 많다. 부부 두 사람 모두 유전자를 가지는 경우 질병에 걸릴 확률은 높아진다. 신경섬유종증(neurofibromatosis)과 헌팅턴 병은 상염색체 우성 유전으로 유전되며, 대부분의 경우 가족력이 있다는 것을 알고 있다. 듀시엔느형 근이영양증과 색맹은 X-염색체 연관 열성으로 유전된다. 여성의 미토콘드리아 DNA에서 유전되는 유전 질환도 있으며, 이런 경우 심장, 골격근, 뇌 등 여러 장기에 영향을 미치고 아주 복잡하다. 자녀의 유전 가능성은 다양하며 비정상적인 미토콘드리아 DNA의 양에 따라 달라진다.

유전성 질병을 초래하는 유전 요인을 확인할 때 고려해야 할 또 다른 사항이 있다. 상염색체 우성으로 유전되는 헌팅턴 병은 세대가 지나면서 증상이 더 심해지고 부모보다 자손에서 더 빨리 발현하는 발현 촉진(anticipation) 현상이 나타난다는 것이다. 또 유전된 두 개의 대립 유전자 중 오직 한 개에서 발현되는 "유전체 각인(imprinting)"의 대표적인 질병인 엔젤만 증후군(Angelman syndrome)과 프라더 윌리 증후군(Prader-Willi syndrome)도 있다. 한 쪽 부모로부터 두 개의 염색체를 모두 유전 받는 한 쪽 부모의 이염색체성(uniparental disomy)도 있다.

유전 검사: 정규 산전 검사

유전과 관련된 많은 정보를 얻을 수 있는 방법은 3대에 걸친 가족력을 확보하는 것이다.

간호사는 가계도를 통해 가족력을 광범위하고 정확하게 기술할 때 많은 정보를 예상할 수 있다. 가계도에 사용되는 기호는 다음과 같다.

질병 발생의 가족력이 없는 경우 실시하는 일반적인 선별검사를 인구 집단 선별검사(population-based screening)라 한다. 인구 집단 선별검사는 질병이 있거나 나타날 가능성이 있는 대상자를 찾아내기 위해 실시한다. 예를 들어 신생아 선별검사와 산전 모체의 알파태아단백(maternal serum alpha-fetoprotein, MSAFP)이 여기에 해당한다.

가장 보편적으로 사용되는 초음파검사는 임신 14주 후에 할 수 있으며, 임부의 복부에 초음파를 통하게 함으로써 자궁내부의 사진을 찍어 태아의 영상을 볼 수 있게 해준다. 초음파는 신체기관에 따라 흡수나 방향의 정도가 다르기 때문에 이를 통해 태아에 관한 많은 자료를 제공받게 된다. 정확한 임신기간, 쌍생아 출산의 가능성, 탯줄이나 태반의 위치, 자궁 내 이상이나 태아의 사망여부를 알 수 있다. 초음파 검사는 많은 부모들로 하여금 자신의 아기를 처음 '만나는' 기쁨을 안겨준다. 일반적으로 초음파검사는 안전한 것으로 생각되지만, 너무 자주 검사를 받게 되면 태아의 성장에 부정적인 영향을 미칠 수 있다.

정규적인 산전 혈액 검사는 주로 산모의 혈청을 통한 선별 검사로 다운증후군, 18번 삼체성,

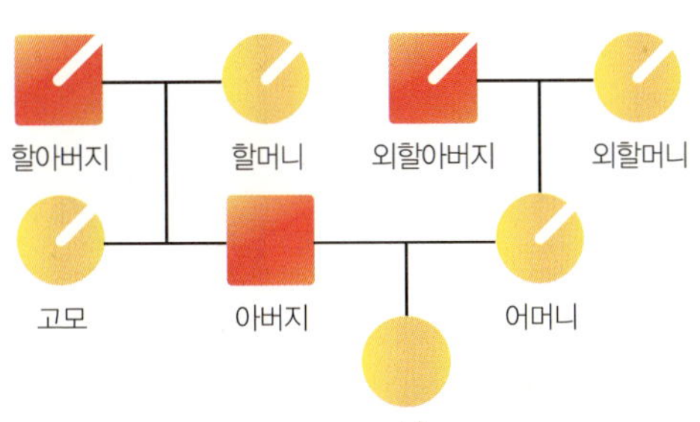

가족력: 3대

표준화된 가계도 기호 및 관계

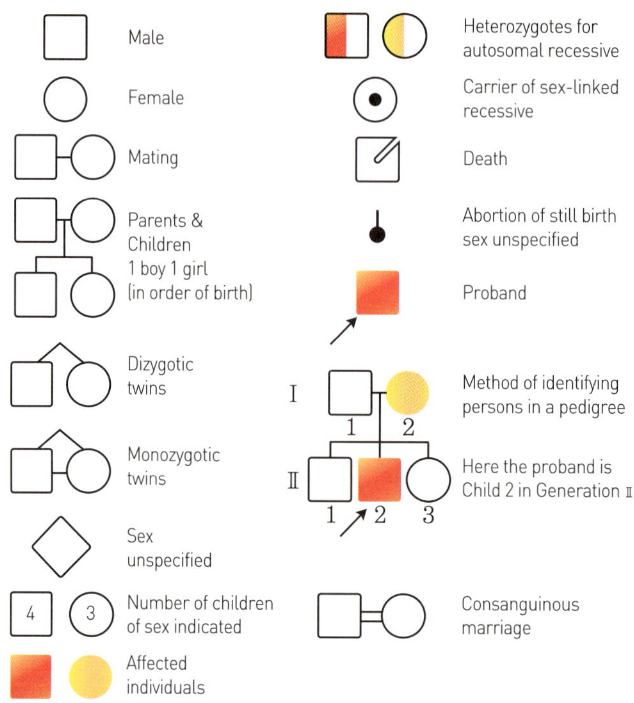

가계도에 사용되는 기호

뇌수종과 이분척추 같은 신경관 결손이 의심되는 경우 실시한다. 삼중 선별검사(triple screen)에는 모체의 알파태아단백(maternal serum alpha-fetoprotein, MSAFP), 융모성 생식선 자극호르몬(human chorionic gonadotropin, hCG), 모체혈청 unconjugated estriol(uE3)이 포함되고, 사

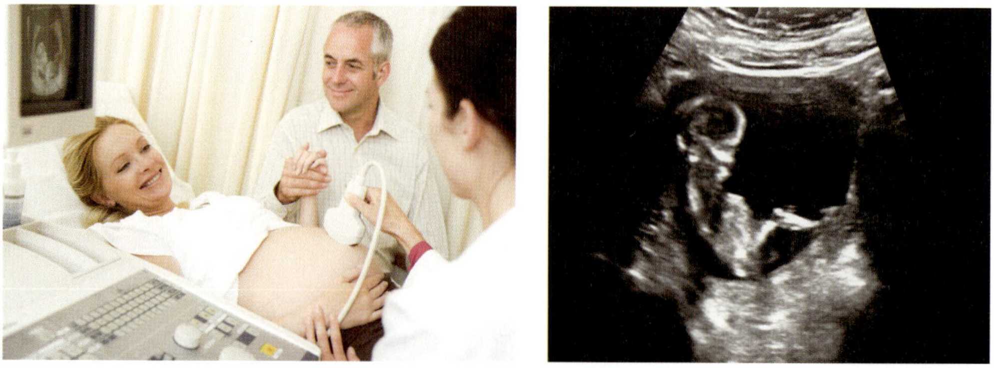

산모의 초음파 촬영 모습

중 선별검사(quad screening)에는 inhibin-A(INH-A)가 추가된다. 비정상적으로 높거나 낮은 결과치가 나온 산모는 검사를 한 번 더 해본다. 그 결과에서도 비정상 결과치가 나오면 진단적 검사를 해야 한다. 21번 삼체성과 같은 유전 문제는 산모의 연령이 35세 혹은 그 이상의 산모에게서 나타날 가능성이 높다.

산전 진단 검사

양수검사(amniocentesis), 융모검사(chorionic villus sampling, CVS) 등을 통해 태아의 유전적 결함을 출산 전에 미리 알아볼 수 있다.

1) 양수검사

35세가 넘으면 염색체 이상이 급격히 증가하므로 35세 이상의 임부는 양수검사를 받는 것이 좋다. 양수검사는 주사기를 가지고 태아를 보호하는 양막의 아랫부분에서 소량의 양수를 채취하는 방법이다. 양수는 태아의 세포를 포함하고 있으므로 세포의 염색체를 분석하여 다운 증후군, 테이삭스병, 적혈구성 빈혈, 낭포성 섬유증, 혈우병, 성염색체 이상 등 200여 종의 유전적 결함을 판별해 낼 수 있다. 태아의 성별도 양수검사로 알 수 있는데 이것은 혈우병과 같이 성과 관련이 있는 유전병을 진단하는 데 도움이 된다. 충분한 양의 양수를 얻을 때까지 기다려

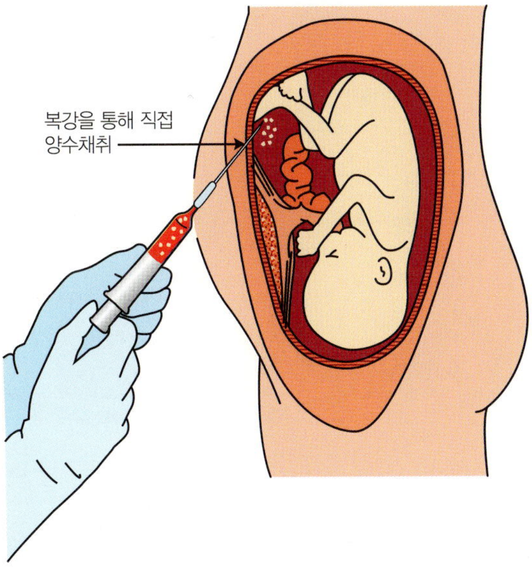

양수검사

야 하므로, 최소한 임신 14~16주 이전에는 양수 검사를 할 수 없으며, 검사결과는 2주 후에나 알 수 있으므로 태아가 심각한 결함이 있는 경우라도 유산을 하기에는 너무 늦다. 그리고 양수 검사를 너무 일찍 하게 되면 자연유산의 위험을 초래할 수 있다.

2) 융모검사

양수검사만큼 정확하지는 않지만 임신 8~10주 전에 양수검사의 대안으로 실시하는 융모 검사에 의해서도 유전적 결함에 대한 정보를 제공받을 수 있다. 융모 검사 시 질과 자궁경부를 통해 카테터를 집어넣거나, 배에 주사바늘을 넣어 태아를 둘러싸고 있는 융모막에서 태아세포를 추출한다. 이를 분석하여 유전병 유무를 알 수 있다. 융모막은 임신 2개월간 태아를 둘러싸고 있는 조직층으로서 나중에 태반으로 발달한다. 융모 검사의 장점은 임신 2개월 이내에 검사할 수 있다는 점과 결과를 빨리(24시간~1주일 이내) 알 수 있다는 점이다. 융모검사의 단점은 양수검사보다 유산의 위험이 훨씬 높고, 드물게는 사지 기형(limb deformities)의 원인이 되기도 한다. 그리고 융모 검사는 결과가 확실하지 않은 경우가 많으므로 이때에는 양수검사를 받아야 한다.

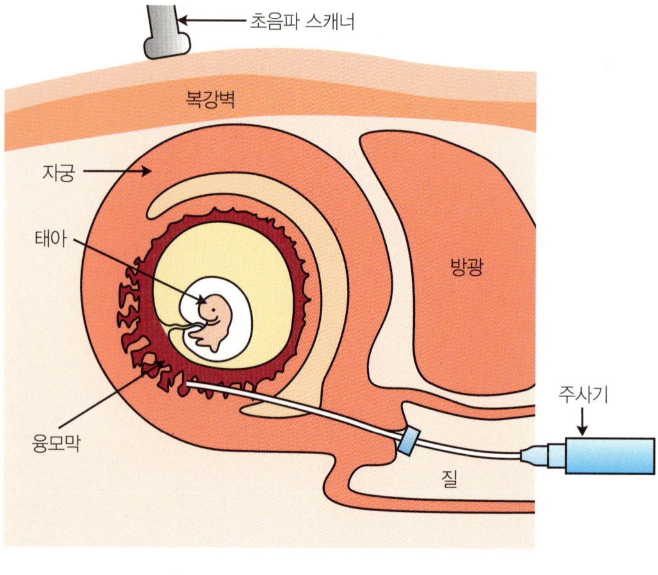

융모검사

선별검사 및 진단검사의 주의점

유전자 검사가 태아의 건강에 대한 유용한 정보를 가족에게 제공하지만 윤리적, 법적 문제뿐 아니라 기술적인 한계도 있다는 것을 알아야 한다. 유전 검사의 문제점 중 하나는 의도하지 않게 아버지가 다르다는 것을 알게 될 수 있다. 결혼 관계에 있는 아버지가 생물학적인 아버지가 아닐 수 있기 때문이다. 의료인은 산모에게 이와 같은 정보를 얘기할 때 어려움을 겪는다. 또 결혼 관계에 있는 아버지 또한 생물학적인 아버지가 아니라는 사실을 알 권리가 있다.

대상자에게 정보를 제공할 때 비판단적이고 중립적인 자세로 얘기해야 하지만 사실 이것은 어렵다. 건강 문제에 대해 여러 가지 방법으로 설명할 수 있고 상태의 심각성을 어떻게 인지하는지는 설명에 따라 달라질 수 있다. 과학적으로 정확하지 않은 지식을 가지고 있는 대상자에게는 유용한 정보 제공처를 알려주어야 한다.

유전형과 표현형이 다른 문제도 있다. 개인의 유전적 구성(유전형)을 확인하는 유전 검사가 표현형을 정확하게 결정하지 못하는 경우도 있다. 예를 들어, 다운증후군의 증상은 매우 다양해서 21번 염색체가 3개 있다는 사실만으로 대상자의 증상이 경한지 중한지를 알 수 없다. 또한 초음파 검사로 21번 삼체성 대상자의 선천성 심장병은 찾아낼 수 있지만 정신지체가 어느 정도인지는 알 수 없다.

따라서 간호사는 산전 선별 검사 및 진단 검사의 복잡한 양상을 이해해야 하고 대상자에게 올바른 교육자와 지지자가 되어야 한다. 또한 간호사는 대상자에게 믿을 만한 의뢰기관을 소개시켜줄 수 있어야 하고 대상자가 적절한 의료 기관을 찾아갈 수 있도록 유전과 관련된 책자나 문헌들도 필요하다면 제공해 주어야 한다.

산전검사를 받는 여성과 가족 간호

수정 전 건강 교육(preconception health education)은 가임기 여성 모두에게 실시해야 하고 이런 교육을 실시하는 주된 사람은 간호사이다. 선별 검사를 받을지는 고민하는 여성이나 가족은 의사로부터 들은 정보 때문에 혼란을 겪는 경우도 있다. 간호사는 여성이나 가족이 의사결정을 내릴 수 있도록 도와주어야 한다. 요즈음은 상당수의 사람들이 인터넷 정보나 지인으로부터 들은 정보를 믿는 경우가 많으므로 간호사는 믿을만한 인터넷 정보에 대해 알려주어야 한다. 모든 산전 검사와 산전 선별 검사가 의료보험에 적용되는 것은 아니기 때문에 간호사는 의료보험이 되는 검사에 대한 정보도 알려주어야 한다.

산전 검사를 받는 여성을 신체적으로 준비시키고 검사 후 발생할 수 있는 합병증에 대해 설명하는 것이 간호사의 또 다른 역할이다. 또 검사 결과를 가족이 받으면 의사나 유전 상담가로부터 검사 결과에 대한 의미를 설명 받은 후 간호사는 가족들이 잘 이해하고 있는지에 대해 점검해야 한다. 여성이나 가족이 임신을 종결시킨다는 결정을 내렸다면 간호사는 이에 대해 경청해주어야 하고, 건강 문제를 가진 아기가 태어날 가능성이 높은 경우 간호사는 가족에게 도움이 될 만한 자원들에 대해 안내해야 한다.

유전 상담

유전 상담을 하는 의료인은 대상자에게 상담을 제공할 때 비판적이고 비지시적인 태도로 접근해야 한다. 대상자로 하여금 최종 결정을 내릴 수 있도록 도와주는 것이 적절하다. 유전 상담을 실시할 때 의료인은 대상자가 감정적으로 의사 결정을 내리지 않도록 도와주어야 한다. 모든 의사결정에 대한 법적 책임은 본인에게 있다는 것을 확인시켜야 한다. 예를 들어 헌팅턴병으로 사망한 아버지가 있는 40세 남성은 언제 자신에게 질병의 증상이 나타날지 모른다는 불안감과 자신의 자녀에까지 헌팅턴 병이 유전되었다면 자신의 잘못이라는 죄책감에 시달리게 된다. 이러한 생각은 일상을 매우 비참하게 만들고 심하면 자살을 촉진시킬 수 있다. 40세 남성이 자신의 자녀에게 헌팅턴 병이 유전되었는지를 확인하기 위한 검사를 의뢰한다면 의료인은 자녀들의 유전 검사를 해주어야 할까? 이것은 질병과 관련된 모든 사람들의 권리에 대해 의료인은 신중하게 고려해야 한다.

돌연변이 AB형 첫 발견, 유전법칙 거스르는 사례에 세계가 주목

삼성서울병원 진단검사의학과 교수팀과 순천향의대 교수팀이 수혈의학 전문 국제학술지(Transfusion Medicine) 최신호에 돌연변이 AB형 관련 논문을 게재했다. 연구팀에 따르면 시스-AB(Cis-AB)형 판정을 받은 주인공은 29세 여성으로 난소낭종 수술을 위해 병원을 들렀다가 혈액검사에서 시스-AB형이라는 사실을 처음 알게 됐다. 보통 시스-AB형은 부모 중 한쪽에서만 AB형의 유전형질을 물려받아 만들어지는 혈액형이다. ABO식 혈액형 앞에 붙은 '시스(cis)'라는 용어 자체가 프랑스어로 '한쪽에 있다'는 의미를 담고 있다.

그러나 이번에 발견된 새로운 시스-AB형은 부모에게서 시스-AB 유전자를 물려받지 않았다. 환자의 아버지와 어머니 모두 정상적인 B형이어서 매우 이례적이라는 게 연구팀의 설명이다.

멘델의 유전 법칙상 혈액형의 우열관계는 A와 B가 우성, O가 열성이며 A와 B사이에는 우열 관계가 존재하지 않아서 A와 B가 부모로부터 유전된 경우에는 AB형이 된다. 또 B형 부모 사이의 자녀는 B형이나 O형의 혈액형을 가지는 게 일반적이다. 연구팀은 이를 두고 "본인에게서 처음 유전자 돌연변이가 발생해 생긴 시스-AB형을 확인한 첫 사례"라고 의미를 부여했다. 이 여성이 돌연변이 시스-AB형의 새로운 시조가 된 셈이라 세계 학계의 주목을 받고 있다.

생각해봅시다

1. 수정이 되기 전에 실시하는 건강 상담(preconception health counseling)의 이점을 설명하시오.
2. 수정기간 중 교육(interconceptual education)의 이점을 설명하시오.
3. preconception health counseling과 interconceptual education이 필요한 유전성 질병을 멘델의 유전 방식에 따라 구분하여 설명하시오.
4. 출생 시 선천성 기형과 유전성 질병을 진단하는 산전 선별 검사를 나열하시오.
5. 산전 검사와 산전 선별 검사가 필요한 산모를 말해보시오.
6. 산전 검사 및 산전 선별 검사를 실시할 때 발생할 수 있는 위험요인이나 주의점에 대해 설명하시오.
7. 산모와 가족에게 산전 검사 및 산전 선별 검사에 대한 정보를 제공할 때 간호사의 역할을 설명하시오.

제 31 장 생명의료윤리와 법규

유전과 관련된 윤리적, 법적, 사회적 문제를 설명하고, 생명윤리 및 안전에 관한 법률의 내용을 설명한다. 대상자에게 유전 치료 방향을 제시할 때 관련될 수 있는 윤리적, 법적, 사회적 문제를 설명한다.

유전학의 윤리적, 법적, 사회적 논점

윤리학이란 도덕과 인간 본성에 관한 학문으로 인간이 살아가는 법도를 다룬다. 임상에서 유전적 문제를 다룰 때 윤리적, 사회적, 법적 문제가 야기될 수 있고 유전적 문제와 관련된 의사결정 시 의료인과 대상자 간에 의견이 다르거나 서로 다른 도덕적 가치를 내세울 수 있다. 유전 문제를 가진 대상자와 가족을 만나는 의료인은 존중과 정직에 대한 도덕적 가치를 지니고 있어야 한다. 또한 선행과 정의의 도덕적 가치에 대해서도 알고 있어야 한다. 선천성 기형이나 유전 질환을 가진 아기를 임신한 부부가 낙태를 선택할 때 태어나지 않은 아기의 생명의 권리가 등한시 될 수 있어 윤리적 딜레마가 생긴다. 의료인은 최선의 결과를 만들기 위해 가족과 함께 건설적으로 윤리적 딜레마를 해결하려고 노력해야 한다.

인간게놈프로젝트에서 생기는 새로운 정보를 어떻게 다룰 것인가를 고민하면서 윤리적, 법적, 사회적 방안을 만들기 시작하였다. 보조생식기술이 개발될 때와는 달리 공공정책 방안이나 제도적 장치가 마련되기 전에 과학적인 발전이 먼저 이루어지고 유전학 시대를 맞게 된 것이다. 19C에 마취와 수술이 의학 발달의 분수령이었던 것처럼, 예방접종과 항생제가 20C 건강과 질병을 재정의하는 데 기여했고 21C는 유전학과 유전체학으로 정의될 수 있다. 이러한 새로운 패러다임에서 발생하는 여러 다양한 논점과 정책이 과학의 발달과 동시에 진행되고 있다. 이 장에서는 프라이버시와 비밀 보장, 사전 동의, 신생아 선별, 생식에 대한 의사결정, 증상발현전 유전 검사(presymptomatic genetic testing), 의료비 상황(reimbursement) 문제들에 대해 설명한다.

프라이버시, 비밀 보장 및 사전 동의

대부분의 사람은 개인의 건강 정보에 대한 프라이버시와 비밀 보장이 잘 될 것이라 기대한다. 당연히 개인의 건강 정보는 개인정보보호법에 따라 비밀보장이 지켜지고 있다. 사람들이 처음 병원을 가면 기관에서 제시하는 개인정보 보호에 대한 정보를 알게 되고 언제 개인정보가 활용되는지에 대해 알게 된다. 만약 개인이 자신의 정보가 활용되는 것을 원하지 않는다면 개인정보 활용에 대해 거부할 수 있다. 또 개인의 정보를 가족과 공유할지 말지에 대한 권리도 개인에게 있음을 알게 된다.

하지만 유전 정보는 이러한 원칙이 항상 지켜지는 것은 아니다. 어떤 사람이 특정 유전자의 보균자라고 밝혀지면, 적어도 한 쪽 부모는 그 유전자의 보균자가 될 것이다. 검사받기를 원치 않았던 부모의 건강정보가 알려지게 되는 것이다. 이와 같이 심각한 질병에 대한 돌연변이 유전자를 가지고 있지 않다고 생각하는 사람과 의료인이 건강 정보를 공유해야 할까? 가족 중에서 이러한 문제와 관련되지 않는 사람들을 제외시키고 관련된 사람들과 건강 정보를 공유하는 것이 가장 좋은 방법이다. 이러한 상황에서 윤리적 갈등이 나타난다. 대상자는 의료인이 자신의 건강 정보에 대해 프라이버시를 잘 유지해주기를 기대한다. 하지만, 건강 정보를 공유하지 않았을 때 다른 가족에게 위해가 될 수 있고 또 앞으로 태어날 자녀의 건강에도 문제가 초래될 수 있다.

사전 동의는 매우 중요하다. 심각한 수술이나 검사를 받을 때 서면화된 서류에 서명을 하는 것 이상이다. 사전 동의는 모든 정보를 듣고 난 후 최종 의사결정를 내려야 한다는 것이다. 의료인은 대상자에게 수술이나 검사의 종류 및 위험 요인, 수술이나 검사를 하지 않았을 때 발생하는 문제들에 대해 충분하게 설명해야 한다. 설명은 대상자의 이해수준에 맞추어 제공되어야 하고, 충분한 설명을 들은 대상자가 검사나 수술에 대해 서명해야 한다. 사전 동의가 입원계 직원, 사무원, 기사 등이 모두 요구해 너무 많이 작성하는 경우도 있다. 신생아 선별 검사는 사전 동의 없이 이루어지는 정규 검사이고, 이 검사에서 양성 결과가 나와 좀 더 자세한 진단 검사를 받아야 하는 경우 사전 동의를 작성하게 된다. 어떤 사전 동의서는 너무 길고 내용이 많아 이해하기 어려울 때도 있다.

유전 검사는 비용이 많이 들고 특정 유전자를 확인하기 위해 가족의 혈액 샘플을 채취해야 하는 경우도 있다. 암과 같은 특정 질병을 가진 가족을 검사할 때, 가족 중 이 질병의 위험성이 높은 사람은 누구인지와 가족 구성원의 검사 비용을 누가 지불할 것인지에 대해 결정해야 한다. 한 사람의 보험이 다른 사람의 유전 검사 비용을 지원하지 못하는 경우가 많다.

신생아 선별 검사와 아동의 유전 검사

신생아 선별 검사는 선천성 대사 질환이나 유전성 질병의 위험성이 있는 신생아를 찾아내기 위해 태어나는 모든 신생아를 대상으로 한다. 페닐케톤뇨증과 같은 선천성 대사 장애는 영아기부터 식이요법으로 치료될 수 있지만, 조기에 발견되지 않아 치료가 늦어지면 비가역적인 정신 지체가 초래될 수 있다. 따라서 신생아 선별 검사는 병원을 퇴원하기 전에 모든 신생아에게 실시하고 부모의 사전 동의는 필요 없다.

신생아 선별 검사와 관련된 몇 가지 윤리적 문제가 있다. 첫째 부모가 신생아 선별검사에 대한 의사결정을 하지 않았다는 점이다. 아무리 좋은 의도를 가진 검사라고 할지라도 부모의 동의 없이 할 수 있는가? 둘째, 신생아 선별 검사를 위해 채취한 혈액 샘플이 남을 수 있는 문제이다. 이것은 검사 기관이 마음만 먹으면 남아 있는 혈액 샘플로 신생아의 DNA 정보를 가질 수 있다는 뜻이다. 부모가 이러한 사실을 알고 있을까? 부모들은 신생아 선별검사를 거절할 수 있고 남아 있는 혈액 샘플에 대한 검사를 거절할 수 있다. 또 남아 있는 혈액 샘플로 부모의 사전 동의 없이 연구가 수행될 수도 있다.

아동의 유전 검사는 아동이 사전 동의를 할 수 없기 때문에 매우 복잡하다. 아동은 복잡한 유전 검사와 유전 검사로 발생할 수 있는 생명을 위협하는 합병증에 대해 모를 수 있다. 부모는 아동의 건강 문제가 유전이 되는지에 대해 궁금해 할 수 있다. 정말 부모가 궁금해 해야 하는 것일까? 아동의 건강 문제가 지금까지 알려진 예방법이나 치료법이 없다면 유전되는지에 대해 알아봐야 할 것이다. 하지만 유전성 질병이 다른 사람들에게 영향을 미치는 전염병이 아니기 때문에 아동이 성장해서 사전 동의를 할 수 있는 나이가 될 때까지 유전 검사를 미룰 수도 있다.

생식에 대한 의사결정, 증상발현전 유전 검사

임신해 있는 동안 많은 유전 검사를 받을 수 있다. 유전 검사는 다운 증후군이나 이분 척추와 같은 건강 문제를 선별하기 위해, 21번 삼체성을 진단하기 위해, 태아의 성별을 감별하기 위해 실시된다. 산모는 산전 선별 검사 및 진단 검사를 언제 무슨 검사를 어떻게 받을지를 결정한다. 몇몇 유전 검사는 임신 전에 검사를 받을 수 있지만 대부분 임신 1기와 2기에 받게 된다. 여성들은 유전 검사 결과를 여러 가지 목적으로 이용하는데, 어떤 여성은 임신을 유지할지 혹은 종결시킬지를 결정하기 위해 이용한다.

대부분의 사회에서 좋지 않은 유전 검사 결과를 받은 여성은 임신을 종결시키기 위해 유전 정보를 이용한다. 낙태의 문제는 명백한 사회 문제이다. 그러나 현재의 법률은 낙태가 개인의 결정으로 이루어지게끔 만들어져 있다. 낙태는 윤리적 문제와도 연결된다. 여성이 낙태를 결정한 경우 비판단적 방법으로 정확한 정보를 얻어야 하지만 그렇게 되지 않는 경우가 많다.

증상발현전 유전 검사에서는 똑같은 원칙이 적용된다. 헌팅턴 병이나 알쯔하이머 치매와 같은 예방이 불가능하고 효과적인 치료법이 없는 경우 어떤 사람들은 그러한 질병에 걸릴 가능성이 있는지를 알고 싶어하고, 자녀를 낳고 싶어하지 않는다.

생식에 대한 의사결정이나 증상발현전 유전 검사는 지극히 개인적인 의사결정이므로 쉽게 비난할 수 있는 문제는 아니다.

생명의료윤리

생명의료윤리의 주제들은 의료기술이 발달됨에 따라 그 내용과 윤리적 판단 기준이 바뀌어 가고 있다. 하지만 새로운 윤리적 판단기준이 만들어지더라도 기존의 윤리적 원칙들이 적용되어야 한다. 생명의료윤리에 적용할 수 있는 4가지 윤리 원칙이 있다. 첫째, 자율성 존중의 원칙이다. 이는 사람은 누구나 자신의 일을 자기 스스로 결정할 자율권을 가지며 그것이 타인에게 피해를 주지 않는 한 침해받아서는 안된다는 것이다. 둘째, 악행금지의 원칙이다. 남에게 해를 끼치지 말라는 것이다. 의료인은 대상자 및 가족에게 고통을 주어서는 안되고 의학적 선택이 대상자를 돕기 위해 사용되어야 한다는 것이다. 셋째, 선행의 원칙이다. 남에게 선의의 의도를 가지고 행동하는 것으로 의료인은 대상자에게 최선의 이익이 되는 치료적 방법을 선택해야 한다는 것이다. 넷째, 정의의 원칙이다. 이것은 공평의 원칙으로 모든 대상자에게 자원이 평등하게 분배되어야 한다는 의미로써 부유하거나 가난한 것을 떠나 모든 사람은 존엄하고 평등하게 자원을 부여받을 권리를 가지고 있다는 것이다.

생명의료윤리와 관련하여 우리나라는 생명윤리 및 안전에 관한 법률이 제정되어 있다. 2003년 12월 국회를 통과하여 2005년 1월 1일 발효되었다. 법률의 주된 골자는 대통령 직속으로 국가생명윤리심의위원회를 두고 배아나 유전자 등을 취급할 때 인간의 존엄과 가치를 침해하거나 인체에 위해를 끼치는 것을 방지함으로써 생명윤리 및 안전을 확보하기 위함이다. 총 9장

70개 조로 구성되어 있다. 이 중 6장은 유전자치료 및 검사 등에 대한 조항으로 제46조(유전정보에 의한 차별 금지 등), 제47조(유전자치료), 제48조(유전자치료기관), 제49조(유전자검사기관), 제50조(유전저감사의 제한 등), 제51조(유전자검사의 동의), 제52조(기록 보관 및 정보의 공개), 제53조(검사대상물의 제공과 폐기 등)에서 제시되어 있다.

의료 현장에서 유전학과 관련된 문제는 매우 복잡하여 국가에서 정한 생명윤리 및 안전에 관한 법률로 의사결정하기 어려운 문제들이 산재해있다. 하지만 의료인은 기본적 원칙과 4가지 윤리 원칙을 준수하면서 대상자 및 가족을 존중해야 하고 정직해야 함을 잊지 말아야 한다.

마이 시스터즈 키퍼

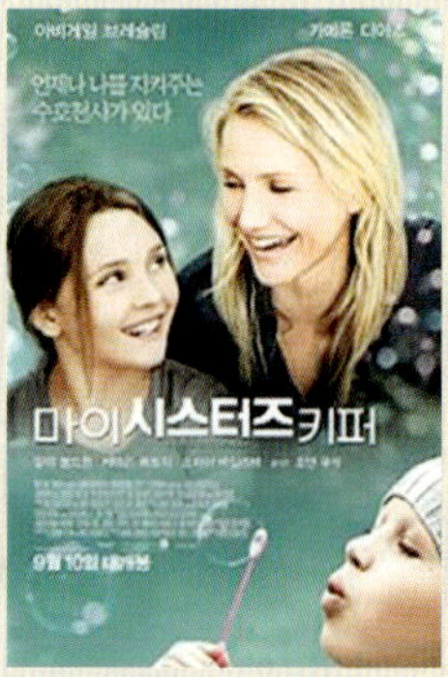

2008년 조디 피콜트의 소설 '쌍둥이 별'을 영화한 것이다. 백혈병에 걸린 언니 '케이트'를 치료하기 위해 유전자 수정을 거쳐 태어난 소녀 '안나'에 관한 이야기이다. 나 '안나'(아비게일 브레슬린)는 언니 '케이트'(소피아 바실리바)의 병을 치료할 목적으로 태어난 맞춤형 아기이다. 태어나서 지금까지 제대혈, 백혈구, 줄기세포, 골수, 내 몸의 모든 것을 언니에게 주었고 그런 내 역할에 대해 한 번도 부모 의견에 도전한 적이 없었다. 하지만 이젠 아니다. 난 내 몸의 권리를 찾기 위해 엄마 '사라'(카메론 디아즈)와 아빠를 고소하기로 결심했다.

생각해봅시다

1. 유전과 관련된 윤리적, 법적, 사회적 논점이 제기되는 이유를 설명하시오.
2. 유전과 관련된 프라이버시, 비밀 보장 및 사전 동의가 왜 문제가 되는지를 말해보시오.
3. 신생아 선별 검사와 아동의 유전 검사가 윤리적, 사회적, 법적 논쟁이 되는 이유를 설명하시오.
4. 생식에 대한 의사결정 및 증상발현전 유전 검사가 윤리적 이슈가 되는 이유를 설명하시오.
5. 대상자에게 유전 치료 방향을 제시할 때 관련될 수 있는 윤리적, 법적, 사회적 논점을 설명하시오.
6. 유전과 관련된 생명윤리 및 안전에 관한 법률의 내용을 설명하시오.

찾아보기

ㅍ

ㅎ

A

B

C

D

E, F

G, H

H

I, K, L

M

N

O

P

Q, R

S

저자소개

유 민 계명대학교 자연과학대학 생명과학전공
장군자 대구대학교 간호보건학부 간호학과
전상은 계명대학교 간호대학 간호학과
조영준 대구대학교 자연과학대학 의생명과학과

저자와의 협의로 인지생략

간호유전학

발 행 일	2016년 3월 1일 1판 인쇄 2016년 3월 10일 1판 발행
저 자	유 민 · 장군자 · 전상은 · 조영준
발 행 인	김재민
발 행 처	J M K(제이엠케이) 서울특별시 마포구 백범로 104, 봉화빌딩 4층
출판등록	2011년 1월 19일 제 313-2011-35호
전 화	02)713-0421~3
팩 스	02)704-6265
전자우편	jungmunk@unitel.co.kr
홈페이지	www.jungmunkag.co.kr

정 가 **32,000원**

ISBN 979-11-85210-61-2 93510

도서출판 JMK는 정문각 출판사의 자회사입니다.